食事療法はじめの一歩シリーズ

ほうっておくのはNG!

# 更年期からのコレステロールを下げる毎日ごはん

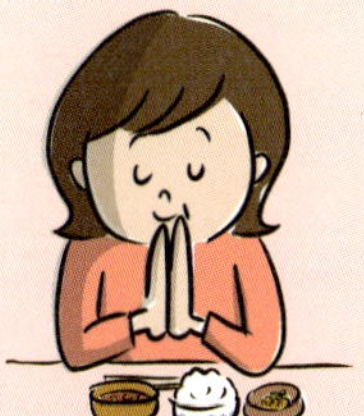

女子栄養大学出版部

# この本はこんな人におすすめです

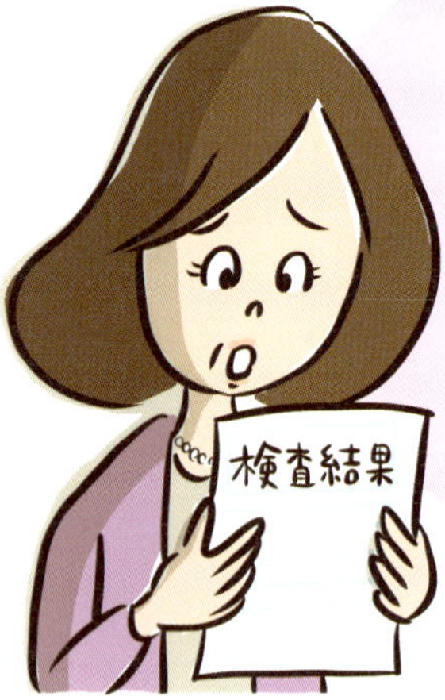


## 更年期になってから
## コレステロールが上がって
## しまったけれど
## 下げたほうがいいの？

女性ホルモンの関係で、閉経後にコレステロールが上がってしまうのは珍しいことではありません。とはいえ、そのままでは動脈硬化につながるため、やはり数値を正常の範囲内にコントロールする必要があります。この機会に、自分の生活習慣や食事内容を見直してみることをおすすめします。

## そもそも、
## なにに気をつけたらよいか
## わからない。

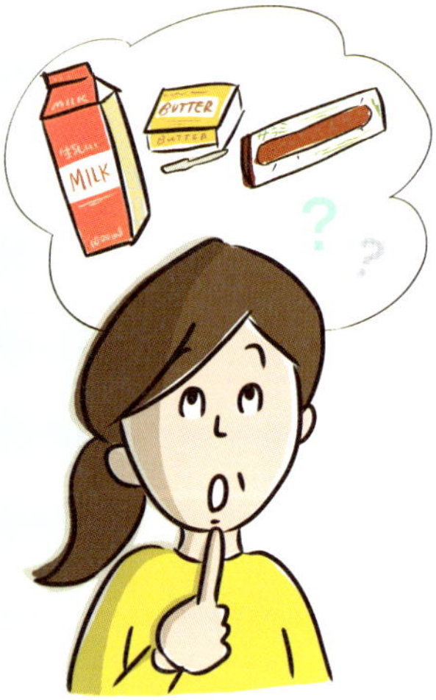


コレステロールが高いと言われても、特に自覚症状がないので、ほうっておいてもいいだろうと考えがち。本書では、なぜコレステロールが高いといけないのか、下げるにはどうしたらいいかなどをわかりやすく説明しています。

## コレステロールが高いまま放置すると動脈硬化を招き大きな病気につながる

それまで問題がなかったのに、ある日突然、健康診断でコレステロールが高いと指摘されたら、どうしたらよいかとまどうことでしょう。しかし、そのときこそ、これまでの食習慣を見直すいい機会ともいえます。

動脈硬化性疾患予防ガイドライン（日本動脈硬化学会、２０１７年）では血清ＬＤＬコレステロール値が１４０㎎／dL以上を高ＬＤＬコレステロール血症として治療の必要性を指摘しています。また、血清ＬＤＬコレステロールが１４０㎎／dL未満の正常域でも、１２０～１３９㎎／dLの人で糖尿病や高血圧などの合併症のある場合は境界域高ＬＤＬコレステロール血症として治療を考えるべきとしています。

コレステロールが高い状態を放置しておくと、血管に負担がかかり、動脈硬化を起因とする重篤な病気を引き起

## コレステロールが高いといわれて努力しているけれど、なかなか下がらない。

気をつけているのにコレステロール値に変化がない場合、意外なところに落とし穴となる食習慣があるかもしれません。これくらいだいじょうぶと思っている間食や、体にいいからと毎日とっている食品のなかにコレステロールを上げる原因がひそんでいる場合も。こうした見落としがちなポイントも、本書ではとりあげています。

## お肉が大好き。健康によいといわれても魚はちょっと苦手。

食事療法は長く続けることがたいせつです。健康的とはいえ、苦手なものばかりを食べるのでは、食事が苦痛になってしまいます。ただ、やはり肉ばかりの食事はおすすめできません。本書では魚が苦手な方でもおいしく食べられるくふうをしたレシピを紹介しています。食べやすいものからチャレンジしてみてください。

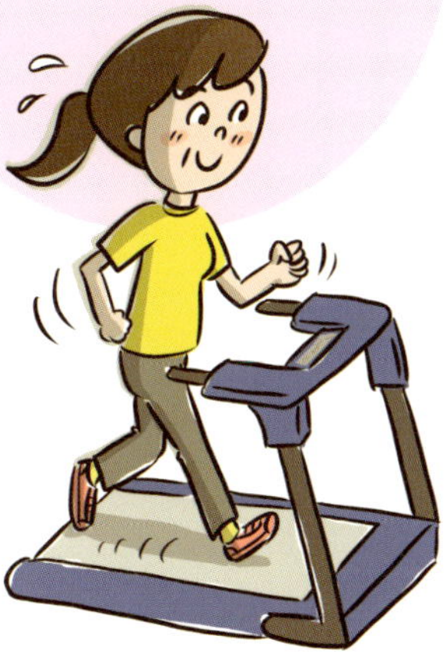

## 脂っこい料理が好きだけど、がまんしなくちゃいけないの？

食べられないと思うと辛くなりますが、絶対に食べてはいけないということではありません。食べる回数を減らしたり、食材選びをくふうしたりすることで、コレステロール値をコントロールすることができます。さらに、本書では、低脂肪でも満足できるレシピを紹介しています。

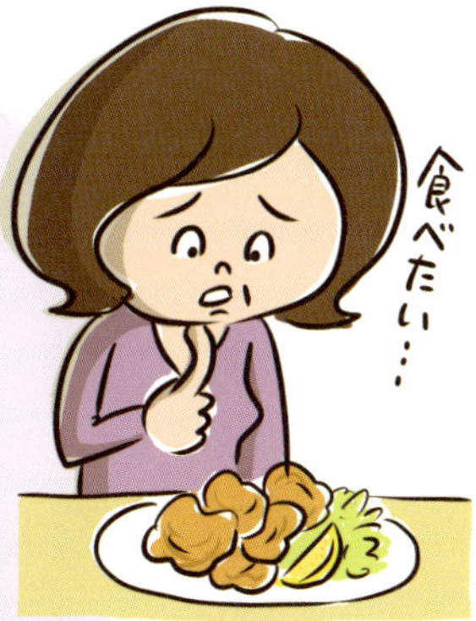


こす危険があるからです。

女性の場合は、ホルモンの関係で更年期を機にＬＤＬコレステロールが、上がりやすくなります。女子栄養大学栄養クリニックにも、そのような方が多く訪れます。本書では、実際のクリニックで成果をあげている、食事改善のノウハウをふんだんにご紹介しています。

もし、更年期にコレステロールが高くなったら、これまでの生活習慣を見直すチャンスです。それは、その後の老年期の健康な生活の土台づくりにもつながります。

本書を手にとった方は、すでに生活の改善に気持ちが向かっているはずです。少しずつでも、実践していくことでコレステロールの値にも変化が出てくることでしょう。

みなさんがそれぞれの目標を達成されることを願っています。

女子栄養大学名誉教授
医学博士　田中　明

# CONTENTS

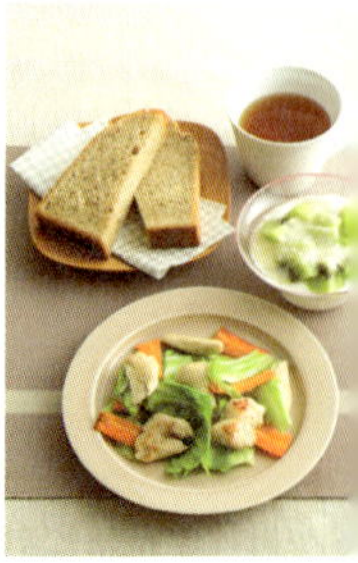

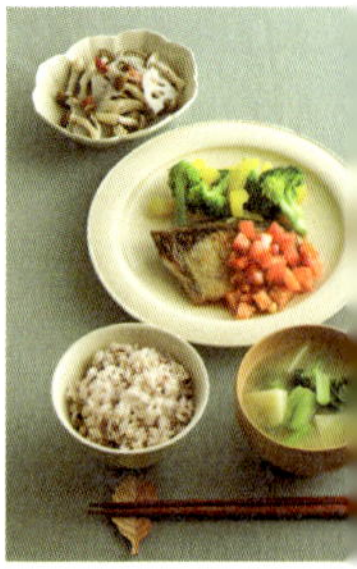

低脂肪の肉を
使って

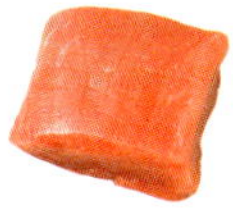



青背魚を
使って

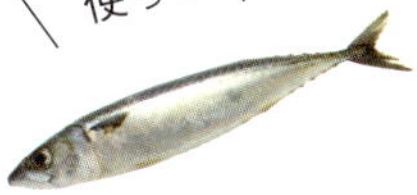



緑黄色野菜を
使って

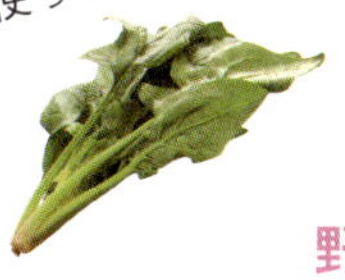

# 本書の使い方

## レシピについて

レシピに関連したお得な栄養知識や、よりおいしく作るコツなど、ワンポイントアドバイスを紹介。

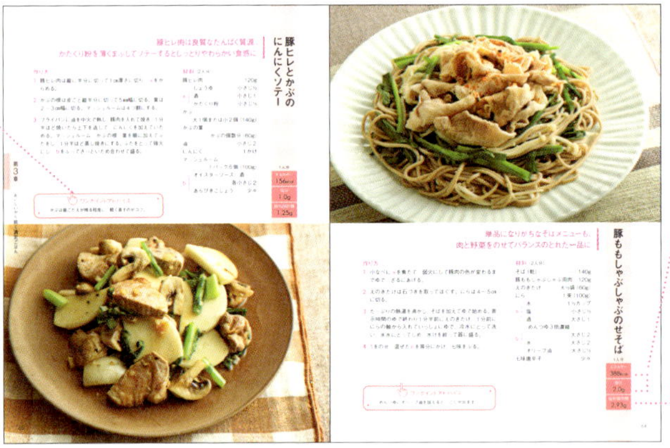


１人分のエネルギー、塩分がひと目でわかります。

コレステロールを下げるために、特にチェックしたい栄養素の値も表示。

- 食品（肉、魚介、野菜、くだものなど）の重量は、特に表記がない場合は、すべて正味重量です。正味重量とは、皮、骨、殻、芯、種など、食べない部分を除いた、実際に口に入る重量のことです。
- 材料の計量は、標準計量カップ・スプーンを使用しました。大さじ１＝15㎖、小さじ１＝５㎖、ミニスプーン１＝１㎖、１カップ＝200㎖が基準です。
- フライパンはフッ素樹脂加工のものを使用しました。
- 電子レンジは、600Wのものを使用しました。お使いの電子レンジのW数がこれより小さい場合は加熱時間を長めに、大きい場合は短めにしてください。
- だしはこんぶやカツオ節でとったものです。市販のだしのもとを使ってもかまいません。
- 塩は「小さじ１＝５ｇ」のものを使用しています。
- 油は特に表記がない場合は、お好みのものを使用してください。29ページにいろいろな植物油の特徴を紹介していますので参考にしてください。

## そのほかの表記について

### 脂質、脂肪、油脂

「脂質」とは、水にとけず、エーテルなどの特殊な溶液にとける物質の総称で、中性脂肪、コレステロール、リン脂質などがあります。本書では栄養素を指す場合には「脂質」を用いています。また、常温で液体のものを「油」、常温で個体のものを「脂」と表わします。本書では両方を指す場合に「油脂」を用いています。また、食品について「低脂肪」「高脂肪」など一般的によく耳にする言葉には「脂肪」を用いています。

### エネルギーとカロリー

エネルギーの量を表す単位がカロリー（cal）。１ℓの水を１℃あげるのに必要なエネルギー量が１kcalです。本書では基本的にカロリー表記ではなく、「エネルギー」「エネルギー量」と表記しています。

### 塩分とは

「塩分」とは、食塩相当量のこと。本書でも「塩分」として表記されている重量は、食塩相当量（ｇ）です。これは食品に含まれるナトリウム量（mg）を合算した値に2.54を掛けて1000で割ったものです。

# 第1章

# コレステロールが高いとなぜ危ないの？

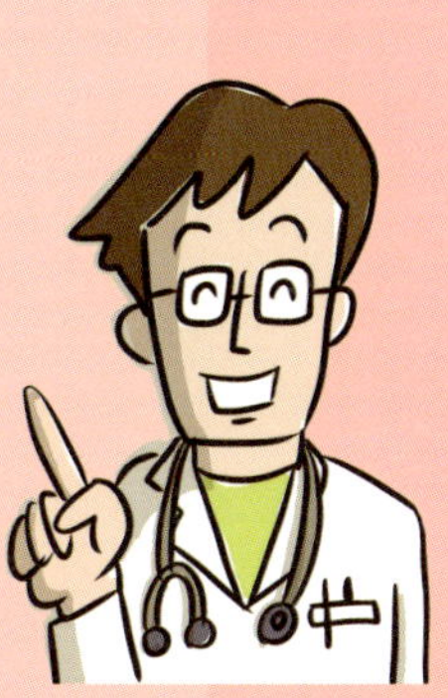

コレステロールが高くても特に自覚症状はないため、健康診断で指摘されて驚いたという人は多いはず。ではまず、コレステロールとはなにか、体でどのような働きをしているかなどといった基礎知識について学んでみましょう。

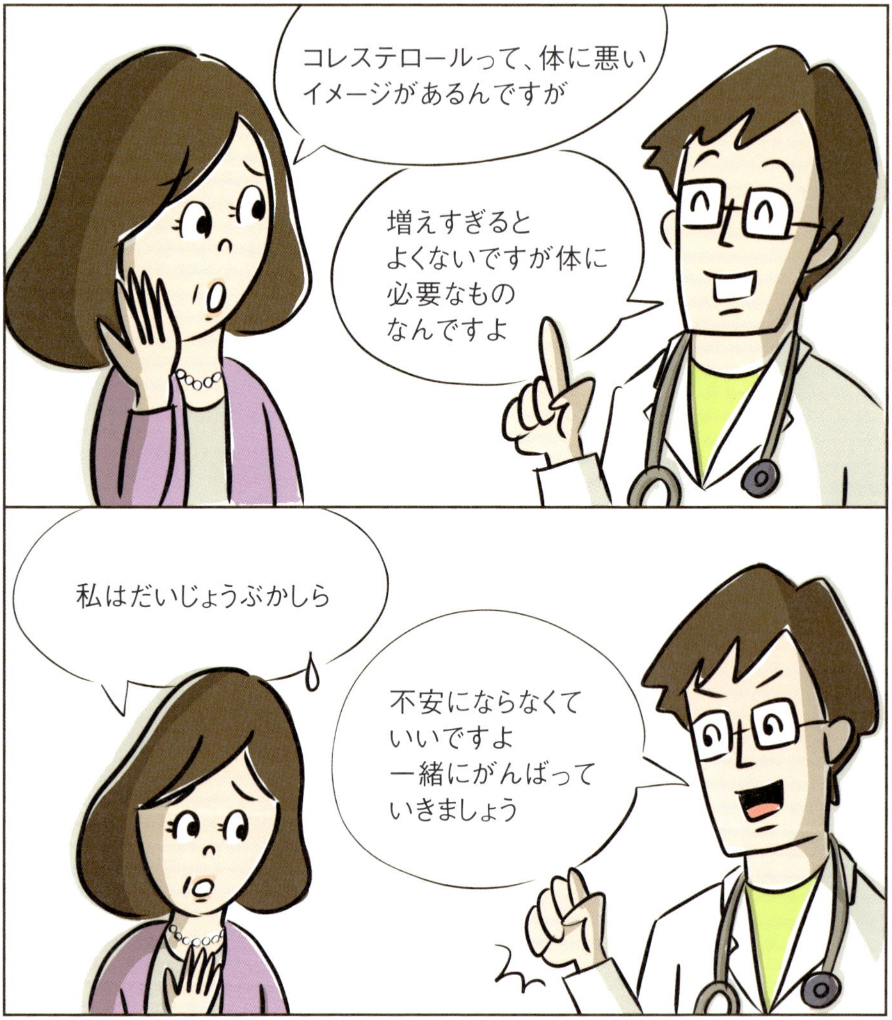
コレステロールって、体に悪いイメージがあるんですが
増えすぎるとよくないですが体に必要なものなんですよ
私はだいじょうぶかしら
不安にならなくていいですよ一緒にがんばっていきましょう

# 1 そもそもコレステロールって何？

## 体内で細胞膜やホルモンの材料になる必要な物質

コレステロールとは、人間や動物の体の中にある脂質の一種です。

私たちの体を構成している細胞の膜や、ホルモンの材料となるほか、脂肪の消化や吸収を助ける胆汁酸の原料にもなる、大事な役割を果たす物質です。足りなくなると血管の細胞が弱くなって脳出血を引き起こしやすくなるなど、体にさまざまな不調が出てしまいますが、健康な人はちょうどいい量になるように体内で調整するしくみが働いています。

体内のコレステロールは、食事からが約2割、残りは肝臓などでみずから合成されます。その後、血液の流れに乗って体中に運ばれるのですが、脂質は水にとけないので、ＬＤＬやＨＤＬ

## LDLは「配達係」、HDLは「回収係」

LDLは肝臓で作られたコレステロールを全身に供給する「宅配トラック」の役割。HDLは、体内の余分なコレステロールを肝臓に戻して処理する「回収トラック」の役割を果たしています。こうして、体内にまんべんなくコレステロールを行き渡らせています。

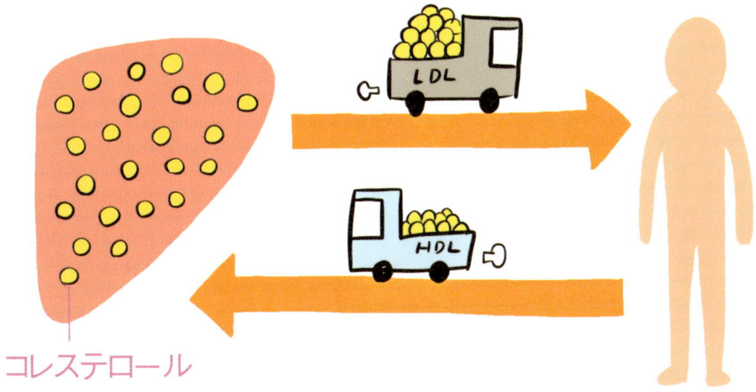


**コレステロールが必要以上に増えすぎると……**

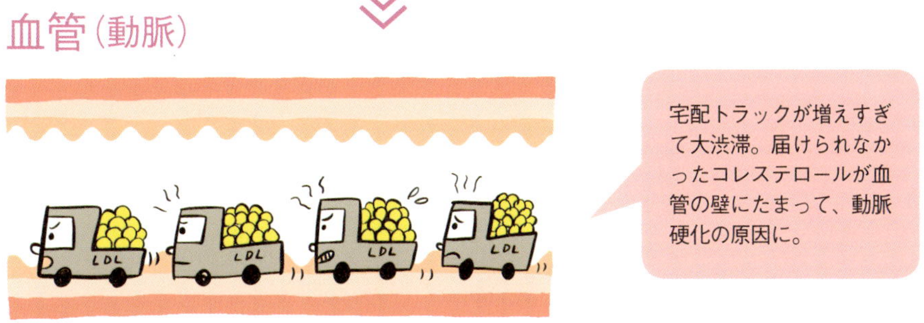
血管（動脈）
LDL
LDL
LDL
LDL
宅配トラックが増えすぎて大渋滞。届けられなかったコレステロールが血管の壁にたまって、動脈硬化の原因に。

と呼ばれるカプセルのような乗り物＝リポたんぱくに入って流れていきます。

### 宅配と回収がバランスよく流通することが大事

ＬＤＬは、肝臓で作られたコレステロールを全身に運ぶいわば「宅配トラック」のような役目をし、ＨＤＬは体内の余分なコレステロールを全身から集めて肝臓に戻す「回収トラック」のような役目をしています。ＬＤＬが運んでいるコレステロールをＬＤＬコレステロール、ＨＤＬが運んでいるコレステロールをＨＤＬコレステロールと呼んでいます。どちらも同じコレステロールで、運ぶトラックの種類と運ぶ方向が違うだけです。

こうしてコレステロールは体内のすみずみに行き渡って大事な役割を果たしているのですが、必要以上に増えて回収できない状態が続くと、大渋滞に。回収がまにあわず、しだいに積荷がたまります。これがＬＤＬコレステロールが血管の壁にたまった状態です。

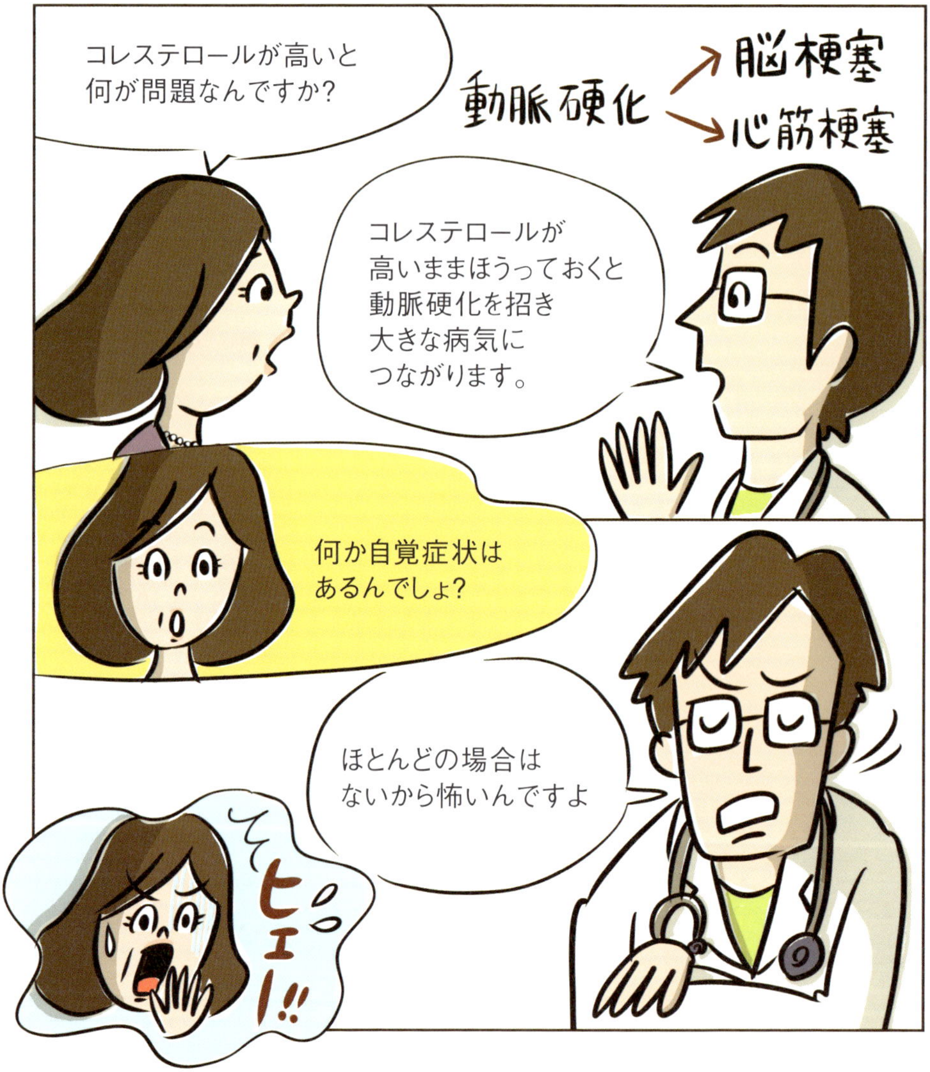
コレステロールが高いと何が問題なんですか？
動脈硬化
脳梗塞
心筋梗塞
コレステロールが高いままほうっておくと動脈硬化を招き大きな病気につながります。
何か自覚症状はあるんでしょ？
ほとんどの場合はないから怖いんですよ
ヒェー!!

# 2 コレステロールの種類と違い

## 最近注目の「超悪玉」とは？

LDLのトラックが増えすぎると過剰なコレステロールが血管の壁に入り込んで動脈硬化の原因になることから、LDLコレステロールは悪玉コレステロールと呼ばれています。HDLのトラックは、回収してくれることからHDLコレステロールは善玉コレステロールと呼ばれています。役割の違いで善玉・悪玉と呼ばれますが、中身のコレステロールは同じなのです。

これら以外にも悪玉コレステロールには仲間がいます。LDLコレステロールの中でも超悪玉と呼ばれる、粒子がより小さい小型LDLコレステロールです。小型なため血管壁により多く入り込みやすいという特徴があります。

もうひとつが、「レムナントコレステロール」です。英語で「残り物」を

## 総コレステロール

### non-HDLコレステロール

HDLコレステロール以外のコレステロール

#### LDLコレステロール

いわゆる悪玉コレステロール。過剰になると血管壁にたまって動脈硬化の原因となることからそう呼ばれる。

#### 小型LDLコレステロール

LDLコレステロールの中でも粒子が小さく、そのため血管壁に入り込みやすい、近年注目されるようになった超悪玉と呼ばれるコレステロール。

#### レムナントコレステロール

HDLでもLDLでもないコレステロール。ただし、悪さをしないという意味ではなく、血管にダメージを与える大きな要因の一つ。

### HDLコレステロール

全身から余ったコレステロールを回収して肝臓に戻す役割をして、余分なコレステロールがたまらないようにする、いわゆる善玉コレステロール。

### リポたんぱくの構造

（水になじみやすい脂質は外部に、水になじみにくい脂質は中心部に存在）

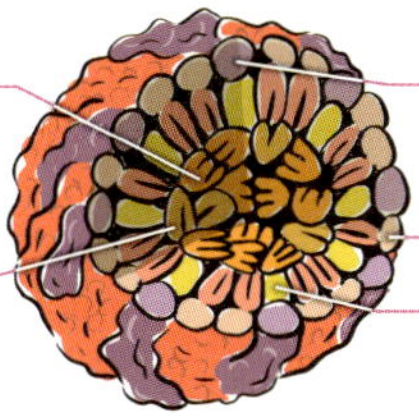


脂質はリポたんぱくに乗って全身に運ばれる

### 中性脂肪

コレステロールと同じ、血液中を流れるリポたんぱくを構成する脂質だが、こちらはエネルギー源になる脂質。増えすぎると皮下脂肪や内臓脂肪に蓄積されて、肥満の原因に。さらに、HDLが減り、小型LDLやレムナントが増える傾向があり、要注意。

意味するレムナントは、血液中の大型リポたんぱくが分解されて生じるコレステロールで、中性脂肪が高い人ほど多い傾向があることがわかっています。

## ＨＤＬ以外はすべて要注意

小型ＬＤＬとレムナントは、白血球の一種である動脈壁のマクロファージが異物としてとり込みやすく、その結果、血管壁に沈着して、動脈硬化巣を形成することがわかっています。２０１８年度の特定健診から、ｎｏｎ－ＨＤＬコレステロールという項目が加わりました。名前のとおり、ＨＤＬではないコレステロールという意味で、小型ＬＤＬコレステロールとレムナントコレステロールも含まれます。

これらの個別の数値は出せませんが、総コレステロールからＨＤＬコレステロールの値を引いたｎｏｎ－ＨＤＬコレステロールの数値から、多いか少ないかの判別ができます。新たに加わったｎｏｎ－ＨＤＬコレステロールの数値にも、注意が必要です。

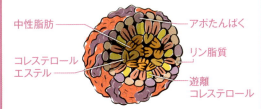

3

# 高コレステロールは動脈硬化を招く！

## 動脈硬化の進み方

動脈硬化は、血管の壁にコレステロールがたまって（プラーク）内腔が狭くなった状態のこと。

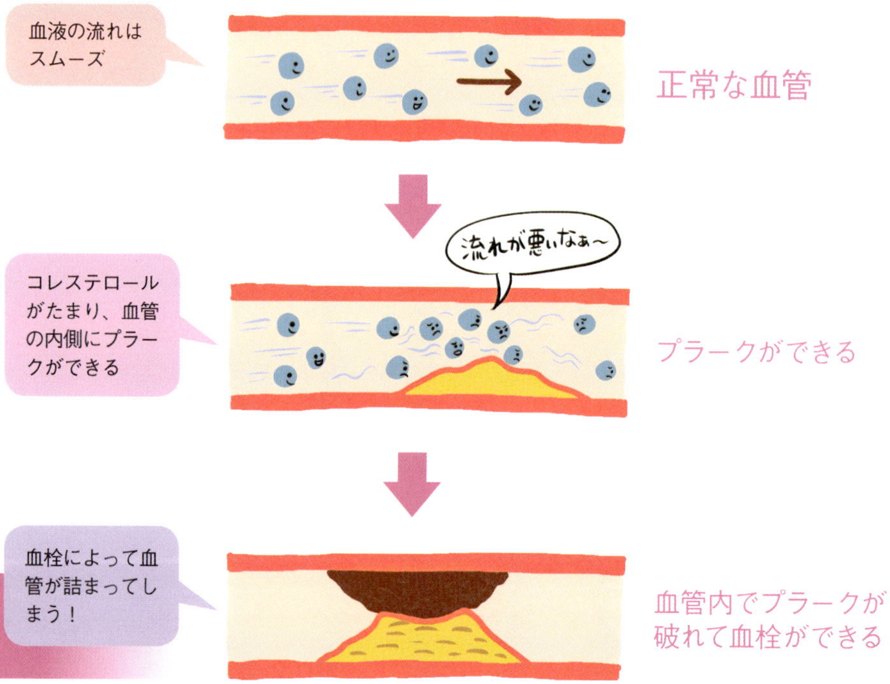

血液の流れはスムーズ
正常な血管
流れが悪いなぁ～
コレステロールがたまり、血管の内側にプラークができる
プラークができる
血栓によって血管が詰まってしまう！
血管内でプラークが破れて血栓ができる

### 自覚症状がなく、ある日突然深刻な状態に

コレステロールが血管壁の内側に入り込んでたまっていくと、やがてプラークと呼ばれるコブを作り、血管がかたくなり柔軟性が失われていきます。これが動脈硬化です。正常な血管の内側はスムーズに血液が流れていますが、動脈硬化が進むと、血管の中（内腔）が狭くなるため血流が悪くなります。特に自覚症状はありません。

　プラークがさらに大きくなると、血流をさえぎってしまいます。これは徐々に進行します。また、あるとき突然プラークが破裂し、一瞬で血栓というかたまりが形成されて血管をふさぐということも起こります。こちらは急激に進行するので、命に関わります。

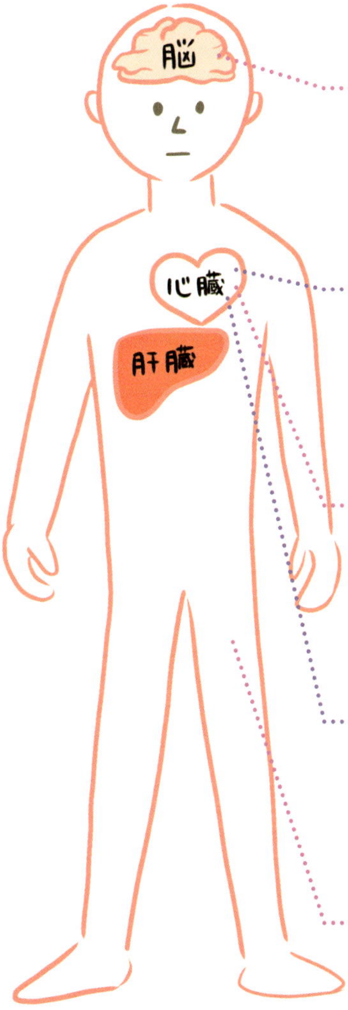


**動脈硬化をほうっておくと……**

### 脳血栓
脳の血管が動脈硬化で詰まり、血液が流れなくなった状態。脳細胞が壊死して死に至ることも。

### 心筋梗塞
心臓の冠動脈に、血栓が詰まり、心筋に栄養や酸素が届かずにその部分が壊死する。

### 動脈瘤
動脈硬化が進行して、血管壁がコブのようにふくれあがった状態。大動脈で発生すると大動脈瘤。破裂すると、命の危険も。

### 狭心症
冠動脈が動脈硬化で狭くなり、一時的に心臓の筋肉に酸素や栄養が届かない状態。

### 閉塞性動脈硬化症
足の動脈が狭くなり、血流が悪くなりしびれたり、歩行困難になったりする。

日本人の死因*の第1位はがんですが、次に多い心疾患、3位の脳血管疾患は動脈硬化が引き金となる病気です。

## 放置は危険！LDLを減らしHDLを増やすくふうが必要

LDLコレステロール値が高いまま放置しておくと、動脈硬化を起因とする重篤な病気を引き起こす危険があります。特に糖尿病の人は、血糖値が高いことからコレステロールが酸化しやすく、動脈硬化がより進む傾向があるので、さらに注意が必要です。

LDLコレステロールの値を正常範囲に低下させると、動脈硬化性疾患のリスクは減っていきます。

そのためには、食事や生活習慣を見直し、毎日少しずつでも改善していくようにすることがたいせつです。

また、善玉のHDLはコレステロールを回収するので、少ない人は運動習慣をつけるなど、日常生活の中で増やすくふうをしましょう（くわしくは40ページ）。

*厚労省：平成29年人口動態統計より

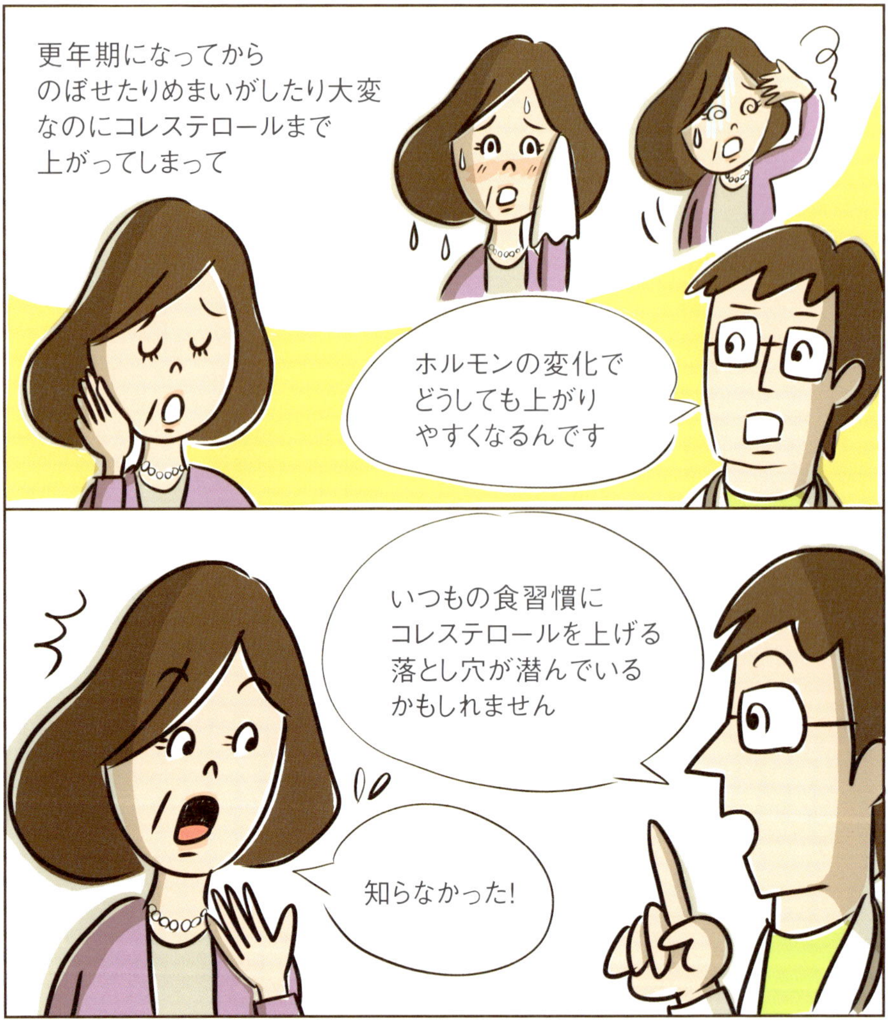
更年期になってから
のぼせたりめまいがしたり大変
なのにコレステロールまで
上がってしまって
ホルモンの変化で
どうしても上がり
やすくなるんです
いつもの食習慣に
コレステロールを上げる
落とし穴が潜んでいる
かもしれません
知らなかった!

# 4 更年期でもコレステロールを下げたほうがいいの？

## ホルモン変化の影響で閉経後はさまざまなリスクが

若いときは問題なかったのに、更年期を境にコレステロールが上がったという人も多いでしょう。女性ホルモンであるエストロゲンには、ＬＤＬコレステロールの増加をおさえる働きがあります。ところが閉経後には、この分泌が減ってしまうので、ＬＤＬコレステロールが高くなる人が多いのです。

「どうせ上がるのなら、特に問題ないんじゃない」と思われる方もいますが、加齢とともに血圧や血糖値も上がる傾向があるので、ほうっておくと動脈硬化性疾患のリスクが高くなってしまいます。また、女性は男性に比べると心筋梗塞のリスクは低いのですが、高齢になるとその差は徐々に小さくなるといわれています。

## まずは食生活の改善から始めましょう！

～コレステロールを下げる食事のポイント～

### Point 1 主菜を肉に偏らず、魚、大豆製品をバランスよく食べる

➡くわしくは 26、27 ページ

＊肉の脂にはLDLコレステロールを上げる飽和脂肪酸が多く含まれるので控える。

**たとえば…**肉のおかずを減らし、青背の魚のおかずを増やす。

### Point 2 アブラの量と質に気をつける

➡くわしくは 28 ページ

＊動物由来の脂には飽和脂肪酸が多いため、できるだけ植物性の油に変える。

**たとえば…**調理に使うバターを、オリーブ油に変える。

### Point 3 食物繊維をたっぷりとる

➡くわしくは 29 ページ

＊食物繊維にはコレステロールの吸収を抑制する効果があるので、意識してとる。

**たとえば…**副菜に、野菜だけでなく、きのこ、海藻なども合わせてとる。

### Point 4 抗酸化ビタミンをたっぷりとる

➡くわしくは 30 ページ

＊抗酸化物質で、コレステロールの酸化を抑制する。

**たとえば…**緑黄色野菜をたっぷり食べる（1日120g以上）。

### Point 5 コレステロールを多く含む食品を食べすぎない

➡くわしくは 31 ページ

＊食事中のコレステロールの影響は個人差があるが、食べすぎには気をつけたほうがよい。

**たとえば…**卵は1日1個まで。イクラなど魚卵は塩分も多いので控えめに。

### Point 6 食事は腹八分目にする

➡くわしくは 31 ページ

＊食べすぎて体重が増えると、中性脂肪が増え、HDLコレステロールも下がってくる。

**たとえば…**家族の残り物のおかずを食べずに、次の食事にまわす。

## コレステロールを下げた方が健康に長生きできる

「コレステロールが高いほうが長生きする」という説を耳にしたことがあるかもしれません。これはコレステロール値をめぐる疫学や臨床の研究が充分でなかった背景があります。けれども近年、日本人を対象にした研究が進み、LDLコレステロールが120㎎/dL以上になると、80㎎/dL未満に比較して、冠動脈疾患の発症が2倍以上に高まるという報告もあり、また、高LDLコレステロールを改善することで冠動脈疾患が減少することなどが数多くの調査からわかってきました。

一方で高齢になってくると食が細くなる傾向があるため、低栄養のリスクも出てきます。コレステロールを下げるための食事制限は、たんぱく質不足の危険もあり、困難になります。

そうしたことからも、男女とも、更年期から60歳代までがコレステロールを下げるよい機会と思われます。

## 気をつけているつもりでも、意外な落とし穴が!?

～コレステロールを上げるありがちな食習慣～

**お昼は、買ってきた総菜パンや、菓子パンですませることが多い。**

➡ 油脂を使った商品が多いので、じょうずに選んで（くわしくは37ページ）。

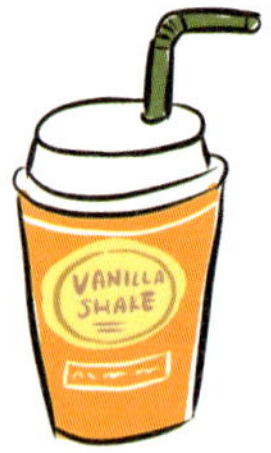


**コーヒーチェーン店のカフェラテやシェイクなどをよく飲んでいる。**

➡ 生クリームが含まれているので、気づかずに飽和脂肪酸をとることに。

**朝食はパンなので、バターやウインナーなどが欠かせない。**

➡ 乳製品や肉の加工品は飽和脂肪酸が多い（くわしくは35、36ページ）。

**健康のためと思って、高脂肪の牛乳やチーズ、ヨーグルトなども合わせてとることを習慣にしている。**

➡ 高脂肪なものを毎日とると、飽和脂肪酸のとりすぎに。低脂肪もとり入れてくふうする。

**ひき肉を使った料理が多い。**

➡ ひき肉は部位によっては脂質が多く、飽和脂肪酸を多くとりがち。赤身のひき肉を選ぶとよい。

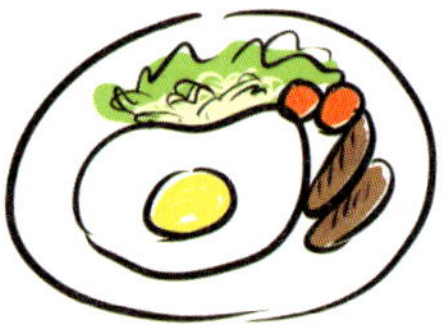

### 知らないうちにとっていた見えないアブラ

ちまたで流行している糖質摂取を制限する糖質ダイエットも、注意が必要です。極端に糖質の摂取量を減らす一方で、主食を減らした分、肉を中心とした動物性脂肪を含むおかずの量が増えたことで、体重は減ってもコレステロールが増えてしまったというケースもあるようです。また、白米をパンにかえたことで、バターをはじめとした乳脂肪が増えてしまう人もいます。

また、食事に気をつけていて、若い頃の体型もキープしているのにコレステロールが上がってしまい、「なぜ自分が？」と驚く人も少なくありません（25ページ参照）。

コレステロールは食事の量より脂質の量や質が影響します。思わぬところで目に見えないアブラをとってしまっていることもあるのです。

クリニックの実際の患者さんによく見られる、無意識にコレステロールを

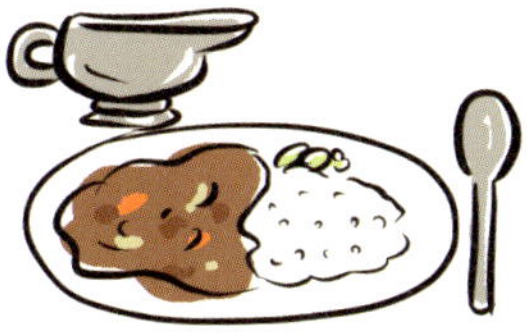

**子供がいるので、カレーや、クリームシチュー、クリーム系の料理などを作ることが多い。**

➡ 市販のルーには牛脂、ラードや乳脂肪が含まれることが多い（くわしくは39ページ）。

**貧血予防にと、レバーを使った料理を積極的に食べている。**

➡ 肉の内臓には、飽和脂肪酸やコレステロールが多いので量や頻度に気をつける（くわしくは35ページ）。

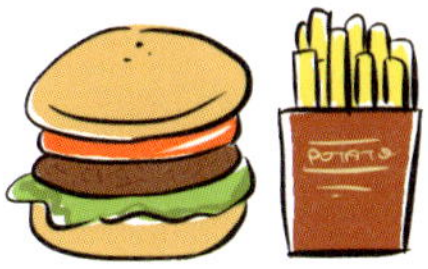

**時間がなくてファストフードやインスタント食品で食事をすませることが多い。**

➡ 見えない油脂が含まれている上、野菜が少なくなりがち！（くわしくは38ページ）。

**ワインとともに、サラミなどの肉の加工品やチーズをよくつまむ。**

➡ 肉の加工品やチーズには飽和脂肪酸が多い（くわしくは35、36ページ）。

**年末になるとクリスマスや忘年会等で、豪華な食事が増えてしまう。**

➡ お酒の肴や宴会料理は高カロリーで脂質が高いものが多い（くわしくは42ページ）。

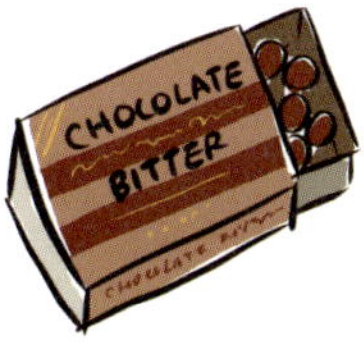

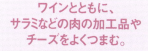


**おやつにクッキーを2〜3枚つまんでしまう。**

➡ クッキー、ケーキなどの洋菓子類はバターが多く含まれている（くわしくは37ページ）。

上げていた習慣を上にまとめてみましたので、参考にしてみてください。

## まずはできることから一つずつ始めてみる

更年期は、精神的に不安定になったり、さまざまな不調が出てきたりする時期です。自分の思うようにならない状態も起こります。コレステロールを正常値にするためには思いつめすぎず、まずはできることから始めてみることをおすすめします。

### 飽和脂肪酸ってなに？

肉や乳製品に多く含まれる脂肪酸で、とりすぎると、血中のLDLコレステロールを増加させます。

飽和脂肪酸を多く含む油脂は、融点が高いため、常温で固形です。

高LDLコレステロール血症の人は、摂取エネルギー比率の７％未満に制限することが望ましいとされています（「動脈硬化性疾患予防ガイドライン2022年版」より）。仮に1日の摂取エネルギーが1800kcalの場合は、飽和脂肪酸の１日あたりの摂取量は14ｇ未満となります。

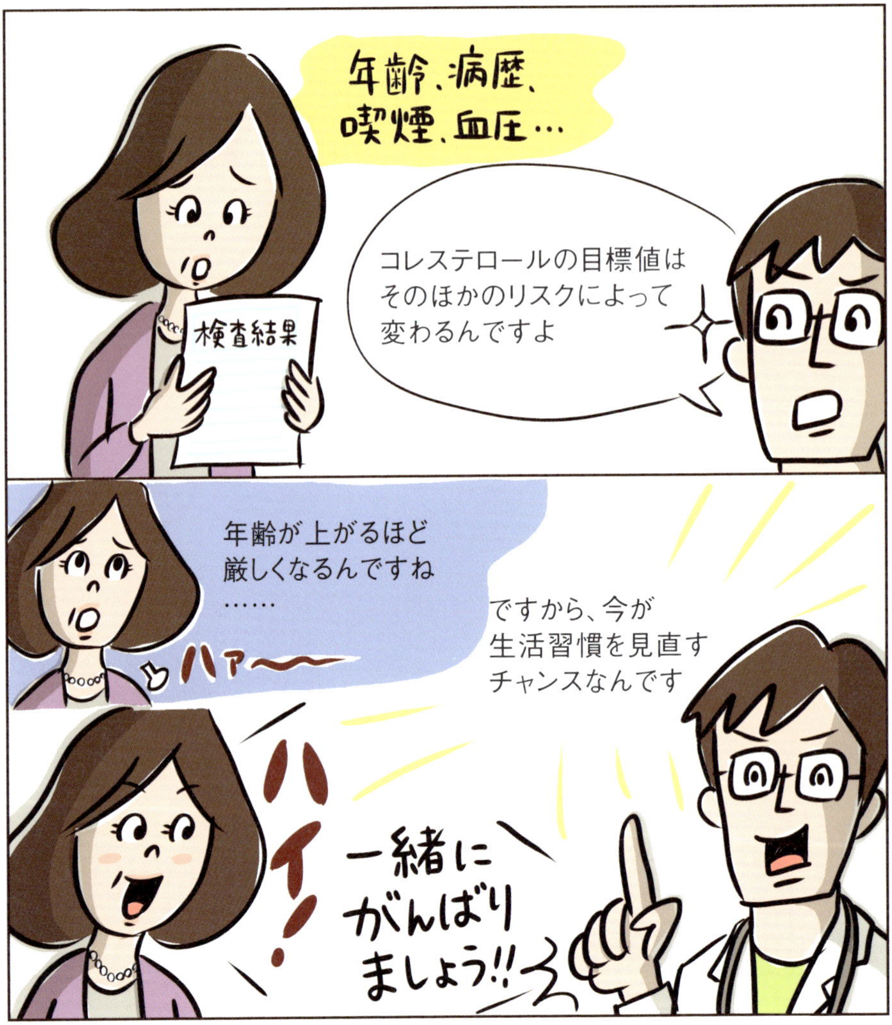

年齢、病歴、
喫煙、血圧…
検査結果
コレステロールの目標値は
そのほかのリスクによって
変わるんですよ
年齢が上がるほど
厳しくなるんですね
……
ハァ〜〜
ですから、今が
生活習慣を見直す
チャンスなんです
ハイ！
一緒に
がんばり
ましょう!!


# 5 どのくらいならいいの？～検査値の見方

## 多すぎだけでなく、少なすぎるのも問題

血液中に含まれるコレステロールや中性脂肪などを血清脂質といい、検査ではこれらが一定の基準におさまっているかどうかをみます。

血清脂質値の基準範囲は、日本動脈硬化学会が定めた「脂質異常診断基準」（19ページ上表）が参考にされており、これらのうち、一項目でも当てはまれば、脂質異常症と診断されます。

ＬＤＬコレステロールやｎｏｎ‐ＨＤＬコレステロール、中性脂肪は基準より多いことが、一方、ＨＤＬコレステロールは少ないことが問題になります。なお診断されてもすぐに治療が必要というわけではなく、動脈硬化のリスク（20ページ）などを勘案しながら、主治医と相談していきます。

# 検査数値の見方と、自分に合わせた管理目標値

## 脂質異常症診断基準

右の診断基準に当てはまった場合でも、すぐに治療が必要というわけではありません。
年齢や性別、そのほかの疾患、喫煙などの動脈硬化のリスク要因を含めて総合的に判断した「リスク別の脂質管理目標値」（下表）が定められています。
「境界域」の場合でも、糖尿病や慢性腎臓病、高血圧など高リスクの要因を持っていると、要治療との判断になる場合もあります。

| 検査項目 | 基準値（mg/dL） | 診断 |
|---|---|---|
| LDLコレステロール | 140以上 | 高LDLコレステロール血症 |
| | 120～139 | 境界域高LDLコレステロール血症 |
| HDLコレステロール | 40未満 | 低HDLコレステロール血症 |
| トリグリセライド（中性脂肪） | 150以上（空腹時採血*） | 高トリグセライド血症 |
| | 175以上（随時採血*） | |
| non-HDLコレステロール | 170以上 | 高non-HDLコレステロール血症 |
| | 150～169 | 境界域高non-HDLコレステロール血症 |

＊基本的に10時間以上の絶食を「空腹時」としています（ただし、水やお茶などのカロリーのない水分の摂取は可）。空腹時であることが確認できない場合を「随時」とする。

## リスク別の脂質管理目標値

| 治療方針の原則 | 管理区分 | 脂質管理目標値（mg/dL） | | | |
|---|---|---|---|---|---|
| | | LDLコレステロール | non-HDLコレステロール | トリグリセリド（中性脂肪） | HDLコレステロール |
| 一次予防<br>まず生活習慣の改善を行った後薬物療法の適用を考慮する | 低リスク | <160 | <190 | <150（空腹時）<br><175（随時） | ≧40 |
| | 中リスク | <140 | <170 | | |
| | 高リスク | <120<br><100* | <150<br><130* | | |
| 二次予防<br>生活習慣の是正とともに薬物治療を考慮する | 冠動脈疾患またはアテローム血栓性脳梗塞の既往 | <100<br><70** | <130*<br><100** | | |

出典：日本動脈硬化学会（編）「動脈硬化性疾患予防ガイドライン2022年版」より改変

脂質異常症の基準に当てはまった場合、動脈硬化のリスクに応じて「脂質管理目標値」（左）が定められています（自分のリスクは20ページのフローチャートで調べられます）。

＊糖尿病において、末梢動脈疾患（PAD）、最小血管症（網膜症、腎症、神経障害）合併時、または喫煙が一つでもある場合に考慮する。
＊＊「急性冠症候群」、「家族性高コレステロール」、「糖尿病」、「冠動脈疾患とアテローム血栓性脳梗塞」の4病態のいずれかを合併する場合に考慮する。

## 数値だけにとらわれず自分の状況を把握する

コレステロールが高いことで怖いのは、動脈硬化になって脳や心臓などの血管が詰まること。そうならないように、自分の動脈硬化の進みぐあいや病気を引き起こすリスクを知っておきましょう。まず、20ページの簡易フローチャートで自分の動脈硬化のリスクがどの程度かを把握しましょう。

　動脈硬化のリスクは、コレステロールだけが関係しているのではなく、糖尿病や高血圧といった病気や家族歴、年齢、喫煙などで高まります。どの分類のリスクでも、生活習慣の見直しと改善が、まず最初にとり組むべきことになります。

　それでも目標とする数値に達しない場合は、年齢、体格、その他のリスクなどを勘案しながら、さらに薬物療法を含めた治療が必要かどうかなどの方針を決めていくことになります。担当医とよく相談しましょう。

# 自分の動脈硬化のリスクを調べよう

脂質異常症の人は、脂質管理目標値（19㌻）を調べるために、以下のフローチャートにそって、自分の動脈硬化性疾患のリスクを出します。

**脂質異常症の基準(19ページ)に当てはまる**

↓

冠動脈疾患またはアテローム血栓性脳梗塞(明らかなアテローム※1を伴うその他の脳梗塞も含む)があるか？ → 「あり」の場合 → **二次予防※2**

↓

「なし」の場合

↓

以下のいずれかがあるか？
- 糖尿病(耐糖能異常は含まない)
- 慢性腎臓病(CKD)
- 末梢動脈疾患(PAD)

→ 「あり」の場合 → **高リスク**

↓

「なし」の場合

↓

| 久山町研究によるスコア | | | | 予測される10年間の動脈硬化性疾患発症リスク | 分類 |
|---|---|---|---|---|---|
| 40〜49歳 | 50〜59歳 | 60~69歳 | 70〜79歳 | | |
| 0〜12 | 0〜7 | 0〜1 | − | 2%未満 | 低リスク |
| 13以上 | 8〜18 | 2〜12 | 0〜7 | 2%〜10%未満 | 中リスク |
| − | 19以上 | 13以上 | 8以上 | 10%以上 | 高リスク |

※1頭蓋内外動脈に50%以上の狭窄、または弓部大動脈粥（最大肥厚4mm以上）

※2生活習慣の是非とともに薬物治療を考慮する。

注：家族性高コレステロール血症および家族性Ⅲ型高脂血症と診断された場合はこのチャートは用いない。主治医の指示に従うこと。

↑ 久山町研究のスコアに基づいて計算する。

## 久山町研究によるスコア

①〜⑥までのポイントを合計して算出する。

| ①性別 | ポイント |
|---|---|
| 女性 | 0 |
| 男性 | 7 |

| ②収縮期血圧 | ポイント |
|---|---|
| <120mmHg | 0 |
| 120〜129mmHg | 1 |
| 130〜139mmHg | 2 |
| 140〜159mmHg | 3 |
| 160mmHg〜 | 4 |

| ③糖代謝異常(糖尿病は含まない) | ポイント |
|---|---|
| なし | 0 |
| あり | 1 |

| ④LDLコレステロール | ポイント |
|---|---|
| <120mg/dL | 0 |
| 120〜139mg/dL | 1 |
| 140〜159mg/dL | 2 |
| 160mg/dL〜 | 3 |

| ⑤HDLコレステロール | ポイント |
|---|---|
| 60mg/dL〜 | 0 |
| 40〜59mg/dL | 1 |
| <40mg/dL | 2 |

| ⑥喫煙※ | ポイント |
|---|---|
| なし | 0 |
| あり | 2 |

①〜⑥のポイント合計

点

※過去喫煙者は⑥喫煙はなしとする。

出典：日本動脈硬化学会（編）『動脈硬化性疾患予防ガイドライン2022年版』の「動脈硬化性疾患予防から見た脂質管理目標設定のためのフローチャート」より改変

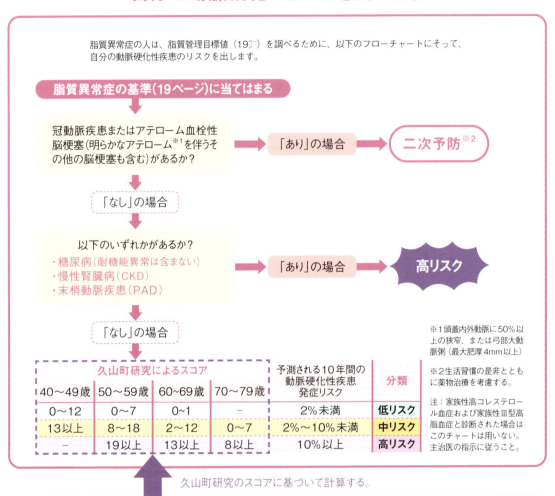

# 第2章

# 食事でコレステロールを下げるには？

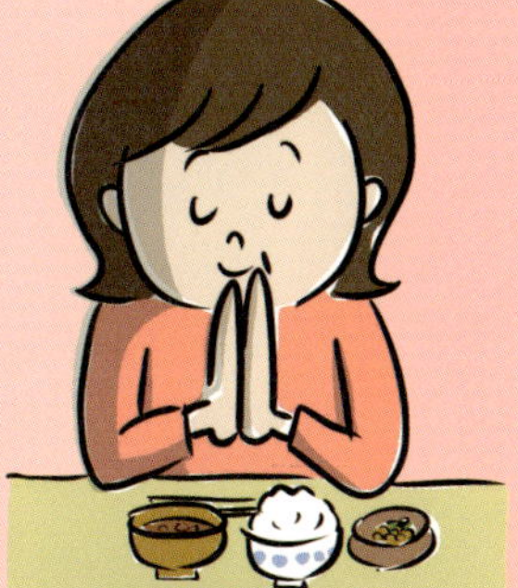

コレステロールの値を正常範囲にするには、やはり食事に気をつけるのが早道です。そこで、どんな食事をすればいいのか、 食材の選び方など、毎日の生活で今すぐとり入れられるポイントを具体的に紹介します。

# 私はどのタイプ？ ～4つのタイプ別食事アドバイス～

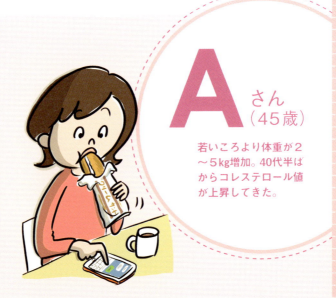

**「コレステロールが高い」といっても、コンディションや年齢などによって、対策も少しずつ異なります。ここでは４人のモデルケースをご紹介。ご自分に近いタイプを見つけて、参考にしてください。**

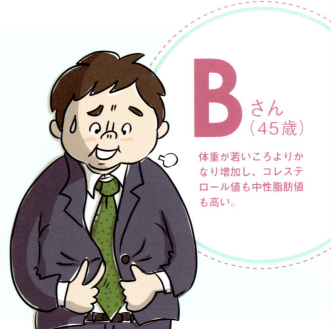

## Aさん（45歳）

若いころより体重が２～５kg増加。40代半ばからコレステロール値が上昇してきた。

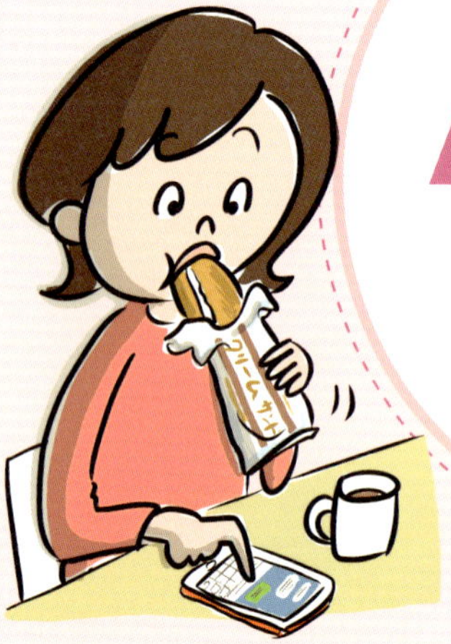

体形は、**少しぽっちゃり**しているものの、これまでの健康診断では特に問題はなし。家事や子育てに追われ、**運動は特にしていない**。なんでもおいしく食べられて、**つい食べすぎてしまう**傾向がある。そのせいかここ数年、徐々に**ＬＤＬコレステロールが上がり**、140mg/dLに。

## Bさん（45歳）

体重が若いころよりかなり増加し、コレステロール値も中性脂肪値も高い。

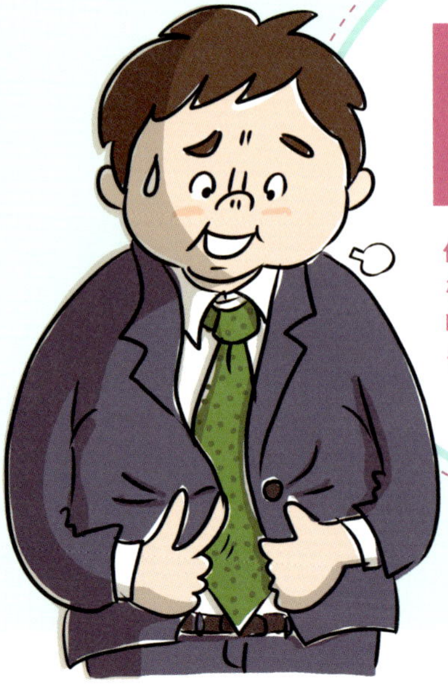

若いころはスマートだったが、**多忙な仕事と不規則な食生活、飲み会**好きなどが原因で、**20kg近く体重増加**。40歳を過ぎたころから健康診断でしょっちゅう引っかかるようになってしまった。今年はついに**ＬＤＬコレステロール**が160mg/dL、**中性脂肪**が200mg/dLに！

**美容や健康への意識が高く、見た目も若々しい。**食事や運動にも気を使っていて、週に２回のジム通いをかかさない。ところが**更年期になってからＬＤＬコレステロールが上がって**150mg/dLに。その後、**食事のくふうや運動もしているが、下がらないのが悩み。**

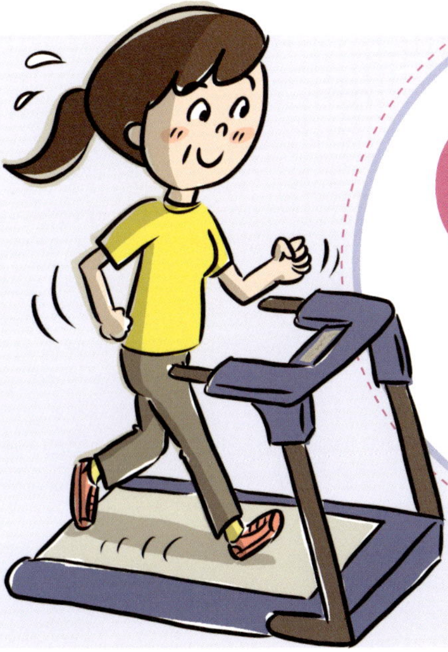

## Cさん（55歳）

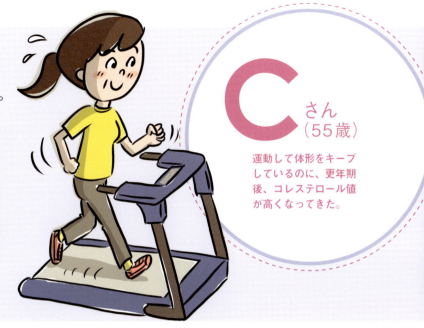

運動して体形をキープしているのに、更年期後、コレステロール値が高くなってきた。

具体的なアドバイスは次のページで！

**閉経後からＬＤＬコレステロールが高くなり、**久しぶりに検診を受けてみると170mg/dLと高い数値。健康のために、食事はできるだけ手作りにと思うが、最近は**体力も落ちておっくう**になりがち。**肉は控えたほうがいい**とも思うが、高齢になると肉も必要とも聞き、献立を考えるのが面倒な日々。

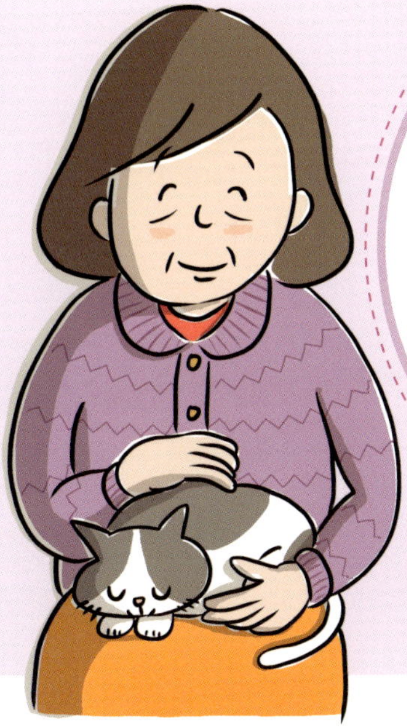

## Dさん（75歳）

閉経後からLDLコレステロールが上がり、75歳の今も高いまま。

## Aさんのケース

### まだ体力も元気もあるうちに、適正体重に戻して。間食などの習慣を見直すこと

特に健康に問題はないけれど、若いころより体重が2～5kgほど増えて軽い肥満気味という人は、元気な今のうちに生活習慣を見直して、ベスト体重に戻しておくことがたいせつです。女性の場合は、これから更年期を迎え、女性ホルモンであるエストロゲンが減少し、LDLコレステロールがさらに高くなりがちです。さらに、もっと高齢になってからのダイエットは、低栄養の危険性もあり、ダイエットは困難になっていきます。

このような方の場合、脂質が多いため食事のエネルギーも多くなる傾向があるようです。家族の嗜好につられて、毎日の食事が肉料理や脂っこいものに偏っていることはありませんか？　また、仕事や家事の合間に無意識のうちに洋菓子やチョコレートなどをつまんだりはしていませんか？　そのような脂質が多い食習慣を改善しましょう。また、運動量を増やすことも大事です。多忙な中でも自分の時間を見つけて、自分にあった運動を始めてみませんか。

こうしたタイプの人は、これまでの食生活を改善するだけで、コレステロールを下げる効果が出やすいのも特徴です。26ページからの『6つの食事のポイント』を参考にぜひ今日から始めてみましょう。

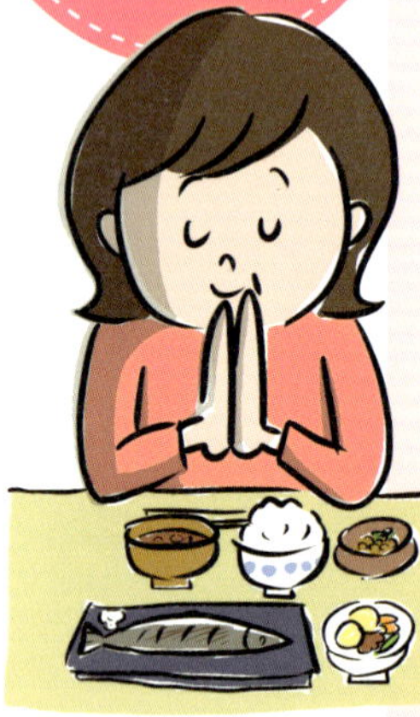

## Bさんのケース

### 食べすぎに注意。運動習慣をつけるようにし、体重減を目指そう

若いころより体重がかなり増加した人の場合は、体重を減らすだけでLDLコレステロールや、中性脂肪の値を下げることができます。まずは、減量を目標に、食事改善や、運動にとり組みましょう。運動はHDLコレステロールを上げる効果があります。

食事については、食べすぎに気をつけること。特にこのタイプの人は肉を中心とした脂っこいものが好きな傾向があります。肉の量や、脂身の多い肉を減らし、魚や野菜を積極的にとるようにしてください。ランチなどは丼ものなどの単品ではなく、できるだけ野菜がとれる定食に。

中性脂肪は、糖質のとりすぎも原因になるため、主食のごはんの量を減らすのも効果的ですが、空腹が辛くなるほど減らすと、逆に間食が増えてしまうことも。それよりも3食をきちんととって、甘いもの（お菓子、砂糖入り缶コーヒーなど）を減らすことです。

お酒の飲みすぎも中性脂肪を上げる原因です。飲む量は控えめにし、脂質の多い肉類のつまみは避け、積極的に野菜や大豆製品をとりましょう（42ページ参照）。

26ページからの『6つの食事のポイント』と合わせて、お酒の量、糖質の量も気をつけていきましょう。

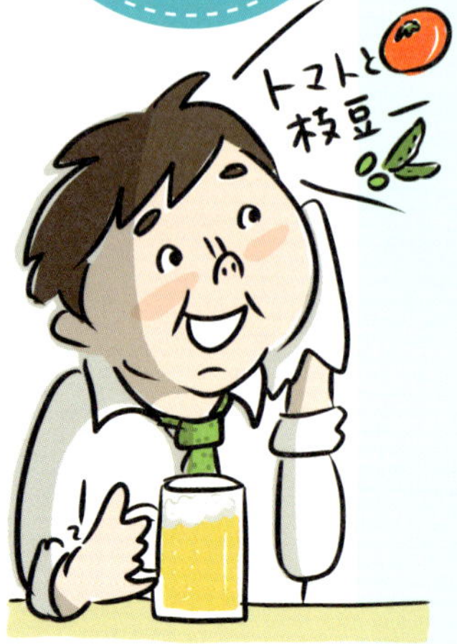

## Cさんのケース

## 気づかないうちにとっている、飽和脂肪酸の多い食品がないかチェック

運動は体力や筋肉をつけ、代謝を高めるのに有効ですから、その習慣があるのはすばらしいことです。このままぜひ続けていきましょう。ただ、LDLコレステロールは運動よりも食事の影響を受けやすいので、日頃の食事について見直してみることがたいせつです。

26ページからの『6つの食事のポイント』を参考に、食事をチェックしてみてください。コレステロールでは飽和脂肪酸のとり方がポイントです。糖質は気にしていたけれど、脂質は見落としていたということはありませんか？　肉類なら脂身の少ない部位を選ぶことがたいせつです。ごはんは太ると勘違いして、脂質の多いパン食に偏っていませんか？　パンはバターが多めで飽和脂肪酸が高くなりがちです。また体にいいと思って、牛乳やチーズなどの乳製品をとりすぎるなど、気づかないうちに飽和脂肪酸をとってしまっていることはありませんか？　こうしたちょっとした積み重ねが、意外と大きな量になるものです。

更年期の前後は体調も不安定で大変かもしれませんが、これまでの食生活を見直すチャンスでもあります。年齢が上がるほど、動脈硬化のリスクも高まります。今のうちにできるところから始めてみましょう。

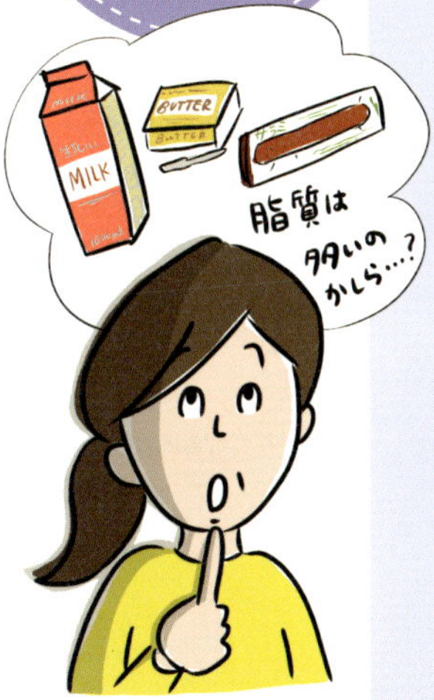


## Dさんのケース

## 高齢のかたは、栄養不足を防ぐ食事を心がけて

高齢のかたの場合は、コレステロール値が高くてもよいというわけではないのですが、食が細くなっている人も多く、食事を過度に制限すると低栄養に陥ってしまう可能性があります。日頃の食生活などを考慮して、慎重に判断する必要があります。

たとえば、肉や乳製品などを過度に控えてしまうと、たんぱく質やカルシウムなどの栄養素が不足して筋肉や骨量が落ちてしまい、骨折の危険性が高まります。また、高齢になると調理がおっくうになったり、食欲も落ちたりして、特に一人暮らしの場合は、簡単な食事ですませてしまいがち。「しっかり栄養をとること」を優先に、毎日の献立を考えるのがよいでしょう。

また、筋力を維持するための運動もおすすめです。動脈硬化の予防のガイドラインでは、75歳以上のかたには、主治医が個人の健康状態を見ながら、食事制限はあまり積極的に行わず、薬物療法も視野に入れた治療を検討することをすすめています。なお、65〜74歳のかたにとっても低栄養は重要な問題です。主治医と相談し、健康状態や食欲などを考慮しながら、必要に応じて、食事改善を行ないましょう。

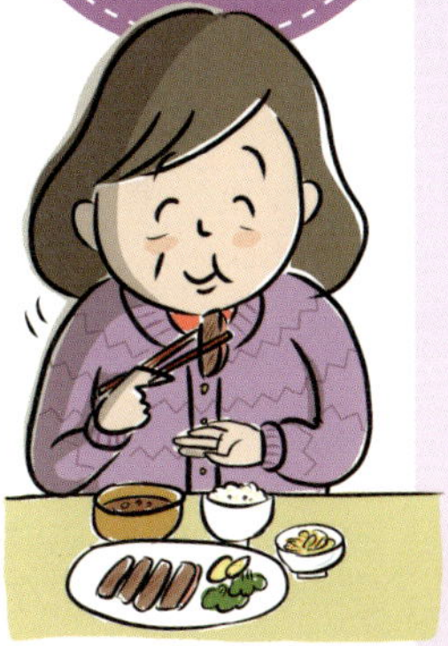

**他にも**　若いころからコレステロールだけが高い場合は？

若くて体重が増えてもいないのに、LDLコレステロールだけが高いという人は、遺伝性の「家族性高コレステロール血症」の疑いがあります。冠動脈疾患を発症する危険性がとても高く、早期発見、早期治療が大事です（くわしくは121ページ）。

Point 1

## 主菜を肉に偏らず、魚、大豆製品をバランスよく食べる

肉の脂には、LDLコレステロールを上げる飽和脂肪酸が多く含まれています。主菜は肉ばかりに偏らず、魚や大豆製品を上手にとり入れましょう。

# 肉

### 1日の適量の目安は80～100g程度です

大きさのだいたいの目安は手のひらに乗るサイズで手の厚みくらいです。ちなみに、豚肉のももうす切り肉は、1枚約25gのため3～4枚が目安です。食べすぎてはいませんか？

### 脂身の多い部位ではなく、赤身を選びましょう

脂質の多い部位は、牛肉、豚肉なら、バラ>ロース>肩>もも>ヒレの順に多く、鶏肉はもも肉（皮つき）>むね肉>ささ身の順になります。

### 脂身の多い部分を食べる場合は調理のくふうを

ゆでる、蒸す、グリルで焼くなどは、脂が落ちる調理法です。また、あらかじめ脂身の部分を除いたり、フライパンにとけ出た肉の脂をふきとったりしても脂の摂取量を減らせます。

部位によって脂質の量は変化する！

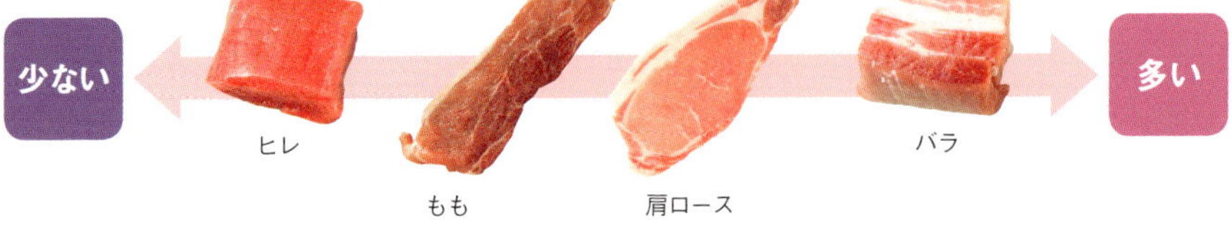

# 魚

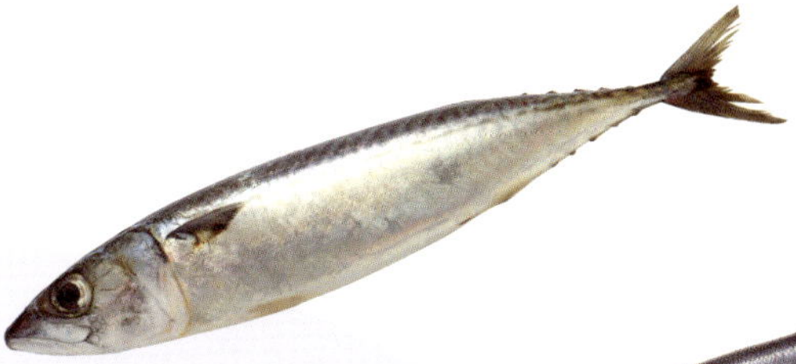

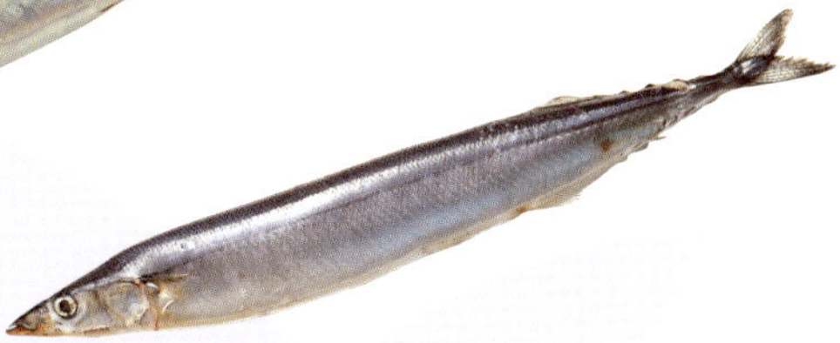

## 1日1食は魚料理を主菜にしましょう

肉好きの人でも、できるだけ魚料理を食べるように心がけましょう。1日1食をかならず魚料理にすることです。回数をなるべく増やしていきましょう。魚の油は酸化しやすいので、買ってきたら新鮮なうちに調理して、抗酸化ビタミンが豊富な野菜と合わせて食べましょう。

## 青背の魚を積極的にとることを心がけて

魚の油に含まれるDHAとEPAには、血液中の中性脂肪を減らす作用があり、動脈硬化予防に有効です。肉のおかずを魚に置き換えることで、間接的にLDLコレステロールを下げる効果が期待できます。特にサバ、ブリ、サンマ、イワシ、アジなどの青背の魚に多く含まれます。

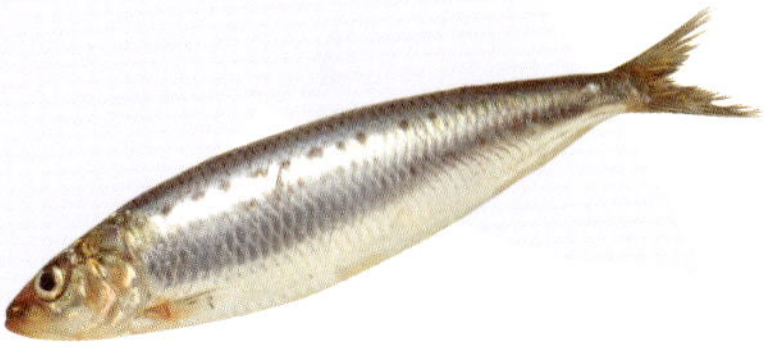

### ＥＰＡ、ＤＨＡの正体はn-3系多価不飽和脂肪酸

悪者にされがちの脂質ですが、体には必要な成分です。中でも体内では作ることができず、食品でとる必要があるものを必須脂肪酸といいます。必須脂肪酸の一つ、n-3系多価不飽和脂肪酸には、ＤＨＡ、ＥＰＡ、α-リノレン酸などがあり、中性脂肪を減らし、動脈硬化を予防する効果が期待されています。ＤＨＡやＥＰＡは常温で液体として存在し、青背の魚の油に多く含まれます。α-リノレン酸は、アマニ油、えごま油などに含まれ、最近注目されています。これらの油は酸化しやすいため、新鮮なうちにとりましょう。

# 大豆・大豆製品

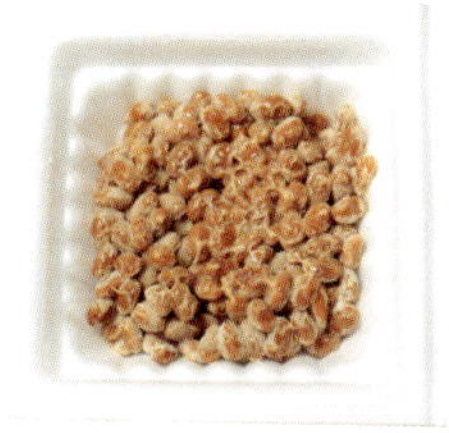

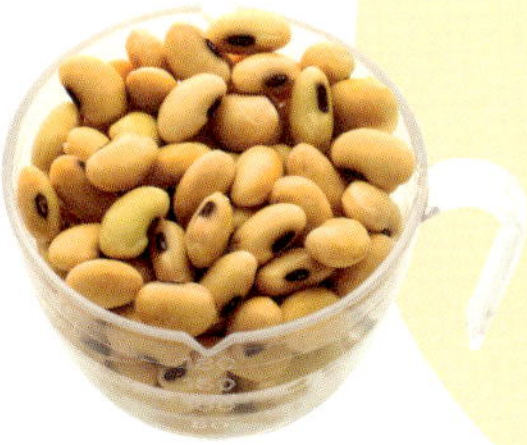

## 1日1回は、献立にとり入れましょう

大豆には、コレステロールを下げる作用がある大豆たんぱく質やイソフラボンがたっぷり。また、水溶性の食物繊維や植物ステロールも豊富で、LDLコレステロールを体外に排出する作用があります。

Point 2

# アブラの量と質に気をつける

飽和脂肪酸が多い、ラードやバターなどの動物性の脂は控え、味や料理の種類に合わせていろいろな植物油を使ってください。

## 調理に使う油は動物性の油脂より植物油を選ぶ

動物性の油脂には、バターやラード、ヘットなどがあります。これらには飽和脂肪酸が多く、コレステロールが上がる原因になります。

コレステロールを気にして、油を控える方もいますが、植物油はコレステロールを上げる作用はないので、適量なら問題ありません。動物性の油脂ではなく、できるだけ植物性の油を使いましょう。

植物性の油にもいろいろな種類があります。油にとけるビタミンを効率よくとれるので、好みや性質の違いで使い分けるとよいでしょう。

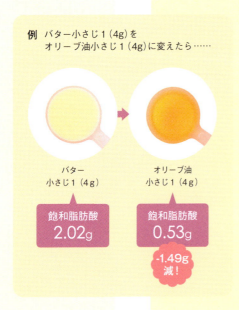

**例** バター小さじ1（4g）を
オリーブ油小さじ1（4g）に変えたら……

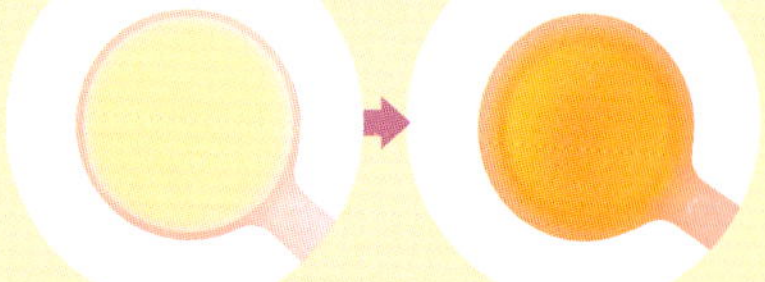

バター
小さじ1（4g）

**飽和脂肪酸**
**2.02g**

オリーブ油
小さじ1（4g）

**飽和脂肪酸**
**0.53g**

-1.49g
減！

## 油の適量の目安は大さじ1～1½。揚げ物は食べる回数を減らすこと

調理油として1日に使える油の適量の目安は、大さじ1～1½（12～18g）程度です。控えすぎる必要はありませんが、いため物などに使う際、目分量だととりすぎることがあるため、計って使用することをおすすめします。

また、揚げ物はどうしても油をとりすぎてしまうので、食べる回数を減らすようにしましょう。

## 隠れた油脂に注意しましょう

油脂には、肉の脂身やバターなど目に見える油脂以外にも、菓子パンやクッキーなどの洋菓子、カレーのルーなどの調味料、カップ麺などの加工食品など、直接見えない部分で使われている隠れた油脂があります。たとえば、クロワッサン1個（40g）には、10.7gもの脂質が含まれています。

クッキー、菓子パン類などには、サクサクした口当たりやふんわりした食感を生み出すショートニングが使われています。ショートニングにはLDLコレステロールを増加させるトランス脂肪酸を含んでいることが問題です。

また、揚げ物やスナック菓子などは、パーム油が多く使われていて、こちらもLDLコレステロールを上げることがわかっています。成分表示ではきちんと明示されず、「食用油脂」「植物油脂」と記載されていることが多いので気をつけましょう。

Point 3

# 食物繊維をたっぷりとる

食物繊維は、腸管でコレステロールが再吸収されるのをおさえる働きがあり、余分なコレステロールの排出を促します。さまざまな食材からとりましょう。

## 野菜・芋

　根菜には、食物繊維が特に多く含まれます。また、芋類にも、食物繊維がたっぷり。煮物にしたりサラダにしたりすると、1食でまとまった量を食べられて、毎日の食物繊維の摂取量を増やすことができます。

## 穀物

　主食に精製度の低い穀物や、雑穀入りのものを選ぶようにしましょう。白米を胚芽精米にしたり、麦や雑穀、玄米入りごはんにしたりする、パンはライ麦パンにするなどです。主食は毎食食べるものなので、効果があります。

## 大豆・大豆製品

　大豆は食物繊維を豊富に含み、丸ごと食べるほど効果的にとることができます。サラダやカレー、スープに加えるなどして、食べる機会を増やしましょう。パウチタイプや缶詰が使いやすいです。

## 海藻・きのこ

　脇役になりがちな海藻やきのこですが、食物繊維がとても豊富。わかめのみそ汁など汁物の具だけでは、量が足りません。副菜や主菜に積極的に加えてください。きのこは通年手に入り、和洋中どの料理にも使いやすいのも魅力です。

➡穀物の食物繊維の量は 118 ページ

### 食物繊維を多く含む食品と食物繊維の量

**野菜・芋（100gあたり）**

| | |
|---|---|
| ごぼう | 5.7g |
| オクラ | 5.0g |
| ブロッコリー | 4.4g |
| モロヘイヤ | 5.9g |
| かぼちゃ | 3.5g |
| 大和芋 | 2.5g |
| にんじん | 2.4g |
| 里芋 | 2.3g |
| さつま芋 | 2.2g |
| れんこん | 2.0g |

**海藻・きのこ（30gあたり）**

| | |
|---|---|
| 生しいたけ | 1.3g |
| ひじき（ゆで） | 1.1g |
| まいたけ | 1.1g |
| わかめ（生） | 1.1g |

**豆類（50gあたり）**

| | |
|---|---|
| いんげん豆（ゆで） | 6.7g |
| おから（生） | 5.8g |
| 納豆 | 3.4g |
| 大豆（ゆで） | 3.3g |

### いろいろな植物油

**オリーブ油**

オリーブ特有の香りが特徴。酸化しにくく、オレイン酸も多く含む。加熱調理には「ピュアオイル」、生食に使うときは、香りのよい「エキストラバージンオイル」がおすすめ。

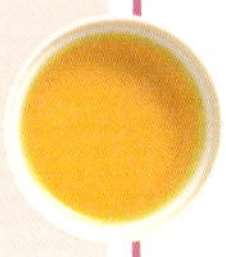

**菜種油**

においや味にくせがなく、食材や料理を選ばない。熱に強いので、揚げ物にも向く。

**ごま油**

色の濃いものほど風味が強い。調理にはもちろん、香りづけにも使える。セサミンなどの抗酸化成分を含むため、酸化もしにくい。

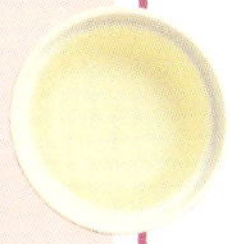

**ひまわり油**

淡泊な風味でくせがなく、調理全般に向いている。現在の主流は、品種改良されたもので、オレイン酸を多く含む。

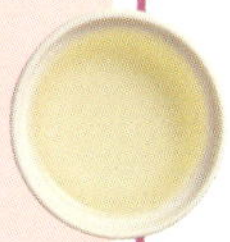

**アマニ油**

n-3系多価不飽和脂肪酸を多く含む。青味のあるフレッシュな香りと苦味が特徴。加熱には不向きなのでドレッシングなどに。酸化しやすいのでなるべく早く使いきる。

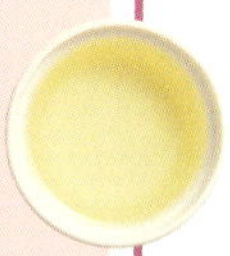

Point 4

# 抗酸化ビタミンをたっぷりとる

ビタミンA、C、Eなどの抗酸化ビタミンは、血液中のコレステロールの酸化を抑え、動脈硬化を予防する働きがあります。

## 緑黄色野菜は1日120g以上

野菜は1日350ｇ以上とるのが目安です。そのうち、120ｇ以上を緑黄色野菜にしましょう。動脈硬化をより進行させる要因の一つが、活性酸素です。緑黄色野菜は活性酸素の働きをおさえる抗酸化ビタミンを多く含みます。食物繊維の供給源にもなります。

## 調理の仕方でたくさんとれます

ゆでたりいためたりするなど加熱することでかさが減り、生よりも多く食べられます。また、植物油を適量じょうずに使えば、脂溶性のビタミンA、Eの吸収がアップします。

## くだものは1日1回程度が目安

くだものを食べるタイミングは、夕食後より朝食か昼間の間食がおすすめ。特に遅い時間の夕食後は、内臓脂肪がつきやすいのでさけて。キウイフルーツ、いちご、みかんなどはビタミンCが豊富です。

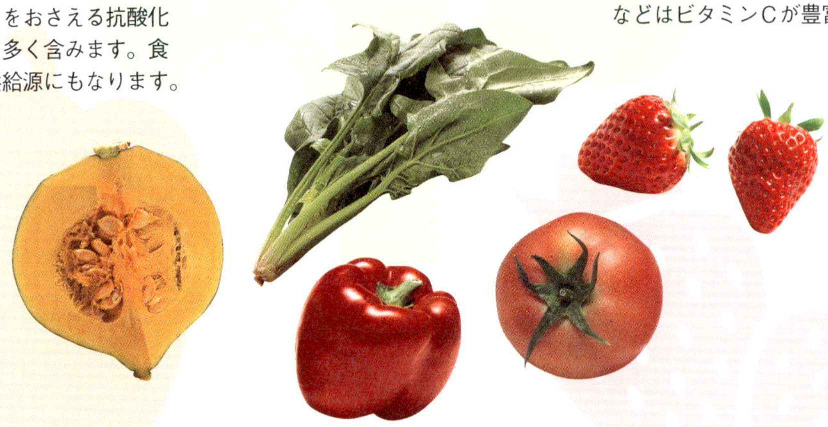

### 抗酸化ビタミンを多く含む食品（可食部100gあたり）

**ビタミンA（β-カロテン）**

| | |
|---|---|
| モロヘイヤ | 840μg |
| にんじん | 690μg |
| かぼちゃ | 330μg |
| ほうれん草 | 350μg |
| トマト | 45μg |

**ビタミンC**

| | |
|---|---|
| 赤パプリカ | 170mg |
| ブロッコリー | 120mg |
| カリフラワー | 81mg |
| ゴーヤー | 76mg |
| ピーマン | 76mg |
| キウイフルーツ | 140mg |
| いちご | 62mg |

**ビタミンE**

| | |
|---|---|
| 赤パプリカ | 4.3mg |
| モロヘイヤ | 6.5mg |
| かぼちゃ | 4.9mg |
| 菜の花 | 2.9mg |
| ニラ | 2.5mg |
| アーモンド | 29.4mg |
| 落花生 | 10.6mg |

## Point 5 コレステロールを多く含む食品を食べすぎない

食事によるコレステロールの影響は個人差がありますが、やはり食べすぎには気をつけましょう。たとえば、卵は1日1個までにする、イクラなどの魚卵はたまのごほうび程度に、などです。

ただし、高LDLコレステロール血症の人は、より注意しなければなりません。日本動脈硬化学会は、一日200mg未満を推奨しています。全卵のコレステロールは231mgです。

また、気づかずに高コレステロールの食品を食べすぎているかもしれません。ランチにクリーム系のパスタ、おやつはチーズケーキ、夜はつまみにタラコ……、これではてんこ盛りです。

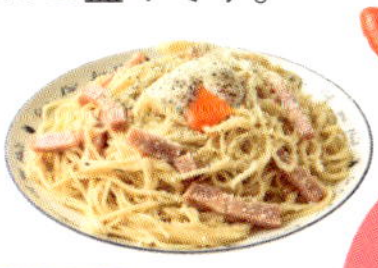

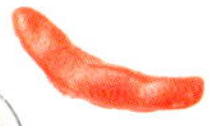

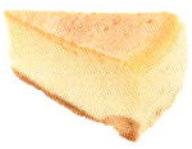

くわしくは 32～39 ページ

### コレステロールが多い食品（1食あたり）

| | |
|---|---|
| 卵（1個・55g） | 231mg |
| 豚バラ肉（100g） | 70mg |
| 鶏レバー（80g） | 296mg |
| タラコ（½腹・50g） | 175mg |
| 粒ウニ（大さじ1・25g） | 70mg |
| サラミ（5枚・30g） | 29mg |
| コーンビーフ（1缶・100g） | 68mg |
| カスタードプリン（100g） | 140mg |
| シュークリーム（100g） | 230mg |
| ベイクドチーズケーキ（100g） | 170mg |
| ブルーチーズ（100g） | 90mg |

## Point 6 食事は腹八分目にする

### 自分の1日のエネルギー摂取量の目安を計算してみましょう

**①目標体重を計算しよう**

| | | | | | | |
|---|---|---|---|---|---|---|
| 身長 m | × | 身長 m | × | BMI | = | 目標体重 kg |

年齢ごとの適正なBMI

| 18～49歳 | 50～64歳 | 65～74歳 | 75歳以上 |
|---|---|---|---|
| 18.5～24.9 | 20.0～24.9 | 21.5～24.9 | 21.5～24.9 |

**②目標体重からエネルギー摂取量を計算しよう**

| | | | | |
|---|---|---|---|---|
| 目標体重 kg | × | 身体活動量 kcal | = | 1日のエネルギー摂取量 kcal |

身体活動量

| 区分 | 軽い | 普通 | 重い |
|---|---|---|---|
| 活動の内容 | 大部分が座位の静的活動 | 座位中心だが通勤、家事、軽い運動を含む | 力仕事、活発な運動習慣がある |
| 身体活動量 | 25～30kcal | 30～35kcal | 35kcal以上 |

例）身長160cmで、50歳、事務職の人（身体活動レベル：普通）の推定エネルギー必要量は、1.6×1.6×22×30=1日約1,700kcal

出典：動脈硬化性疾患予防ガイドライン2022年版より改変

食べすぎて摂取エネルギーが過剰になると、中性脂肪が増え、間接的にLDLコレステロールも上がってしまいます。自分の適切なエネルギー摂取量をとるようにしましょう。左の計算式で算出できます。そして、つい食べすぎてしまう習性がないか、見直してみましょう。3食を規則的にとること、よくかんでゆっくり食べること、スマホを見ながらなどの「ながら食べ」をやめる、一人分ずつ盛りつけるなどで、食べすぎをおさえられます。

注：これはあくまでも目標体重から算出されたひとつの目安です。くわしくは、年齢、性別、肥満度、身体活動量、ほかの合併症（糖尿病や高血圧など）から判断して、主治医にご相談ください。

覚えておきたい！

# 「食べすぎNG食品」早わかり

食べすぎには要注意の食品をラインナップしました。ポイントは、下記の3つをとりすぎないこと。知らないうちにとってしまわないよう、覚えておきましょう。

注意したい脂質はコレ！

### 飽和脂肪酸

肉や乳製品に多く、とりすぎは血中LDLコレステロールを増加させます。現代の食生活では、不足より過剰になることが問題です。高LDLコレステロール血症の人は、特に気をつける必要があります。

### コレステロール

脂質の一つで、油だけでなくさまざまな食品に含まれています。影響を受けるかどうか個人差がありますが、高LDLコレステロール血症の人は、1日200mg未満に制限することが推奨されています。

### トランス脂肪酸

主に液体の油脂からマーガリンやショートニングなどの硬化油を工業的に生成する際に生じるもの。ファストフードや加工食品に多く使われていて、とりすぎるとLDLコレステロールを上昇させます。

脂＝脂質　飽＝飽和脂肪酸　コ＝コレステロール　ト＝トランス脂肪酸

## 油脂

そのままでは食べなくても、さまざまな加工食品や菓子類に使われているため、知らずにとっていることが多い。飽和脂肪酸やトランス脂肪酸に注意が必要。

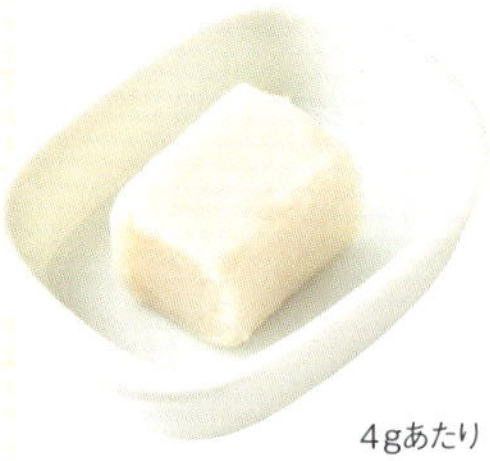

### 牛脂

すき焼きなどに使うほか、カレールーなどの原料にも用いられる。

4gあたり
- 38kcal
- 脂 4.0g
- 飽 1.64g
- コ 4mg

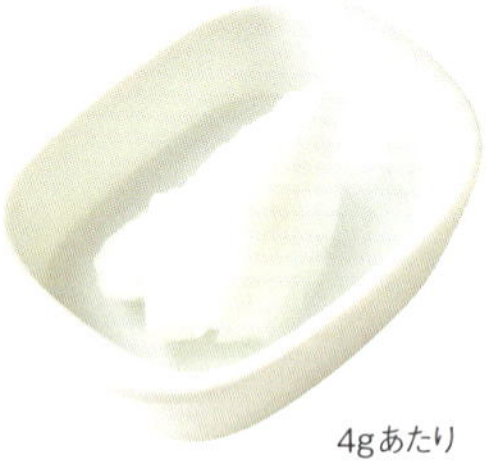

### ラード

中国料理店でいため物などによく使われる。

4gあたり
- 38kcal
- 脂 4.0g
- 飽 1.57g
- コ 4mg

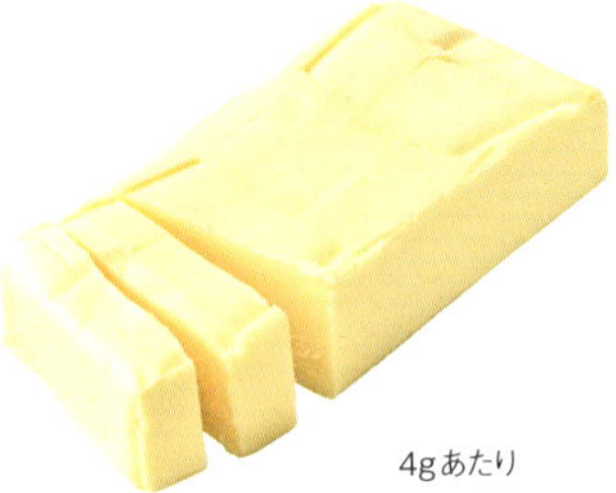

### バター

洋食や洋菓子などによく使われる。

4gあたり
- 30kcal
- 脂 3.2g
- 飽 2.02g
- コ 8mg

### ショートニング

クッキーやビスケットなど、軽い食感の焼き菓子などに使われる。

4gあたり
- 37kcal
- 脂 4.0g　飽 1.85g
- コ 微量　ト 含まれることが多い

### マーガリン／ファットスプレッド

パンに塗るほか、洋菓子に使われることが多い。マーガリンは油脂含有率が80%以上、ファットスプレッドは80%未満。

4gあたり
- 31／25kcal
- 脂 3.3／2.8g
- 飽 0.92／0.82g
- コ 微量／微量
- ト 含まれることが多い

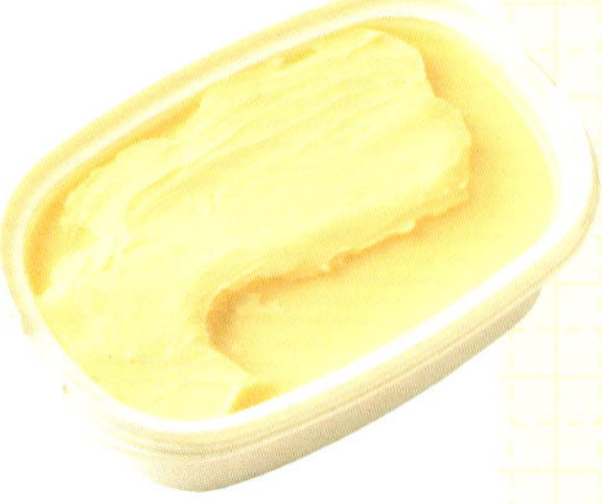

### 加工食品に含まれるトランス脂肪酸の動向は？

現在、日本ではトランス脂肪酸の含有量表示について、国からの指針は公表されているものの、義務ではなく、企業の自主的なとり組みにゆだねられています。日常生活では、バランスのよい食生活を送ることで脂質のとりすぎを防ぐよう心がけるのがよいでしょう。

参考文献：『栄養と料理』2017年11月（P16〜25）、川端輝江監修『気になる脂質早わかり』 女子栄養大学出版部

# 魚介類・魚卵

魚卵はコレステロールが多く、塩分も多い。イカ、タコ、エビは飽和脂肪酸は少ないが、コレステロールが多いので、コレステロールが高めの人はとりすぎないように気をつける。

### イカとタコについて

イカとタコに含まれるタウリンは、LDLコレステロールを下げ、HDLコレステロールを増やす効果があるので、適量を楽しむようにしましょう。エビやイカ、タコのスナック菓子や乾き物は、食べすぎに注意が必要です。

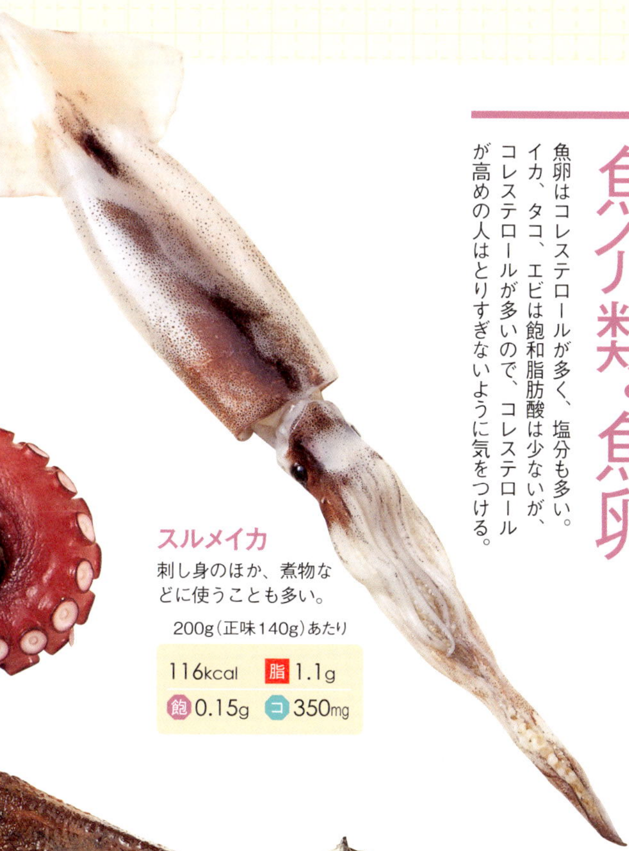

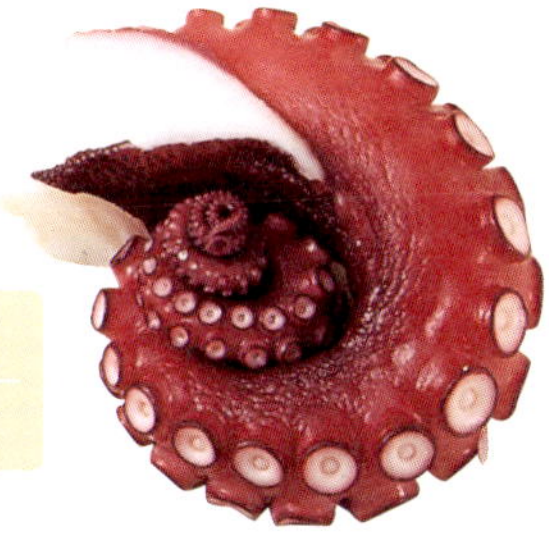

### タコ(ゆで)

たこ焼きや酢の物、煮物などに使う。

50gあたり

50kcal　脂 0.4g
飽 0.03g　コ 75mg

### スルメイカ

刺し身のほか、煮物などに使うことも多い。

200g(正味140g)あたり

116kcal　脂 1.1g
飽 0.15g　コ 350mg

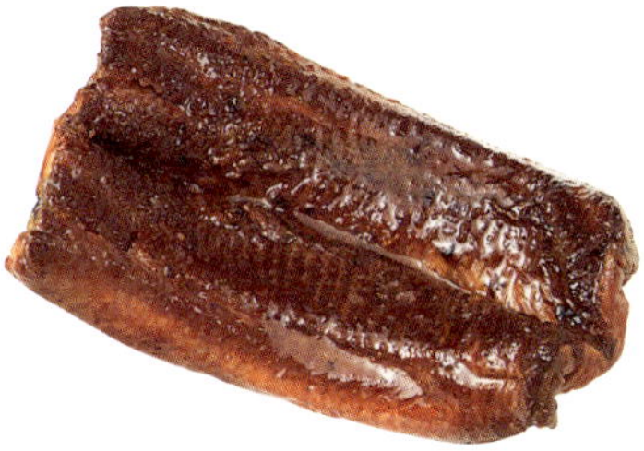

### ウナギ(かば焼き)

魚の中ではコレステロールが多い。

65gあたり

190kcal　脂 13.7g
飽 3.46g　コ 150mg

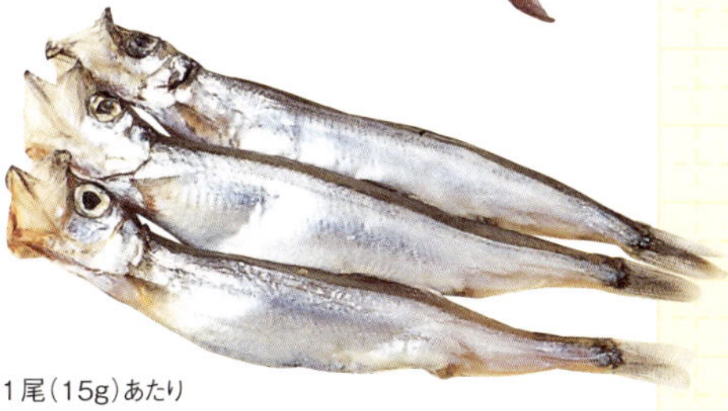

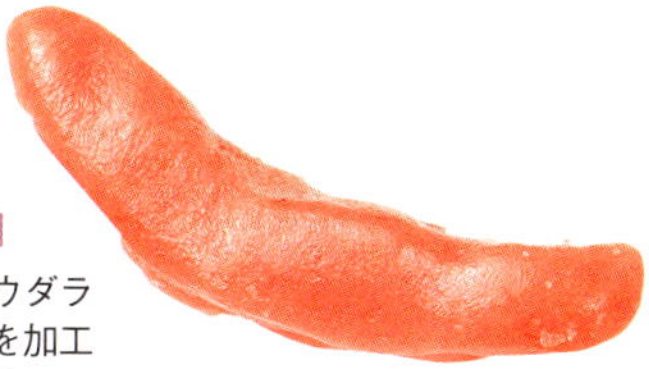

### タラコ

スケトウダラの卵巣を加工したもの。

½腹(50g)あたり

70kcal
脂 2.4g
飽 0.36g
コ 175mg

### シシャモ

現在、「シシャモ」として流通しているのは大部分が輸入のカラフトシシャモで、卵の入ったメス。

1尾(15g)あたり

27kcal
脂 1.7g
飽 0.29g
コ 44mg

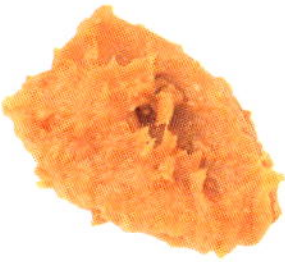

### 粒うに

生うに、練りうに、粒うにどれもコレステロールが多い。

大さじ1(25g)あたり

46kcal　脂 1.5g
飽 0.35g　コ 70mg

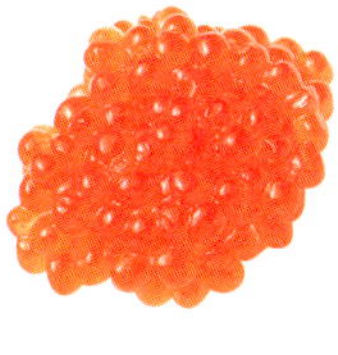

### イクラ

サケやマスの卵を加工したもの。塩分が多い。

大さじ1(18g)あたり

49kcal　脂 2.8g
飽 0.44g　コ 86mg

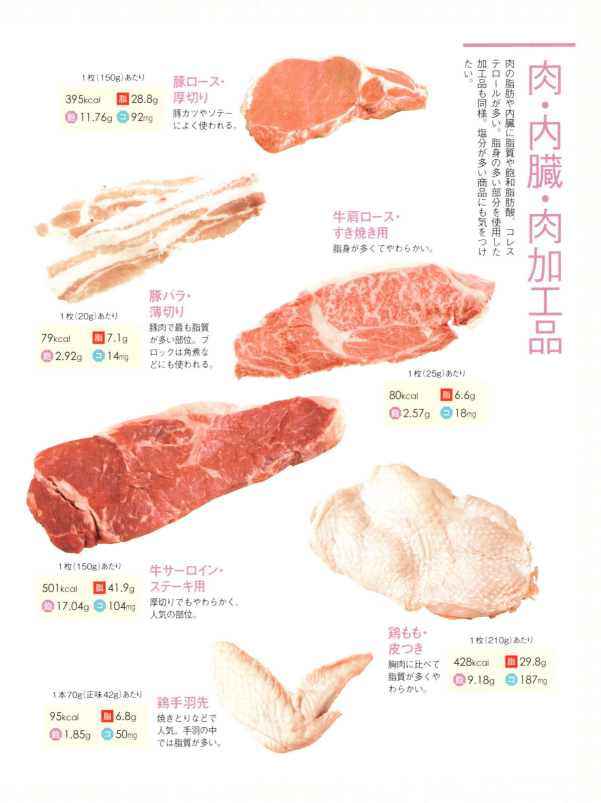

# 肉・内臓・肉加工品

肉の脂肪や内臓に脂質や飽和脂肪酸、コレステロールが多い。脂身の多い部分を使用した加工品も同様。塩分が多い商品にも気をつけたい。

## 豚ロース・厚切り

豚カツやソテーによく使われる。

1枚（150g）あたり

395kcal　脂 28.8g
飽 11.76g　コ 92mg

## 豚バラ・薄切り

豚肉で最も脂質が多い部位。ブロックは角煮などにも使われる。

1枚（20g）あたり

79kcal　脂 7.1g
飽 2.92g　コ 14mg

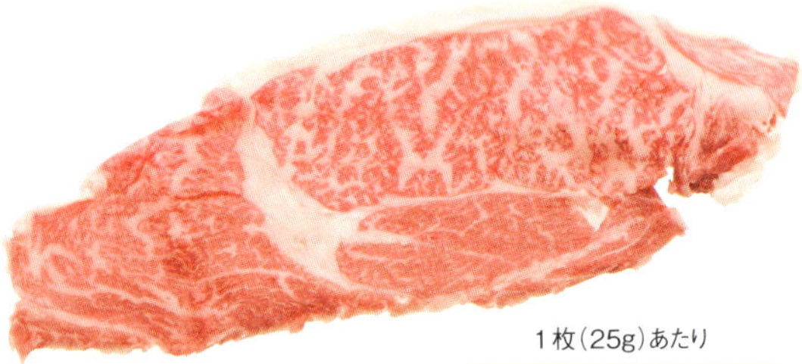

## 牛肩ロース・すき焼き用

脂身が多くてやわらかい。

1枚（25g）あたり

80kcal　脂 6.6g
飽 2.57g　コ 18mg

## 牛サーロイン・ステーキ用

厚切りでもやわらかく、人気の部位。

1枚（150g）あたり

501kcal　脂 41.9g
飽 17.04g　コ 104mg

## 鶏もも・皮つき

胸肉に比べて脂質が多くやわらかい。

1枚（210g）あたり

428kcal　脂 29.8g
飽 9.18g　コ 187mg

## 鶏手羽先

焼きとりなどで人気。手羽の中では脂質が多い。

1本70g（正味42g）あたり

95kcal　脂 6.8g
飽 1.85g　コ 50mg

脂＝脂質　飽＝飽和脂肪酸　コ＝コレステロール　ト＝トランス脂肪酸

# 卵・卵加工品

高LDLコレステロール血症で、食事からとるコレステロールが影響する人は、1日1個（Mサイズ）以下に。そうでない人は、極端に食べすぎなければだいじょうぶ。

### 卵

さまざまな料理、加工品に使われる。

1個（正味55g）あたり

| | |
|---|---|
| 83kcal | 脂 5.7g |
| 飽 1.56g | コ 231mg |

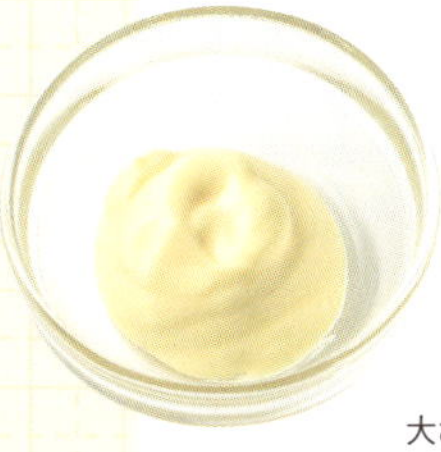

### マヨネーズ

油、卵、酢が主原料。低コレステロールタイプの市販品もある。

大さじ1（12g）あたり

| | |
|---|---|
| 80kcal | 脂 8.7g |
| 飽 0.82g | コ 18mg |

#### 卵のとり方について

鶏卵1個の脂質量は5～6gで、ほぼ黄身に含まれています。卵の血中コレステロールへの影響は個人差が大きく、毎日食べても影響がない人もいます。ただし、コレステロールに問題のある人は、やはり控えめにしたほうがいいでしょう。

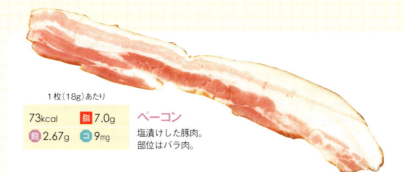

### ベーコン

塩漬けした豚肉。部位はバラ肉。

1枚（18g）あたり

| | |
|---|---|
| 73kcal | 脂 7.0g |
| 飽 2.67g | コ 9mg |

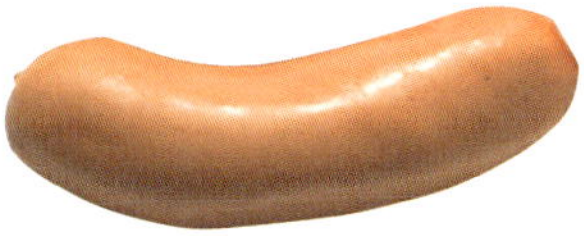

### ウインナソーセージ

豚や牛などの肉をひき肉にして香辛料を加えて、腸などに詰めたもの。

1本20gあたり

| | |
|---|---|
| 64kcal | 脂 5.7g |
| 飽 2.02g | コ 11mg |

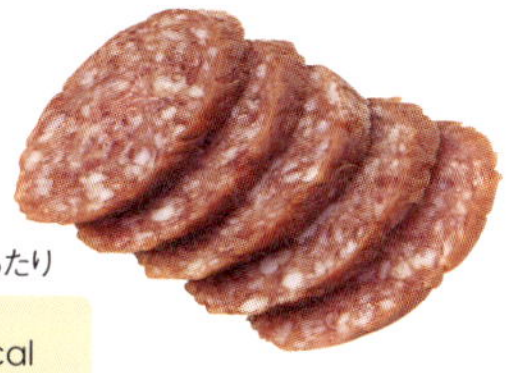

### サラミ

低温で乾燥させたソーセージ。

30gあたり

| |
|---|
| 149kcal |
| 脂 12.9g |
| 飽 4.80g |
| コ 29mg |

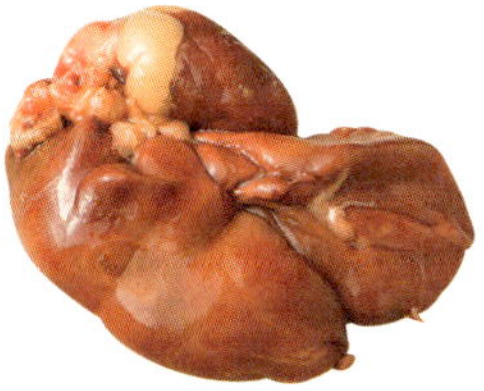

### レバー

鶏の肝臓。

50gあたり

| |
|---|
| 56kcal |
| 脂 1.6g |
| 飽 0.36g |
| コ 185mg |

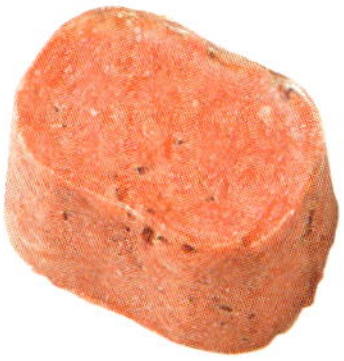

### コンビーフ

塩漬けした牛肉を主原料に、調味料や油脂などを混ぜた缶詰め製品。

100gあたり

| |
|---|
| 203kcal |
| 脂 13.0g |
| 飽 6.35g |
| コ 68mg |

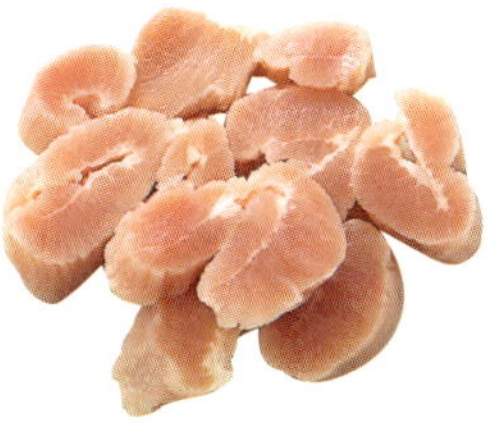

### ミノ

牛の第1胃。

100gあたり

| |
|---|
| 182kcal |
| 脂 8.4g |
| 飽 2.73g |
| コ 240mg |

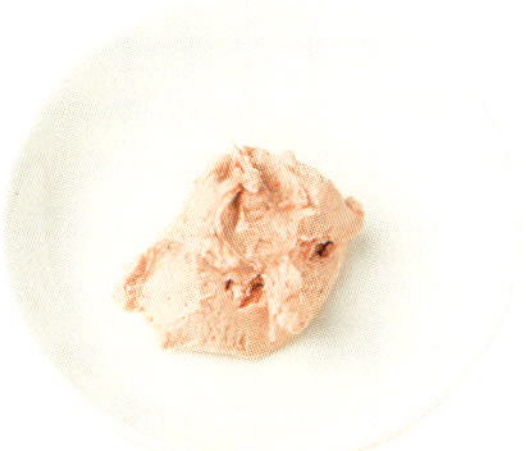

### レバーペースト

豚肉の肝臓が主原料。

15gあたり

| |
|---|
| 57kcal |
| 脂 5.2g |
| 飽 1.94g |
| コ 20mg |

# 乳製品

牛乳には乳脂肪由来の飽和脂肪酸が含まれているが、カルシウムなどの栄養素をバランスよく含んでいるので適量をとること。

## アイスクリーム

アイスクリーム類のうち、乳固形分15.0%以上、うち乳脂肪分12.0%以上のもの。

80gあたり

170kcal 脂 9.6g
飽 5.57g コ 26mg

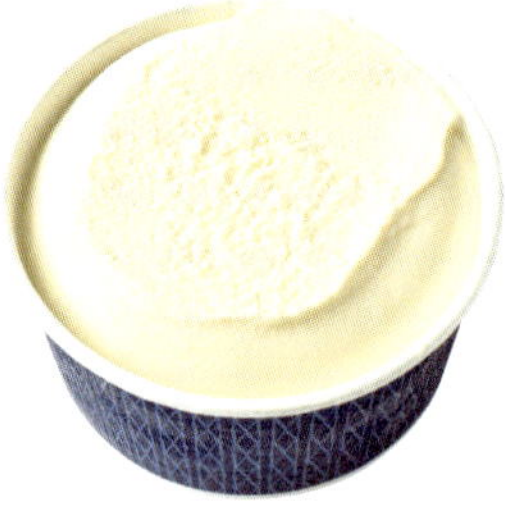

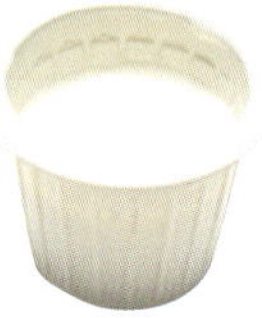

## ホワイトナー
(乳脂肪／植物性脂肪)

コーヒー・紅茶用のクリーム。

5gあたり

11／12kcal
脂 0.9／1.2g
飽 0.58／0.29g
コ 3mg／微量
ト 含まれることが多い(植物性の場合)

## 普通牛乳

乳脂肪が3%未満の低脂肪乳もあり、脂質は普通牛乳の約26%ほどになる。

210gあたり

141kcal 脂 8.0g
飽 4.89g コ 25mg

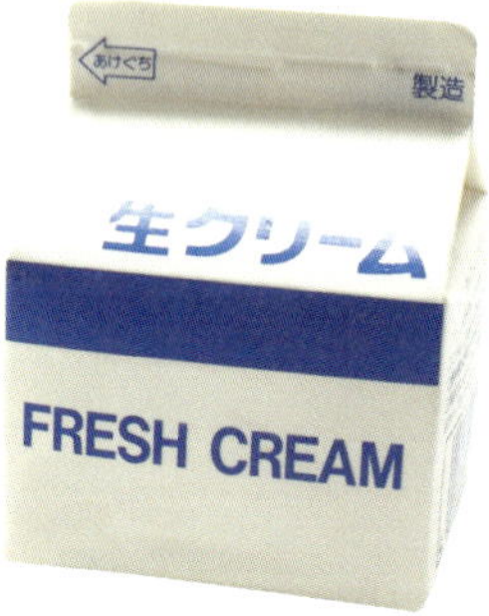


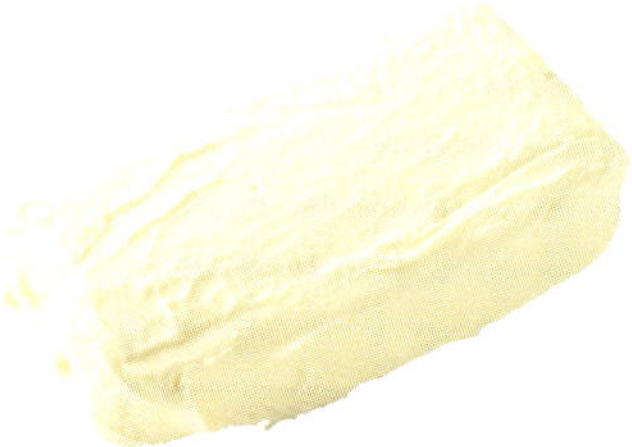

## クリームチーズ

生クリームと牛乳から作られたやわらかいチーズ。

20gあたり

69kcal
脂 6.6g
飽 4.05g
コ 20mg

## ホイップクリーム
(乳脂肪タイプ)

生クリームにグラニュー糖を加えて泡立てたもの。

20gあたり

85kcal 脂 8.1g
飽 5.00g コ 22mg

## 生クリーム(乳脂肪タイプ)

生乳や牛乳等から乳脂肪以外の成分を除いたもの。

1パック200㎖あたり

866kcal 脂 90.0g
飽 55.24g コ 240mg

### 1日の目安は牛乳コップ1杯、ヨーグルト小鉢1杯くらい

牛乳はたいせつなカルシウム源ですが、一方で、コレステロールが高い人の中には、乳製品のとりすぎが原因と思われるケースもあります。牛乳コップ1杯+ヨーグルト小鉢1杯程度が目安です。また、カルシウムは大豆・大豆製品や、青菜、小魚にも豊富です。さまざまな食品からバランスよく摂取しましょう。

### 低脂肪の製品にもチャレンジ!

最近は、さまざまなメーカーから、牛乳やヨーグルトなどの低脂肪の製品が出ています。苦手と思っているかたも試してみてはどうでしょう。こくがないと感じるかもしれませんが、いろいろなメーカーを食べ比べると、好みの味が見つかるはずです。

脂 =脂質　飽 =飽和脂肪酸　コ =コレステロール　ト =トランス脂肪酸

# 菓子パン・菓子

菓子パンやケーキは卵や生クリームを多く使うので、コレステロールや飽和脂肪酸が多い。生地を油で揚げる菓子は、パーム油や硬化油がよく使われている。

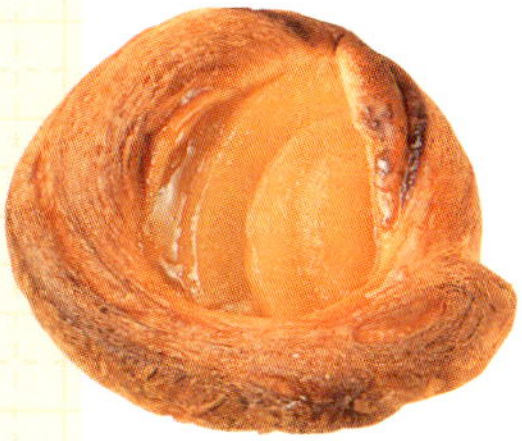

## デニッシュ

生地にバターやショートニングなどの脂質が多く含まれる。

1個（75g）あたり

313kcal　脂 18.5g
飽 4.94g　コ 31mg
ト 含まれることが多い

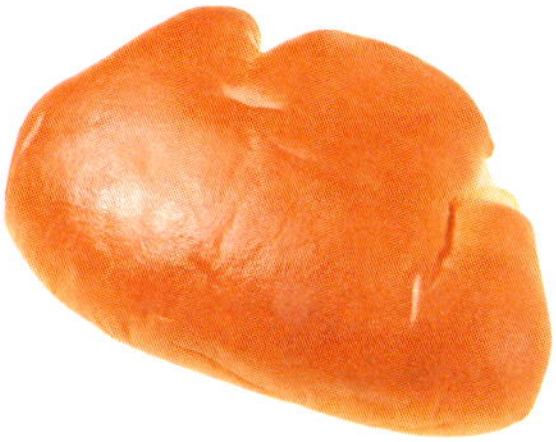

## クリームパン

中のカスタードクリームは卵黄と牛乳が原料。

1個（110g）あたり

336kcal　脂 12.0g
飽 5.12g　コ 143mg

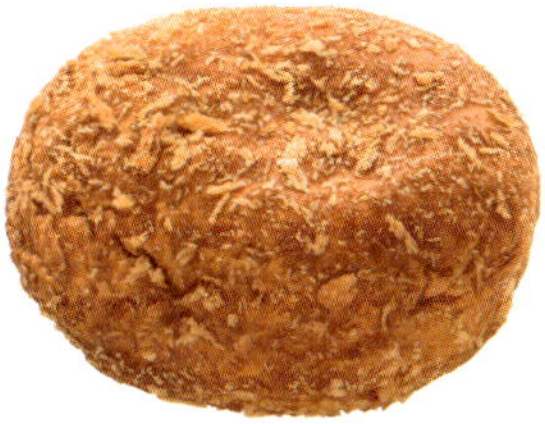

## カレーパン

脂質の多いカレーを包んだ生地を油で揚げている。

1個（105g）あたり

337kcal　脂 19.2g
飽 7.39g　コ 14mg
ト 含まれることが多い

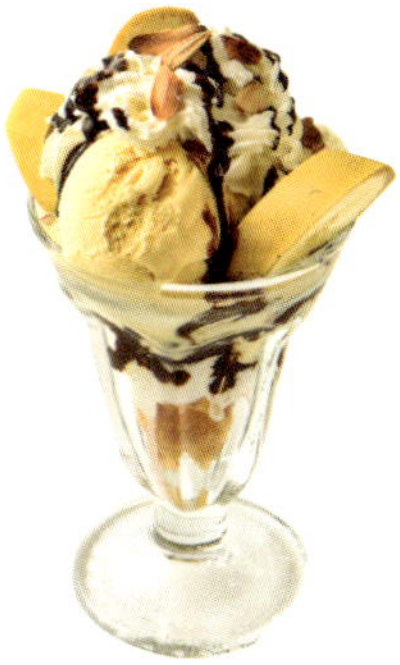

## チョコレートパフェ

アイスクリーム、生クリーム、チョコレートと、飽和脂肪酸の多いものがたっぷり。

1個あたり

406kcal　脂 21.5g
飽 11.76g　コ 64mg

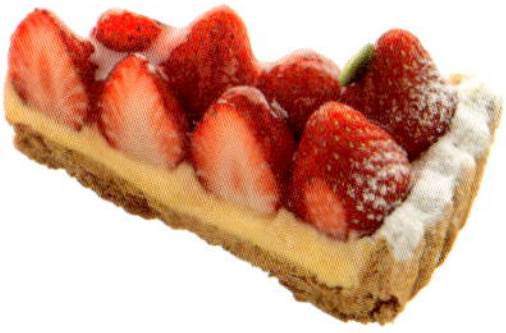

## イチゴタルト

生地やカスタードクリームに卵、バターを多く使っている。

1個100gあたり

262kcal　脂 13.2g
飽 6.81g　コ 87mg

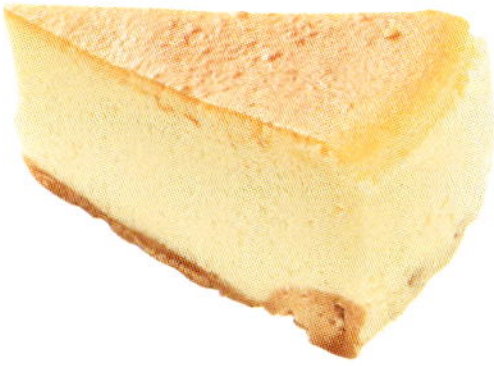

## チーズケーキ

使われているクリームチーズには乳脂肪が多い。

1個（105g）あたり

334kcal　脂 22.3g
飽 12.59g　コ 179mg

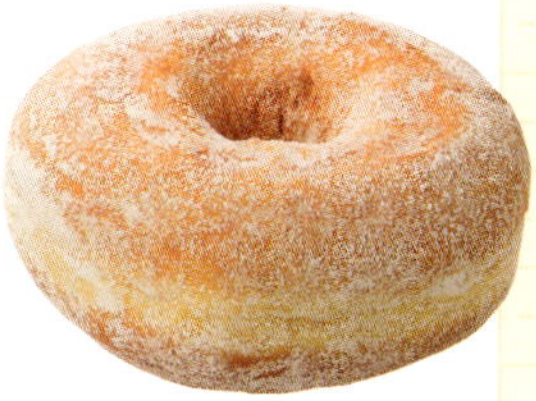

## ドーナツ

卵の入った生地を油で揚げて作る。

1個（45g）あたり

174kcal　脂 9.1g
飽 1.58g　コ 10mg
ト 含まれることが多い

### 洋菓子よりも和菓子

洋菓子には生クリームだけでなく、スポンジやクッキーなどの生地にもバターが使われるため、どうしても脂質が高くなり、カロリーも多くなります。日々の間食には、せんべいやお団子などの和菓子がベター。洋菓子はたまのごほうびにするのがおすすめです。

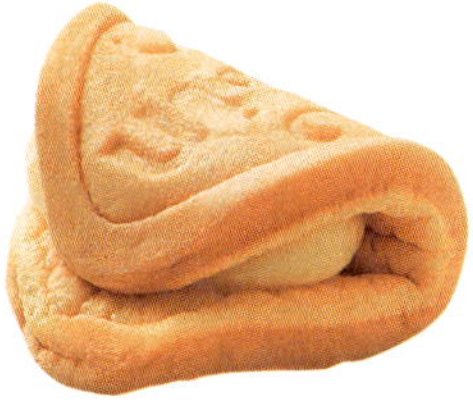

## ワッフル（カスタードクリーム入り）

生地のほか、カスタードクリームに卵黄、牛乳が含まれる。

1個（40g）あたり

101kcal　脂 3.2g
飽 1.05g　コ 68mg

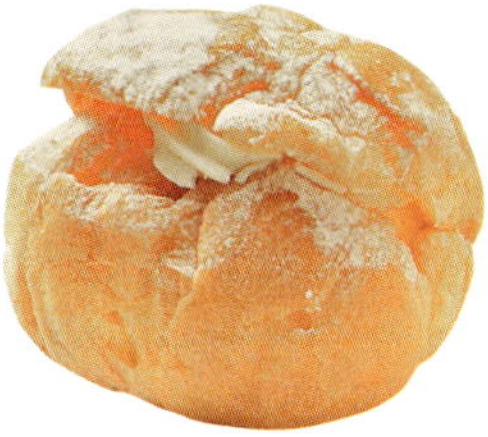

## シュークリーム

中のカスタードクリームやホイップクリームに卵、生クリームが含まれる。

1個（70g）あたり

160kcal　脂 7.9g
飽 3.68g　コ 161mg

【パーム油とは】アブラヤシの果肉から精製される油脂。植物性だが飽和脂肪酸を多く含む。常温で固体で、形状や性質が扱いやすいため、加工食品に幅広く使われている（28ページ）。

# 外食

ファストフードはパーム油などを使った揚げ物が多く、飽和脂肪酸が多くなる。また、外食のカレーやラーメンなどは牛脂やラード、パーム油が多く使われている。

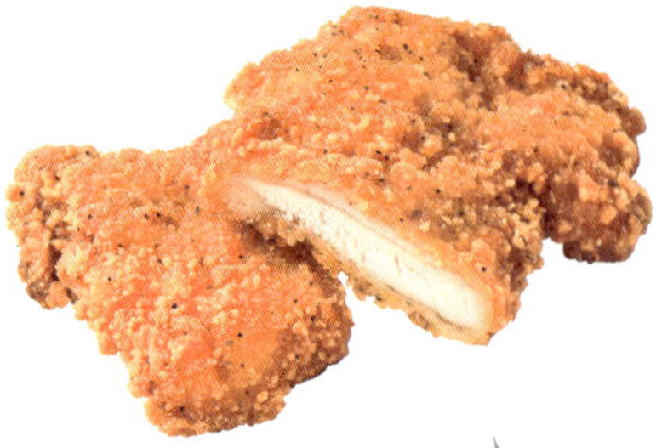

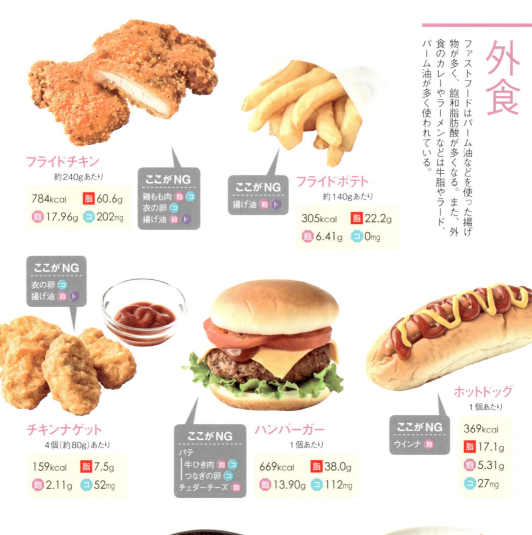

### フライドチキン

約240gあたり

784kcal　脂 60.6g
飽 17.96g　コ 202mg

**ここがNG**
鶏もも肉 飽 コ
衣の卵 コ
揚げ油 飽 ト

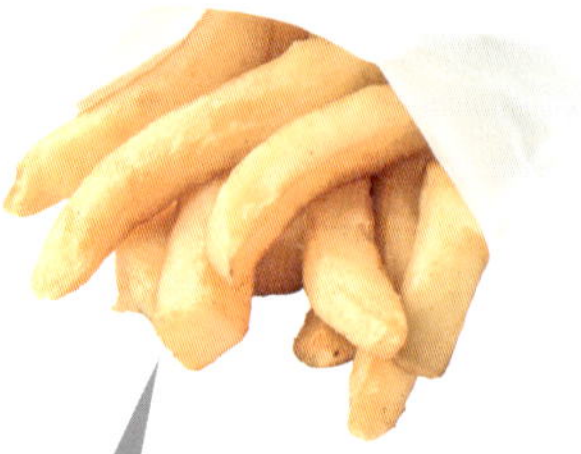

**ここがNG**
揚げ油 飽 ト

### フライドポテト

約140gあたり

305kcal　脂 22.2g
飽 6.41g　コ 0mg

**ここがNG**
衣の卵 コ
揚げ油 飽 ト

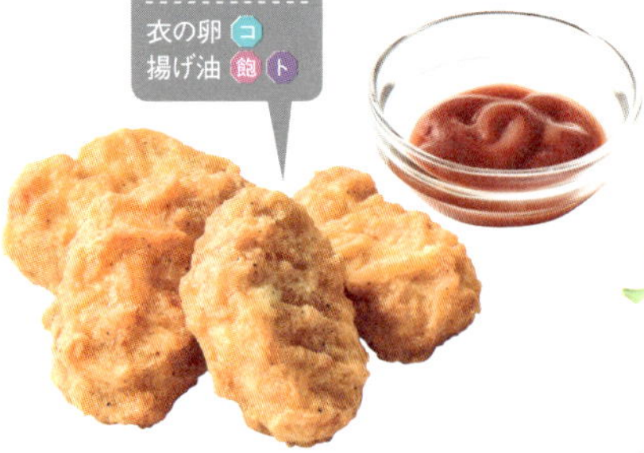

### チキンナゲット

4個(約80g)あたり

159kcal　脂 7.5g
飽 2.11g　コ 52mg

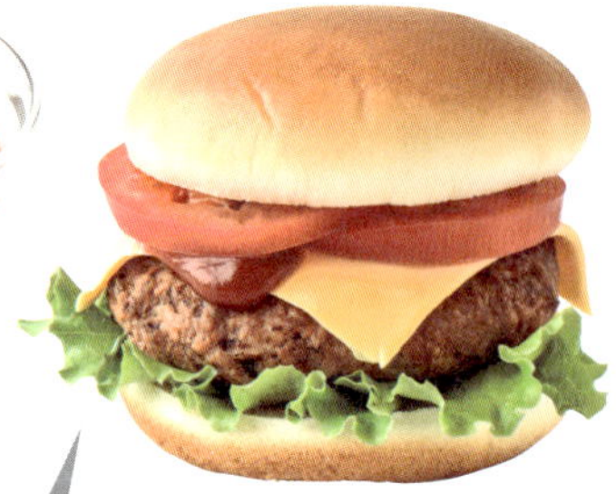

**ここがNG**
パテ
牛ひき肉 飽 コ
つなぎの卵 コ
チェダーチーズ 飽

### ハンバーガー

1個あたり

669kcal　脂 38.0g
飽 13.90g　コ 112mg

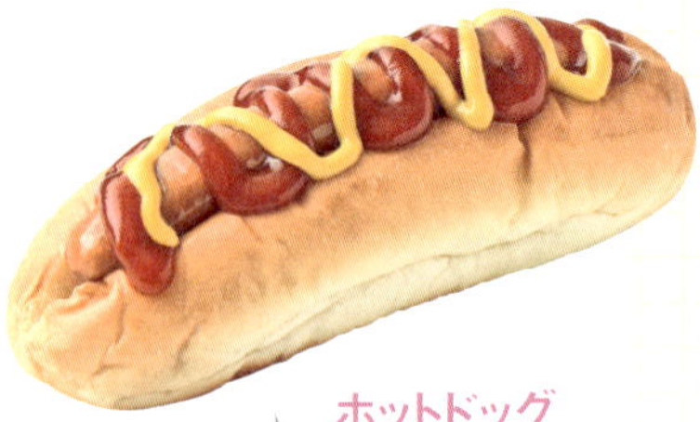

### ホットドッグ

1個あたり

**ここがNG**
ウインナ 飽

369kcal
脂 17.1g
飽 5.31g
コ 27mg

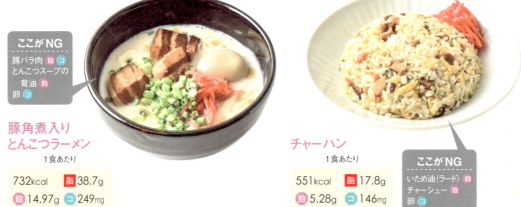

**ここがNG**
豚バラ肉 飽 コ
とんこつスープの背油 飽
卵 コ

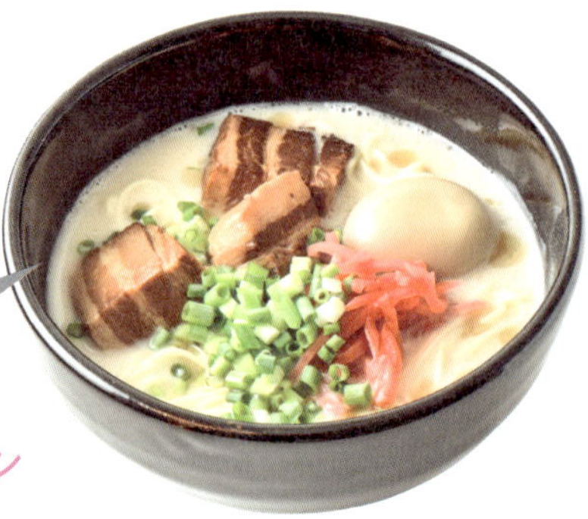

### 豚角煮入りとんこつラーメン

1食あたり

732kcal　脂 38.7g
飽 14.97g　コ 249mg

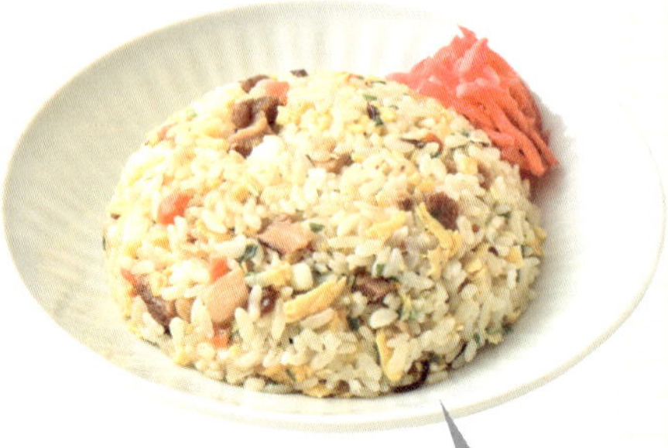

### チャーハン

1食あたり

551kcal　脂 17.8g
飽 5.28g　コ 146mg

**ここがNG**
いため油(ラード) 飽
チャーシュー 飽
卵 コ

脂＝脂質　飽＝飽和脂肪酸　コ＝コレステロール　ト＝トランス脂肪酸

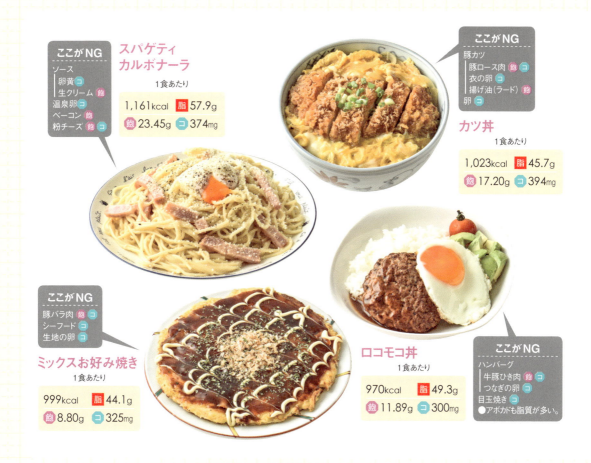

## スパゲティ カルボナーラ

1食あたり

1,161kcal 脂 57.9g
飽 23.45g コ 374mg

**ここがNG**
ソース
　卵黄 コ
　生クリーム 飽
温泉卵 コ
ベーコン 飽
粉チーズ 飽 コ

## カツ丼

**ここがNG**
豚カツ
　豚ロース肉 飽 コ
　衣の卵 コ
　揚げ油（ラード） 飽
卵 コ

1食あたり

1,023kcal 脂 45.7g
飽 17.20g コ 394mg

## ミックスお好み焼き

**ここがNG**
豚バラ肉 飽 コ
シーフード コ
生地の卵 コ

1食あたり

999kcal 脂 44.1g
飽 8.80g コ 325mg

## ロコモコ丼

1食あたり

970kcal 脂 49.3g
飽 11.89g コ 300mg

**ここがNG**
ハンバーグ
　牛豚ひき肉 飽 コ
　つなぎの卵 コ
目玉焼き コ
●アボカドも脂質が多い。

# その他

油を用いた調味料や加工食品の中には、飽和脂肪酸が多い油を多く使っているものもある。インスタントラーメンも油揚げタイプは飽和脂肪酸が多い。

## カレールー

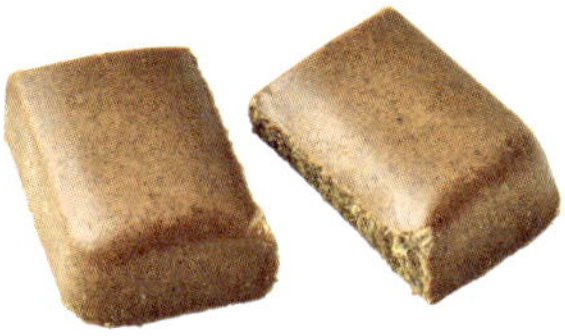

牛脂やパーム油などの固形油脂が使われている。

20gあたり

102kcal 脂 6.8g
飽 2.97g コ 4mg
ト 含まれることが多い

## ハヤシルー

カレールーと同じく、固形油脂が使われている。

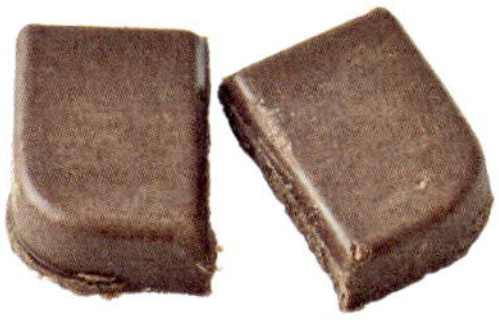

20gあたり

102kcal 脂 6.6g
飽 3.12g コ 4mg
ト 含まれることが多い

## カップラーメン・油揚げ

めんの乾燥方法によって「油揚げ」と「非油揚げ」がある。油揚げタイプのほうがめんに含まれる脂質が多い。

90gあたり

403kcal 脂 17.7g
飽 7.85g コ 31mg
ト 含まれることが多い

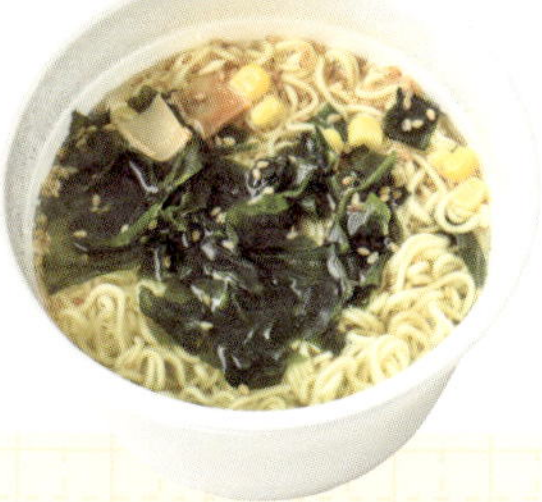

今日から始めよう！

# 動脈硬化を予防する生活習慣

食事内容や食習慣を見直すとともに、生活習慣も振り返ってみましょう。実践することで、コレステロールだけでなく、ほかの健診項目にもいい影響があるはずです。その結果、動脈硬化性疾患の予防にもつながります。

## 禁煙する

喫煙は、動脈硬化性疾患そのものの危険因子であり、善玉と呼ばれるHDLコレステロールを下げてしまいます。喫煙者は、禁煙を。非喫煙者は、受動喫煙に気をつけましょう。

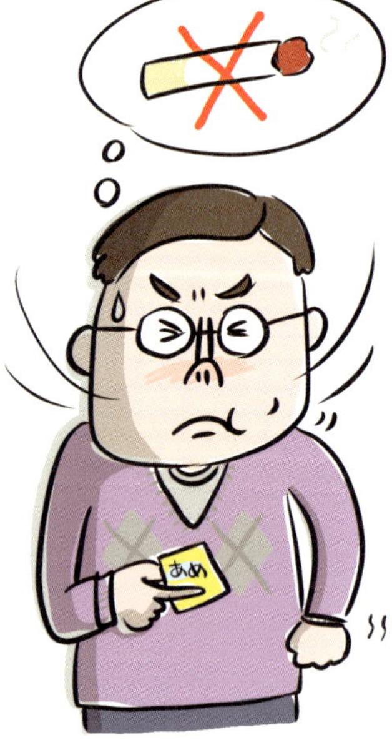


## 運動習慣をつける

運動は、直接はLDLコレステロールを下げる効果はないのですが、HDLコレステロールを上げる効果があります。ウォーキングなど、1日30分以上の有酸素運動は動脈硬化の予防効果があることがわかっています。足腰が弱ると、日常生活にも支障が出てしまうので、元気なうちに運動習慣をつけましょう。

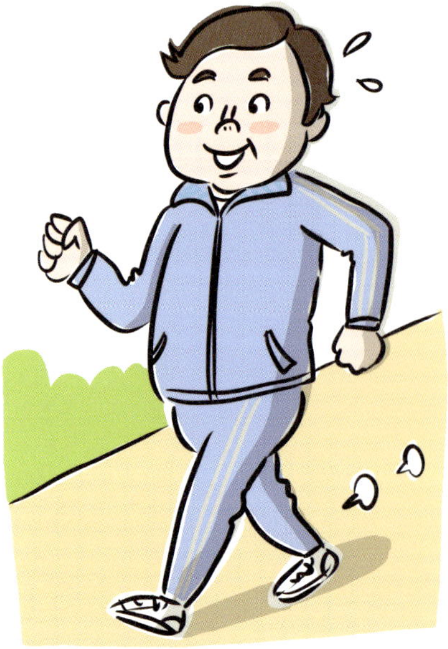

## 買い物に気をつける

食べすぎている人は、食べ物を必要以上に買ってしまう傾向があります。常にお菓子がおいてある、アイスがいつも冷凍庫にあるなどは、食べすぎにつながります。レジ周りに置いてあるお菓子も要注意。買う前に本当に必要かどうかちょっと考えてみるように、買い物習慣も見直しましょう。

## できるだけ動き回る

運動する時間がない人は、家の中にいてもこまめにちょこちょこ動くような習慣をつけましょう。立っているだけでも座っているより効果があります。デスクワークの人は、社内の移動はできるだけ階段を使うなど歩数を稼ぎましょう。小さな積み重ねが大事です。

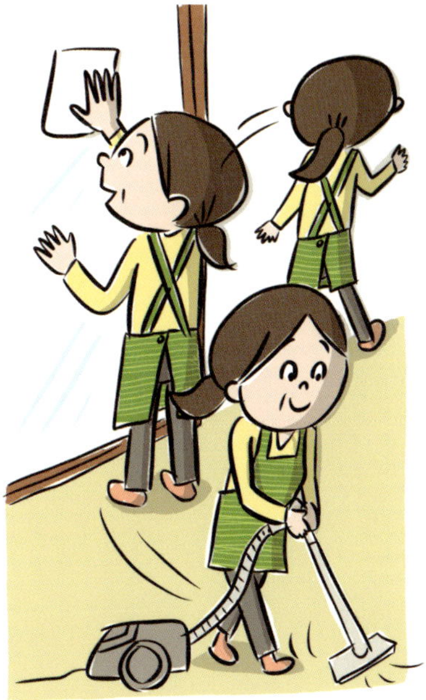

## 気持ちよく眠る

心地良く眠って、スッキリ目覚める良質な眠りは心身ともにリフレッシュしてくれます。いい睡眠をとると気持ちも前向きになり、体を動かすのも苦ではなくなるはず。よく眠れない人は、眠る数時間前に強い光を浴びないことや、寝室の環境（室温・寝具・音など）に眠りを妨げる要因がないかも探ってみましょう。

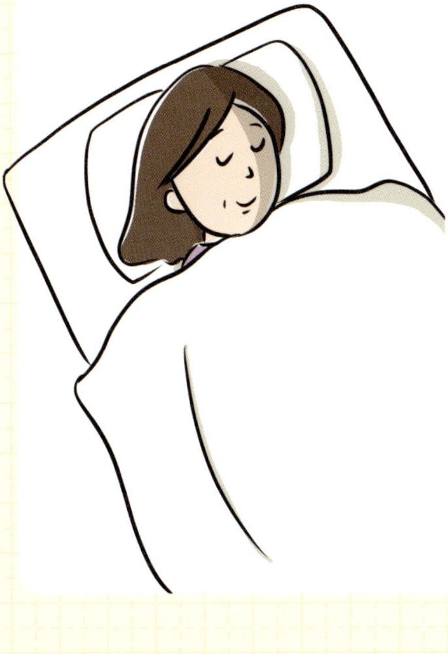

## 塩分摂取を控える

食塩をとりすぎると血圧が上がり、血管に悪影響を与えて動脈硬化性疾患を招きます。男性は１日８ｇ未満、女性は７ｇ未満、高血圧の人は６ｇ未満を目安にしてください。

Column

# お酒とのつき合い方

実は、お酒とLDLコレステロールには直接の関連がありません。たくさん飲酒したからLDLコレステロールが上がる、ということはないのです。とはいえ、飲みすぎは肝機能や中性脂肪に影響します。適量を守るようにしましょう。動脈硬化学会では、適量のアルコール量を１日25g以下としています。

また、つまみに脂質を多く含むものを選んでいると、コレステロールを上げる原因に。から揚げなどの揚げ物はもちろん、焼き鳥でも皮やレバーなどの内臓も要注意。つまみになるチーズや肉の加工品も塩分や脂質が多いので、とりすぎに注意しましょう。

おすすめは、魚や野菜や酢の物、大豆製品を使った料理です。冬は鍋物が野菜をとりやすいですが、塩分をとり過ぎないよう気をつけましょう。

**お酒の目安**

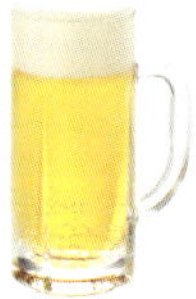

生ビール・中ジョッキ
１杯（500㎖）

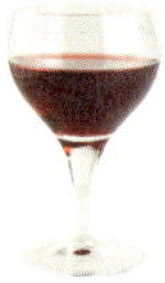

ワイン
２杯（200㎖）

日本酒
１合（180㎖）

## おすすめメニュー

脂質が少なく、塩分控えめで野菜がとれるものを選びましょう。

**ざる豆腐**

低エネルギー、低脂質なので安心。薬味をうまく使って、しょうゆのかけすぎを防いで。

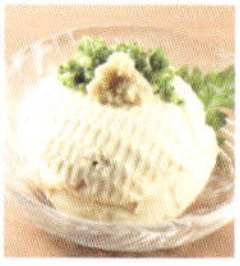

**刺身盛り合わせ**

低エネルギーで低脂質。青背魚やつま野菜も忘れずに。しょうゆのつけすぎに注意。

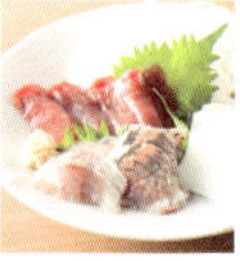

**焼きとり**（低脂肪の部位）

もも（皮なし）や胸、ささ身などがおすすめ。たれは塩よりエネルギーと塩分が少し高め。

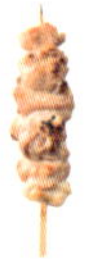

**冷やしトマト**

ビタミンCがたっぷり。できれば塩やマヨネーズなしで、そのままいただきましょう。

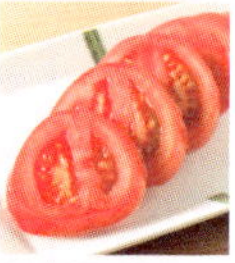

**酢の物**

低エネルギーで食物繊維が豊富。揚げ物をオーダーしたら、ぜひ酢の物もセットで。

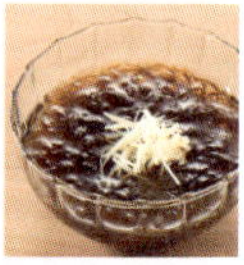

**枝豆**

食物繊維が多くたんぱく質もとれる。できれば、塩分を控えめにするのがベター。

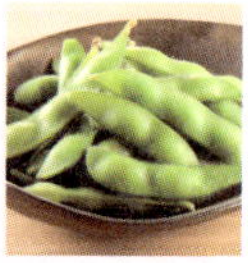

# 第3章

# おいしいから続く満足ごはん

食事制限と聞くと、味気ない献立を想像してしまうかもしれませんが、そんなことはありません。コレステロールを上げる脂質を控えながら、お腹には満足のレシピの数々を紹介します。ぜひ今日から実践してみてください。

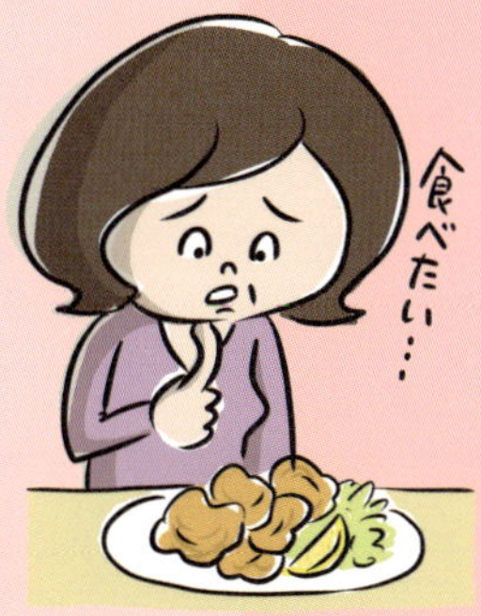

# コレステロールを下げるおすすめの献立

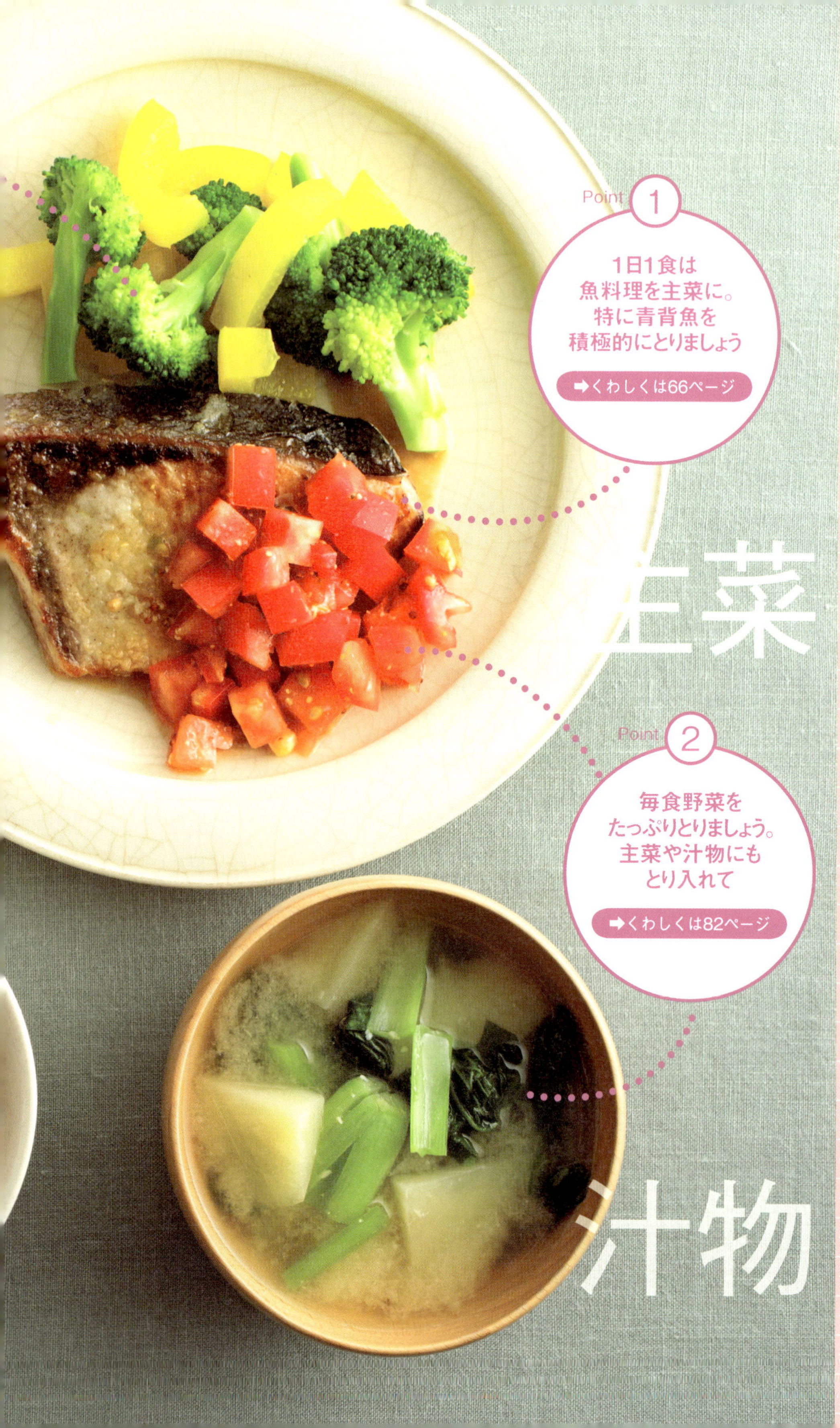


Point 1

1日1食は
魚料理を主菜に。
特に青背魚を
積極的にとりましょう

➡くわしくは66ページ

Point 2

毎食野菜を
たっぷりとりましょう。
主菜や汁物にも
とり入れて

➡くわしくは82ページ

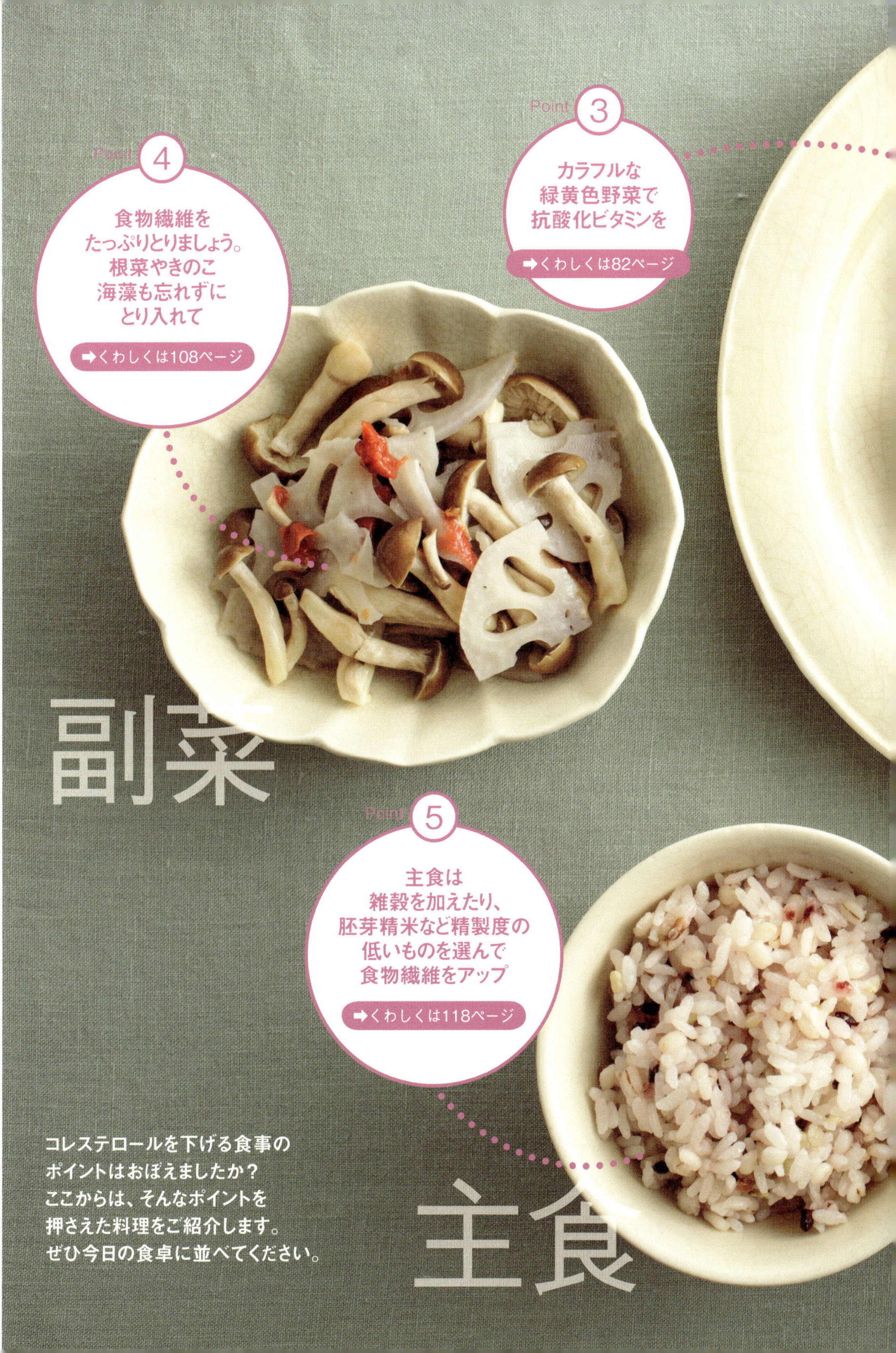

Point 4

食物繊維を
たっぷりとりましょう。
根菜やきのこ
海藻も忘れずに
とり入れて

➡くわしくは108ページ

Point 3

カラフルな
緑黄色野菜で
抗酸化ビタミンを

➡くわしくは82ページ

# 副菜

Point 5

主食は
雑穀を加えたり、
胚芽精米など精製度の
低いものを選んで
食物繊維をアップ

➡くわしくは118ページ

# 主食

コレステロールを下げる食事の
ポイントはおぼえましたか？
ここからは、そんなポイントを
押さえた料理をご紹介します。
ぜひ今日の食卓に並べてください。

## 献立1

# 朝食

忙しい朝でも野菜はしっかりとりましょう。前日の残りのおかずでもOK。
ヨーグルトは低脂肪にかえるのもおすすめです。

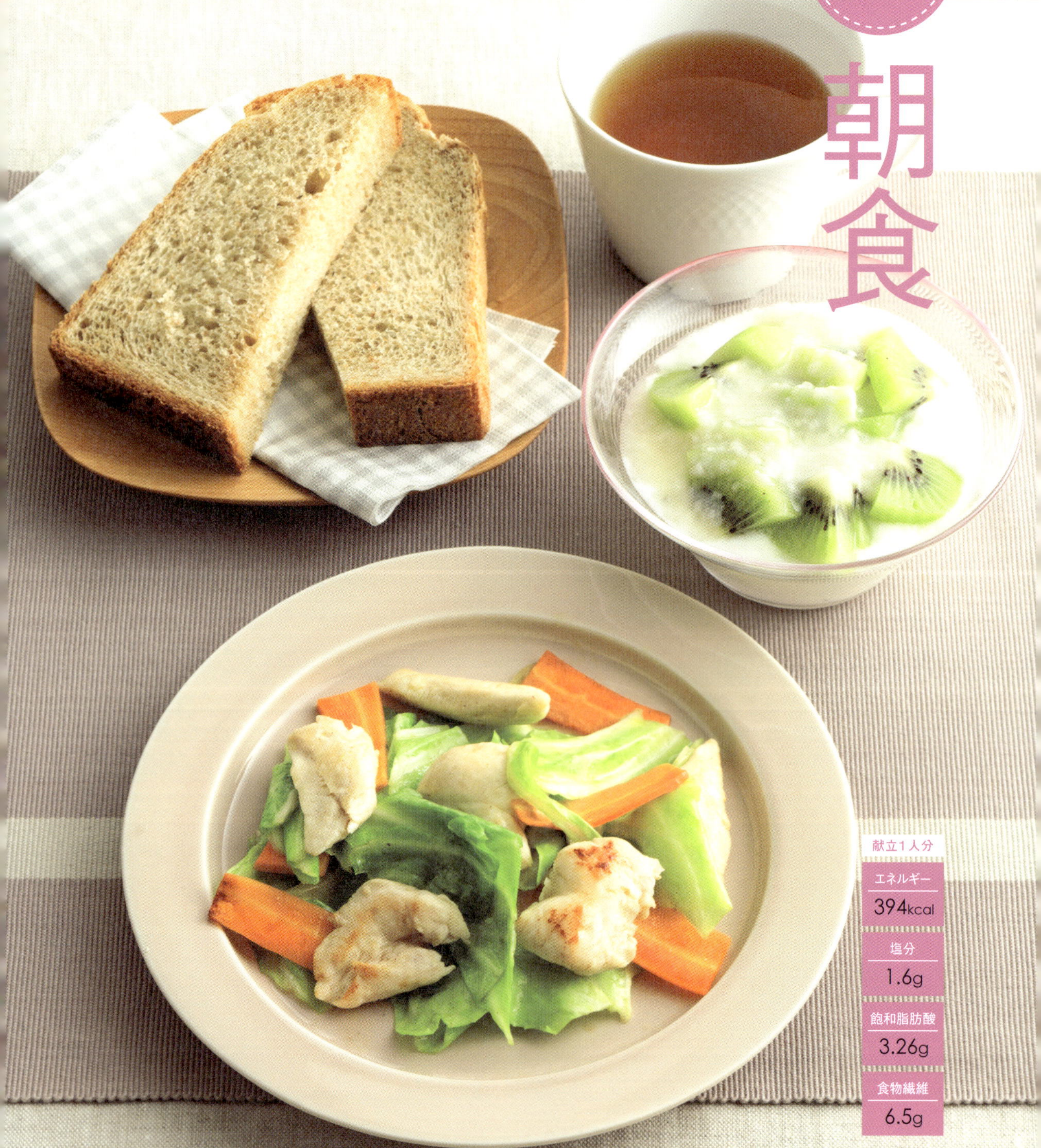

献立1人分

| エネルギー | 塩分 | 飽和脂肪酸 | 食物繊維 |
|---|---|---|---|
| 394kcal | 1.6g | 3.26g | 6.5g |

主食
## 全粒粉パン

**材料**（2人分）

全粒粉パン……2枚（120g）

1人分

| エネルギー | 塩分 | 飽和脂肪酸 | 食物繊維 |
|---|---|---|---|
| 158kcal | 0.7g | 0.54g | 3.4g |

デザート
## フルーツヨーグルト

**材料**（2人分）

プレーンヨーグルト……240g
キウイフルーツ……大1個（120g）
米麹甘酒※……大さじ2（40g）

※米を蒸して発酵させた米麹を用いて作る甘酒。アルコールを含まない。

**作り方**

1 キウイは1cm厚さのいちょう切りにする。

2 器に、ヨーグルト、キウイを盛り、甘酒をかける。

1人分

| エネルギー | 塩分 | 飽和脂肪酸 | 食物繊維 |
|---|---|---|---|
| 122kcal | 0.2g | 2.20g | 1.6g |

飲み物
## 紅茶

**材料**（2人分）

紅茶……2カップ分

1人分

| エネルギー |
|---|
| 2kcal |

主菜＋副菜
## キャベツ、鶏ささ身、にんじんソテー

**材料**（2人分）

鶏ささ身……大2本（120g）
塩……小さじ¼
こしょう……少々
キャベツ……2枚（100g）
にんじん……4～5cm（50g）
オリーブ油……大さじ½
酒……大さじ½

**作り方**

1 ささ身はそぎ切りにし、塩、こしょうをからめる。キャベツの芯は薄くそぎ切り、葉は2～3cm幅に切る。にんじんは縦半分に切って、縦に薄切りにする。

2 フライパンに油を熱し、ささ身を中火で両面焼き、にんじん、キャベツを加えてさっといため、酒をふって、いため合わせる。

1人分

| エネルギー | 塩分 | 飽和脂肪酸 | 食物繊維 |
|---|---|---|---|
| 112kcal | 0.7g | 0.52g | 1.5g |

**ワンポイントアドバイス**

味つけはささ身だけにして、塩分は控えめに。いため合わせると全体に味がなじむので物足りなさはありません。

# 献立2 昼食

大豆を加えることで食物繊維もアップ。
具だくさんのチャーハンをサラダ菜で巻いていただきます。

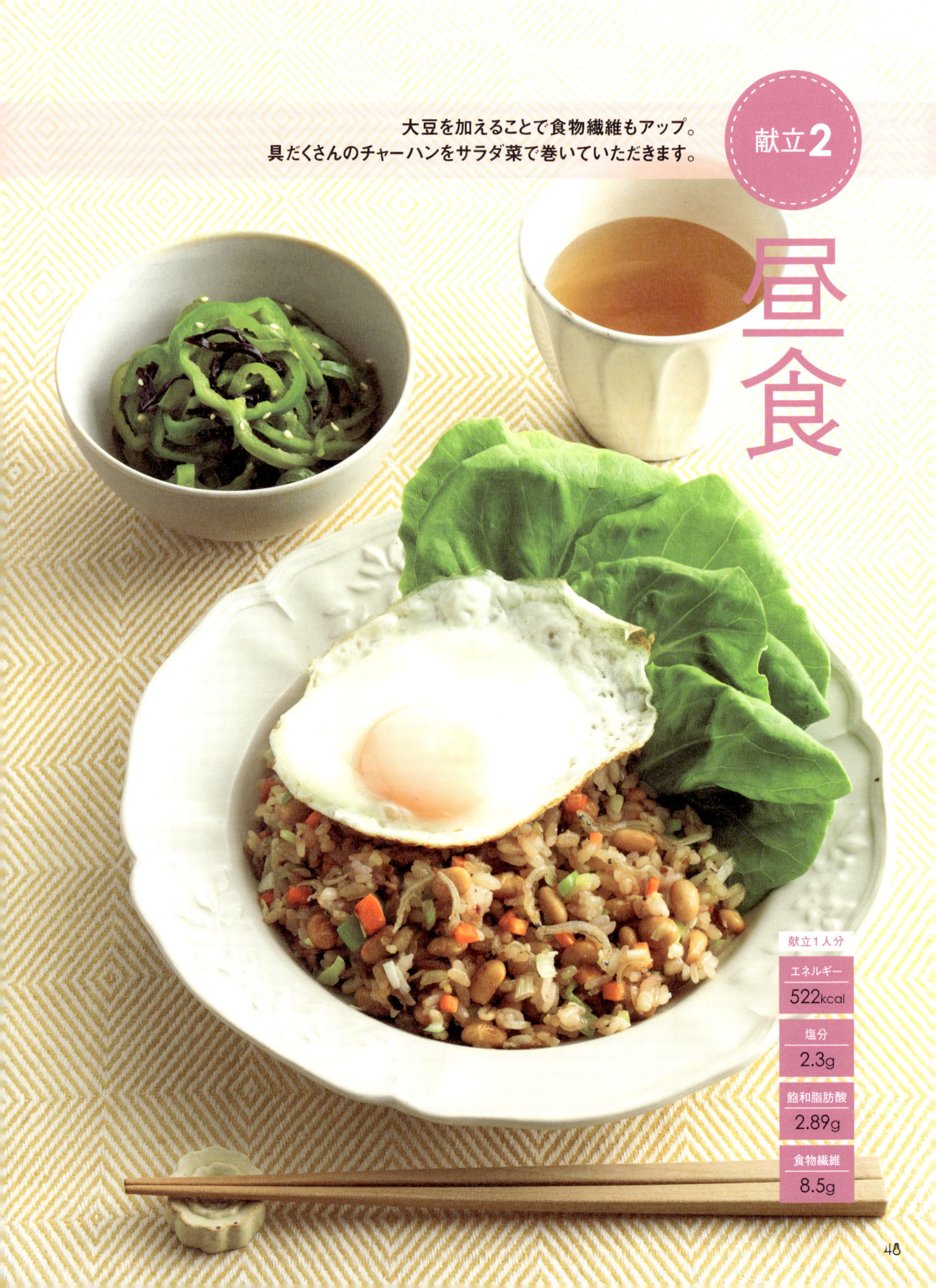

| 献立1人分 | |
|---|---|
| エネルギー | 522kcal |
| 塩分 | 2.3g |
| 飽和脂肪酸 | 2.89g |
| 食物繊維 | 8.5g |

副菜

## ピーマン昆布

**材料**（2人分）

ピーマン……5個（150g）
塩こんぶ（2cm長さに切る）……大さじ1（4g）
白いりごま……小さじ1

**作り方**

1 ピーマンは縦半分に切ってへたと種を取り、横2〜3mm幅に切る。耐熱ボールに入れてふんわりラップし、電子レンジ（600W）で1分半〜2分加熱し、汁けをきってあら熱をとる。

2 1に塩こんぶとごまを混ぜて盛る。

1人分

| エネルギー | 塩分 | 飽和脂肪酸 | 食物繊維 |
|---|---|---|---|
| 25kcal | 0.4g | 0.09g | 2.1g |

飲み物

## ほうじ茶

**材料**（2人分）

ほうじ茶……300mℓ

1人分

| エネルギー |
|---|
| 0kcal |

主菜+主食

## 大豆とじゃこのチャーハン

**材料**（2人分）

温かい雑穀入りごはん……300g
大豆ドライパック（無塩タイプ）……80g
にんじん……4〜5cm（50g）
ねぎ……½本（50g）
ちりめんじゃこ……大さじ2（10g）
しょうがのみじん切り……½かけ分（7.5g）
卵……2個
サラダ菜……½個（40g）
油……大さじ½+小さじ½
酒……大さじ1
a しょうゆ……小さじ2
　塩……ミニスプーン½（0.5g）
　こしょう……少量

**作り方**

1 にんじんとねぎはあらみじん切りにする。

2 フライパンに油大さじ½を熱し、にんじん、じゃこ、しょうがをさっといため、大豆、ごはんを加えて酒をふり、いためる。

3 ねぎを加えて香りが立ったらaをふって手早くいため、サラダ菜をしいた器に盛る。

4 フライパンを洗って残りの油を熱し、卵を割り入れてふたをして、中火弱で2〜3分焼いてのせる。サラダ菜でごはんを包みながらいただく。

1人分

| エネルギー | 塩分 | 飽和脂肪酸 | 食物繊維 |
|---|---|---|---|
| 497kcal | 1.9g | 2.80g | 6.4g |

**ワンポイントアドバイス**

じゃこの風味があるので、味つけは控えめでだいじょうぶです。

# 献立3

# 夕食

DHA やEPA が豊富な青背の魚をメインに。ブリは酒で洗うことで臭みが抜け、うま味が引き立ちます。つけ合わせやソースに野菜を加えて、野菜の量を増やしましょう。

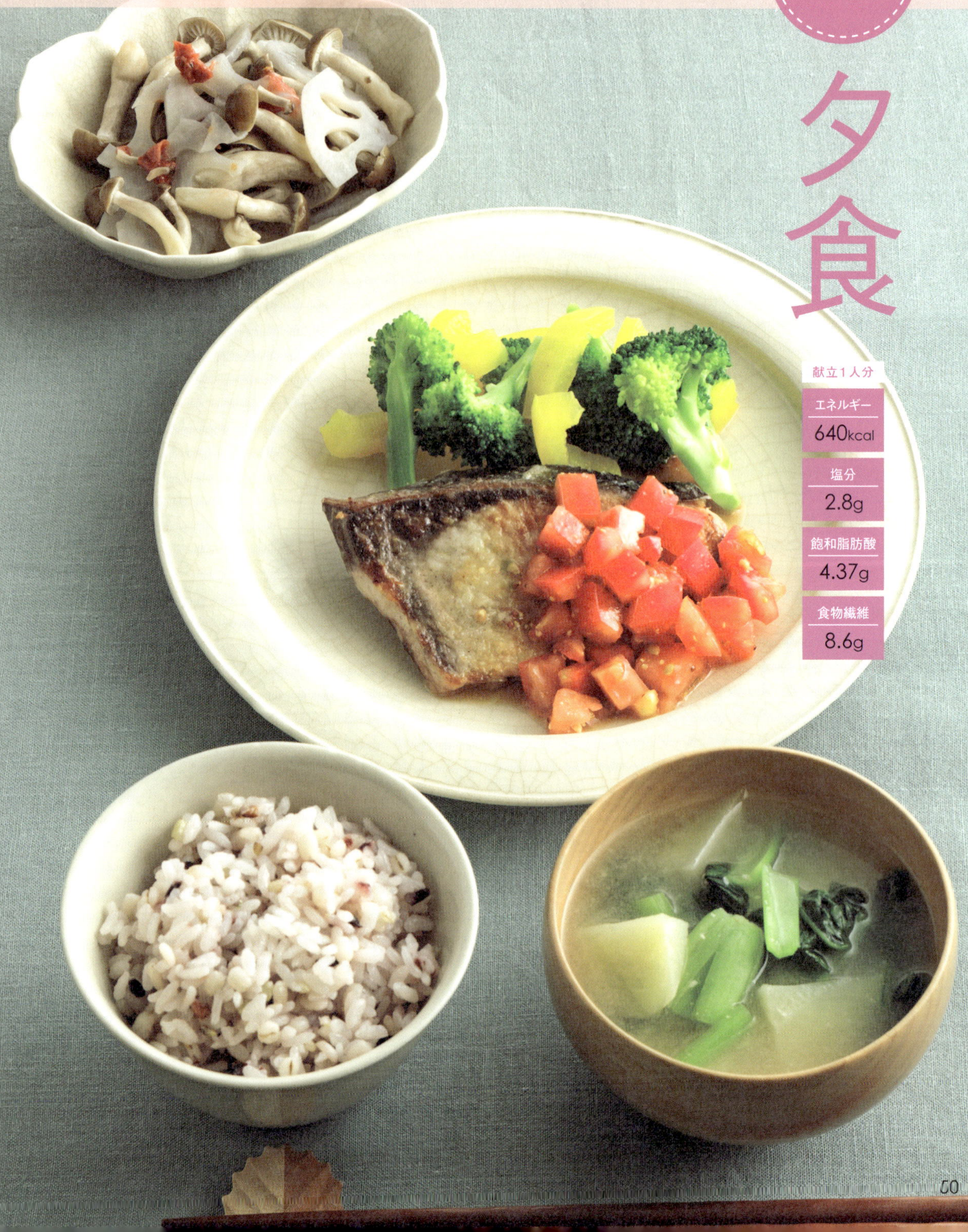

献立1人分

| エネルギー | 塩分 | 飽和脂肪酸 | 食物繊維 |
|---|---|---|---|
| 640kcal | 2.8g | 4.37g | 8.6g |

副菜

## れんこんとしめじの梅あえ

**材料**（2人分）

れんこん……………………小½節（70g）
しめじ…………………小1パック（100g）
みりん…………………………………小さじ1
梅干し※（たたく）………………½個（5g）

※塩分15%のもの

**作り方**

1 れんこんは薄いいちょう切りにし、水にさらして水けをきる。しめじは石づきをとってほぐす。

2 ボールにしめじ、れんこんを順にのせてみりんをふり、ふんわりラップをかけ、電子レンジ（600W）で3分半ほど加熱し、あら熱がとれたら汁けをきる。梅を加えてあえて盛る。

1人分

| エネルギー | 塩分 | 飽和脂肪酸 | 食物繊維 |
|---|---|---|---|
| 36kcal | 0.4g | 0.03g | 2.6g |

汁物

## じゃが芋と小松菜のみそ汁

**材料**（2人分）

じゃが芋…………………………大1個（150g）
小松菜……………………………小2株（50g）
だし……1½カップ　みそ………大さじ1

**作り方**

1 じゃが芋は3～5㎜のいちょう切りにし、水にさらして水けをきる。小松菜は根元を十文字に切って洗い、3～4㎝に切る。

2 小なべにだしとじゃが芋を入れて煮たて、あくを引き、ふたをして弱火で5分ほど煮る。中火にして小松菜の軸、葉を順に入れて煮立ったらふたをする。1～2分したら、みそをとき入れて再び煮立ったら、おわんに盛る。

1人分

| エネルギー | 塩分 | 飽和脂肪酸 | 食物繊維 |
|---|---|---|---|
| 81kcal | 1.3g | 0.10g | 1.9g |

主菜

## ブリのソテートマトソース
### ブロッコリーと黄パプリカのオイルゆで添え

**材料**（2人分）

ブリ…………………………2切れ（160g）
酒…………………………………大さじ2
塩………小さじ¼　こしょう……少量
小麦粉…………………………………適量
オリーブ油‥小さじ1　トマト‥小1個（100g）
a［粒マスタード、しょうゆ、オリーブ油‥‥各小さじ½
ブロッコリー………………⅓個（80g）
b［黄パプリカ………………½個（60g）
　熱湯…………………………約2カップ
塩、オリーブ油………………各小さじ½

**作り方**

1 ブリは酒をからめて洗い、水けをふきとって塩、こしょうをふる。小麦粉をうすくまぶす。

2 フライパンにオリーブ油小さじ1を熱し、1を入れて中火弱で両面4分ずつ焼いて火を通し、油をきる。

3 ブロッコリーは食べやすい大きさに切って、水にさらしてから水けをきる。パプリカは縦半分に切ってから、横1㎝幅に切る。bを小なべに熱し、パプリカ、ブロッコリーを順に入れて1分半ほどゆで、ざるにあげて湯をきる。

4 トマトは8㎜角に切り、ボールに移してaを混ぜ、ソースを作る。器に2、3を盛り、ソースをかける。

1人分

| エネルギー | 塩分 | 飽和脂肪酸 | 食物繊維 |
|---|---|---|---|
| 292kcal | 1.1g | 4.06g | 2.7g |

主食

## 雑穀入り胚芽精米ごはん

**材料**（2人分）

雑穀入り胚芽精米ごはん……………300g

1人分

| エネルギー | 塩分 | 飽和脂肪酸 | 食物繊維 |
|---|---|---|---|
| 231kcal | 0g | 0.18g | 1.4g |

**ワンポイントアドバイス**

胚芽精米は黄色い胚芽にビタミンや食物繊維が含まれるので、とれないようにさっと洗う。精白米より多めの浸水時間（できれば1時間ほど）で、多めの水加減で炊くこと。目安は胚芽精米2合+雑穀ミックス大さじ4に対し、水2½カップ程度。

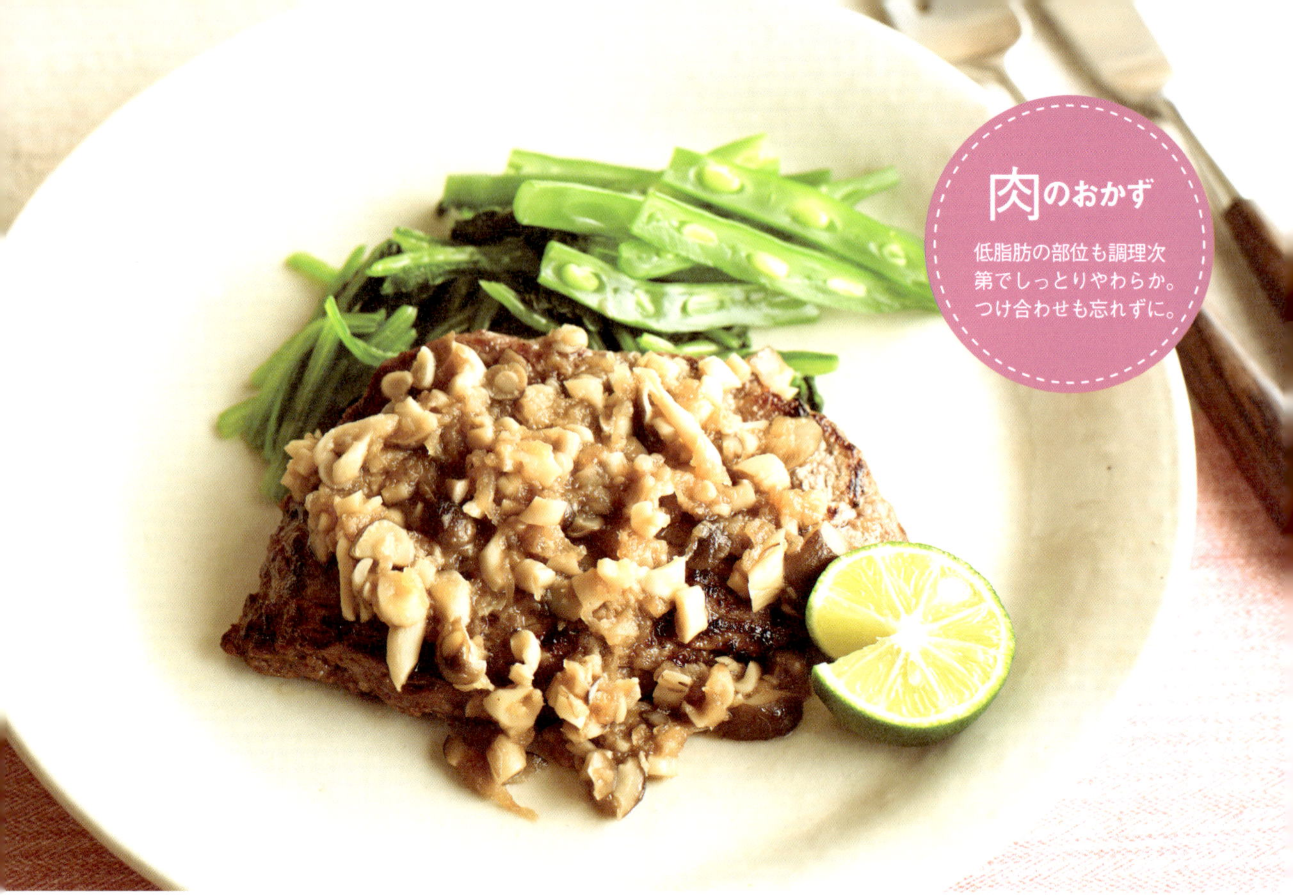

## 肉のおかず

低脂肪の部位も調理次第でしっとりやわらか。つけ合わせも忘れずに。

# 玉ねぎマリネのステーキ

**すりおろした玉ねぎで肉をやわらかく。緑黄色野菜もたっぷり添えて**

### 材料（2人分）

- 牛ももステーキ用肉……2枚（160g）
- 玉ねぎのすりおろし……¼個分（40g）
- 塩・こしょう……各少量

ほうれん草……½束（90g）
さやいんげん……4本
油……小さじ1

a
- 赤ワイン……大さじ1
- 玉ねぎのすりおろし……¼個分（40g）
- にんにくのすりおろし……½かけ分

しめじ類（あらみじんに切る）……½パック（50g）
しょうゆ……小さじ2
オリーブ油……小さじ1
すだち（好みで）……1個

### 作り方

1 牛肉は筋切りをして、肉たたきなどで軽くたたく。バットなどに並べ、玉ねぎのすりおろし¼個分を表面に広げてなじませ、約30分おく。

2 ほうれん草といんげんはゆでて水にとる。ほうれん草は水けを絞って食べやすく切り、いんげんは食べやすい長さに切って縦に割り、皿に盛る。

3 1の玉ねぎをとり除き、塩、こしょうをふる。フライパンに油を熱し、肉の両面を色よく焼いて2の皿にのせる。

4 3のフライパンのよごれをふきとり、a、しめじを入れ、しめじがしんなりとなるまでいためる。しょうゆとオリーブ油を加えて混ぜ、ステーキにかけ、すだちを添える。

**ワンポイントアドバイス**

ステーキは焼き縮みを防ぐため、筋切りをしてたたいたあと、すりおろした玉ねぎでマリネするとやわらかく仕上がります。

1人分

| エネルギー | 塩分 | 飽和脂肪酸 |
| --- | --- | --- |
| 221kcal | 1.4g | 3.47g |

# 牛肉と根菜の酢みそ煮

**脂肪の少ない赤身の部位を使えば、カロリーや脂質が控えめに。
食物繊維豊富な素材と組み合わせて**

**材料**（2人分）

| | |
|---|---|
| 牛もも角切り肉 | 150g |
| ごぼう | 15cm（20g） |
| れんこん | 80g |
| こんにゃく | ½枚（150g） |
| 干ししいたけ（もどす。もどし汁はとりおく） | 3枚 |
| にんにくのみじん切り | ½かけ分 |
| 玉ねぎ（1cm角に切る） | ½個（80g） |
| ごま油 | 小さじ1 |
| 酢 | ¼カップ |
| 酒 | 大さじ1 |
| みりん | 大さじ2 |
| みそ | 大さじ1½ |

**作り方**

1 ごぼうは皮をこそげ、乱切りにして水にさらす。れんこんは1cm厚さの半月に切って水にさらす。こんにゃくは食べやすくちぎる。しいたけは石づきを除いて5mm厚さに切る。しいたけのもどし汁は水を足して½カップにする。

2 なべにごま油を熱し、にんにく、玉ねぎをいためる。しんなりとなったら牛肉を加えてさっといためる。酢と酒を加えてふたをし、弱火で約5分蒸し煮にする。

3 1とみりんを加えて強火にし、みそ大さじ1をとき入れ、煮立ったらアクを除き、ふたをして中火で約15分煮る。さらにふたをとって煮汁がほぼなくなるまで煮つめ、みそ大さじ½をとき入れて混ぜる。

**ワンポイントアドバイス**

酢で蒸し煮にすることで、大ぶりの肉でもやわらかくなります。

1人分

| エネルギー | 塩分 | 飽和脂肪酸 |
|---|---|---|
| 273kcal | 1.8g | 3.23g |

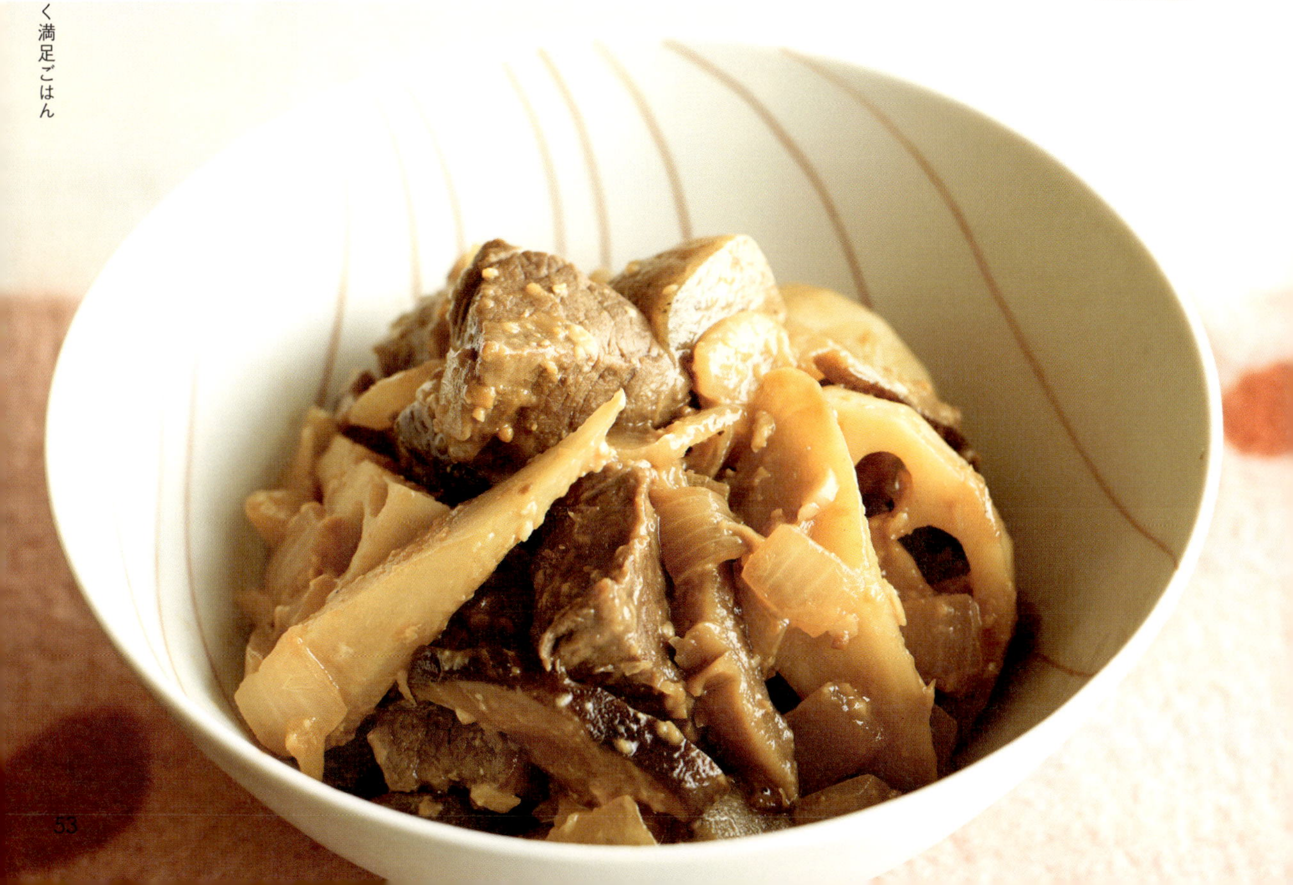

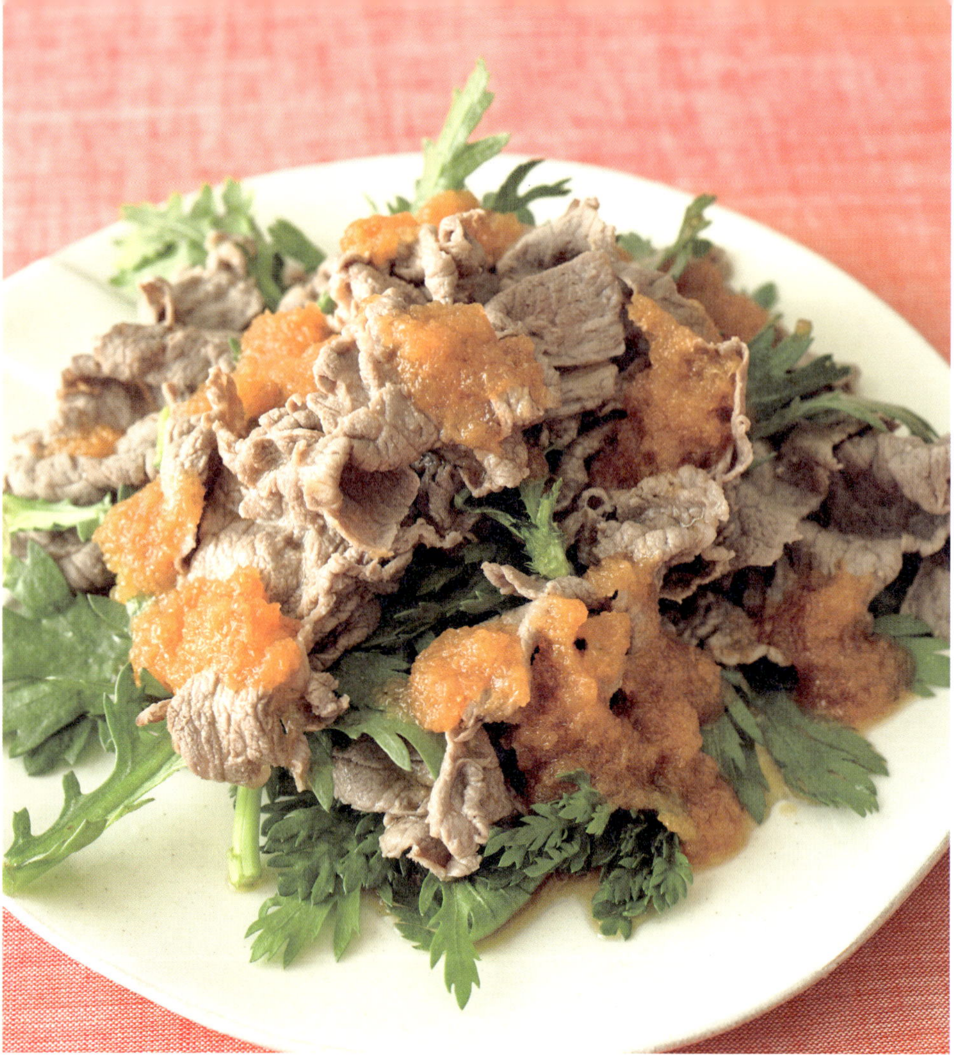

# 牛しゃぶと春菊のおろし野菜ドレッシング

**しゃぶしゃぶにすることで脂が落ちてヘルシー。**
**ビタミン、ミネラル豊富な春菊もたっぷり**

### 作り方

1 なべに湯を沸かして酒を加え、牛肉を1枚ずつ加えて色が変わったらざるにあげる。

2 ドレッシングの材料を混ぜ合わせる。

3 春菊の葉を食べやすくちぎって1と合わせ、器に盛って2をかける。

### 材料（2人分）

牛ロースしゃぶしゃぶ用肉 ……160g
春菊の葉 ……40g
酒 ……大さじ3

ドレッシング
- にんじんのすりおろし ……2㎝分
- 大根のすりおろし ……1㎝分
- しょうゆ・オリーブ油・酢 ……各大さじ1

### ワンポイントアドバイス

薄切り肉は、かたまり肉よりボリュームがあるように見えるので、満足感があります。

1人分

| | |
|---|---|
| エネルギー | 276kcal |
| 塩分 | 1.5g |
| 飽和脂肪酸 | 9.03g |

# なすのソテーのステーキのせ

**なすと牛肉をいっしょに焼くので、時短にも。
みょうがの香りもおいしさに**

**材料**（2人分）

- 牛赤身ステーキ用肉（室温にもどす）‥1枚（150g）
- 塩‥‥‥‥‥‥‥‥‥‥小さじ⅕
- あらびき黒こしょう‥‥‥少量
- なす‥‥‥‥‥‥‥‥2本（160g）
- みょうが‥‥‥‥‥‥‥‥‥‥2個
- にんにく（つぶす）‥‥‥‥½かけ
- オリーブ油‥‥‥‥‥‥小さじ2
- a 黒酢（または酢）‥大さじ1
- a しょうゆ・酒‥‥各大さじ½

**作り方**

1 なすは1㎝厚さの輪切りにし、塩水（水3カップ、塩小さじ⅓）に浸して表面をラップでおおい、10分おいてざるにあげ、水けをきる。みょうがは小口切りにしてさっと洗い、水けをきる。

2 フライパンにオリーブ油とにんにくを入れて熱し、牛肉に塩とこしょうをふって入れ、まわりになすを並べて焼く（牛肉は2分焼いたら裏返し、さらに2分焼く。なすは焼き色がつくまで焼き、裏返して同様に焼く）。

3 牛肉はアルミ箔《はく》に包み、5分おく。なすは皿に並べる。牛肉をそぎ切りにし、なすにのせる。

4 aは混ぜ合わせ、アルミ箔に残った肉汁を加え混ぜる。これを、油をふきとったフライパンに入れ、半分くらいになるまで煮つめ、牛肉にかける。みょうがをのせる。

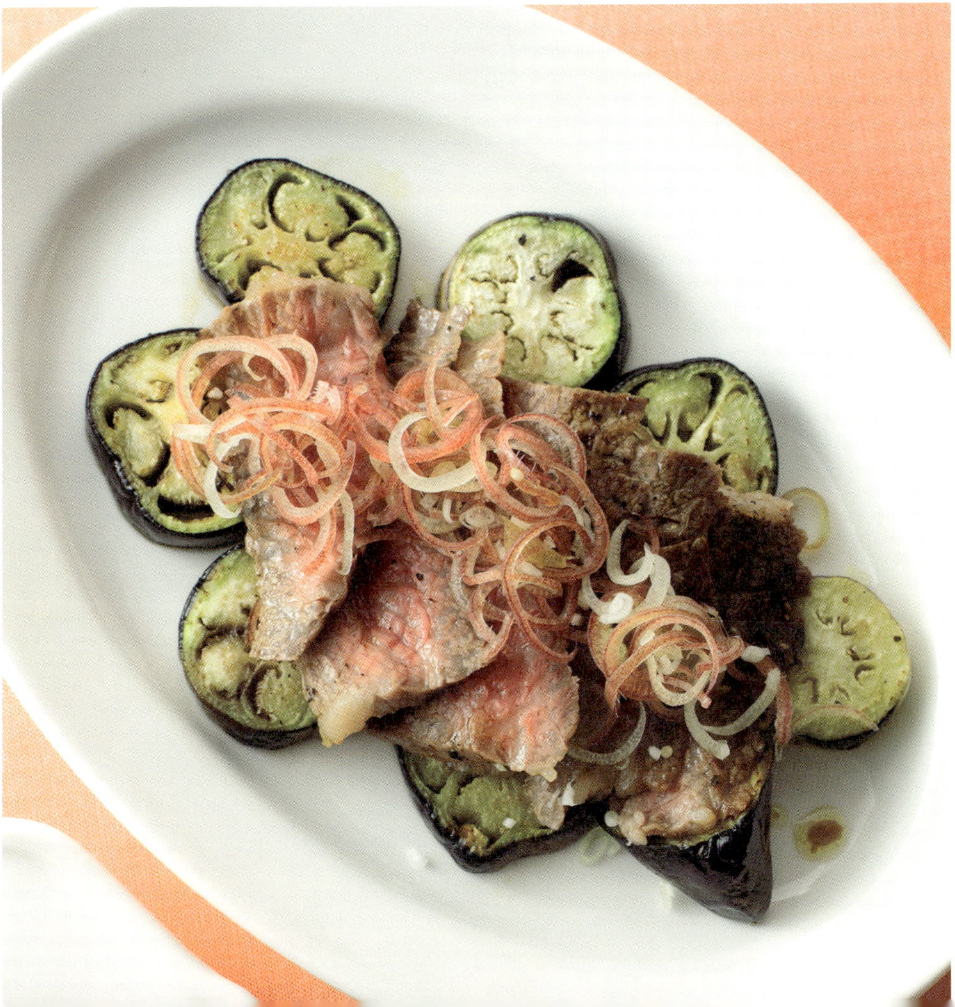

1人分

| エネルギー | 塩分 | 飽和脂肪酸 |
| --- | --- | --- |
| 171kcal | 1.4g | 1.73g |

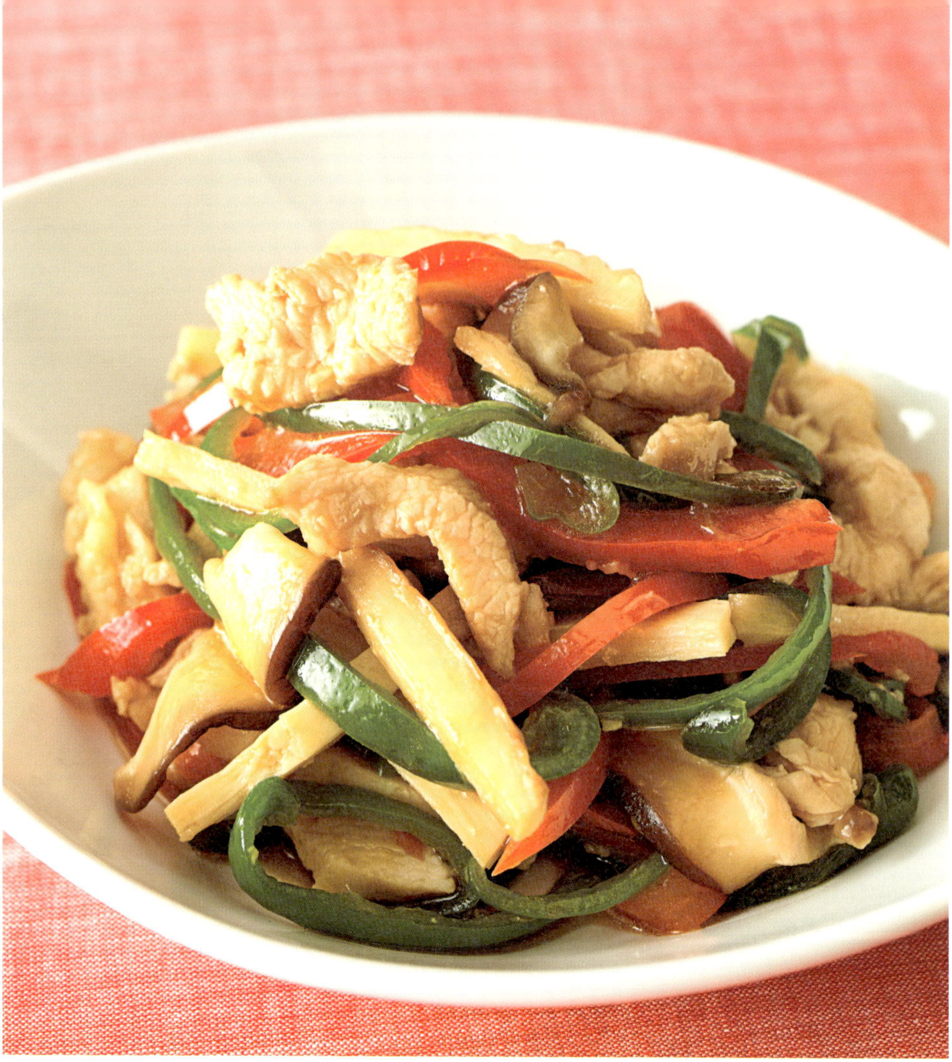

# 鶏肉チンジャオロース

**胸肉は下味をつけるとパサつかずにしっとり。β-カロテン豊富なピーマンをたっぷり合わせて**

## 作り方

1 鶏肉は繊維に沿ってそぎ切りにしてから細切りにする。ボールに入れてaを加え混ぜ、10分おいてなじませる。熱湯でゆでてざるにあげる。

2 ピーマン、パプリカ、竹の子は細切りにする。しいたけは薄切りにし、軸の部分は細く裂く。

3 フライパンに油を熱して2をいため、しんなりとなったら1を加えてさっといため、合わせたbをまわし入れていためる。

## 材料（2人分）

鶏胸肉……⅔枚（160g）

a［しょうゆ・酒・しょうが汁・かたくり粉……各小さじ1

ピーマン……2個

赤パプリカ……½個

ゆで竹の子……50g

生しいたけ……2枚

油……大さじ1

b［
オイスターソース·水……各大さじ1
しょうゆ……小さじ1
顆粒鶏がらだし……ミニスプーン1
砂糖……小さじ½
おろしにんにく……少量

1人分

| エネルギー | 塩分 | 飽和脂肪酸 |
|---|---|---|
| 186kcal | 2.0g | 1.51g |

# ゆで鶏のキャベツロール

ゆでることで余分な脂を落とします。
さめるまでゆで汁につけておくことでふっくらしっとり

**材料**（2人分）

鶏胸肉（皮なし）……小1枚（160g）
キャベツ……2枚（200g）
青じそ……4枚
小ねぎ……4本
a しょうがのすりおろし……½かけ分
a すり白ごま……大さじ1
a 酢・しょうゆ・ごま油……各小さじ1

**作り方**

1 鶏肉は皮を除いてなべに入れ、たっぷりの水を入れて火にかける。沸騰直前にいちばん弱い火加減にして約3分静かにゆでる。火を消し、さめるまでおく。

2 鶏肉をとり出して細く裂いて容器に入れ、ゆで汁に浸るようにゆで汁を注ぎ入れる。

3 キャベツはゆで、さましてから軸のかたい部分をそぎ除く。1枚広げてしそを2枚並べる。2の汁けをきって半量をのせ、手前からくるくると巻き、食べやすい大きさに切る。もう1つも同様に作り、器に盛る。

4 小ねぎは飾り用に適宜残して小口切りにし、aと混ぜ合わせてたれを作る。3に小ねぎを飾り、たれをかけていただく。

**ワンポイントアドバイス**

鶏肉をゆでるときは加熱しすぎに注意。沸騰したらごく弱火で3分、火を消したら余熱で中まで火を通します。

| 1人分 | |
|---|---|
| エネルギー | 158kcal |
| 塩分 | 0.5g |
| 飽和脂肪酸 | 0.92g |

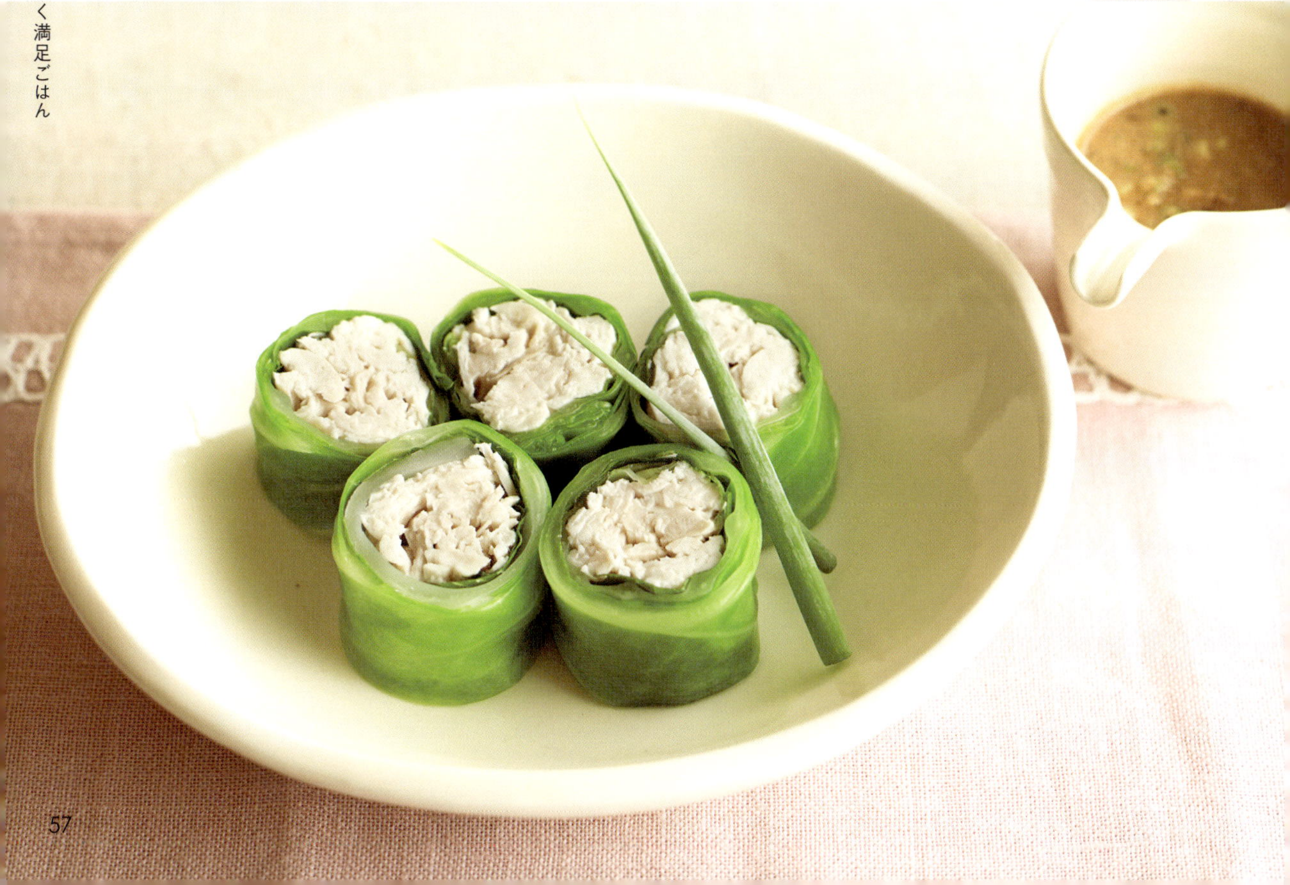

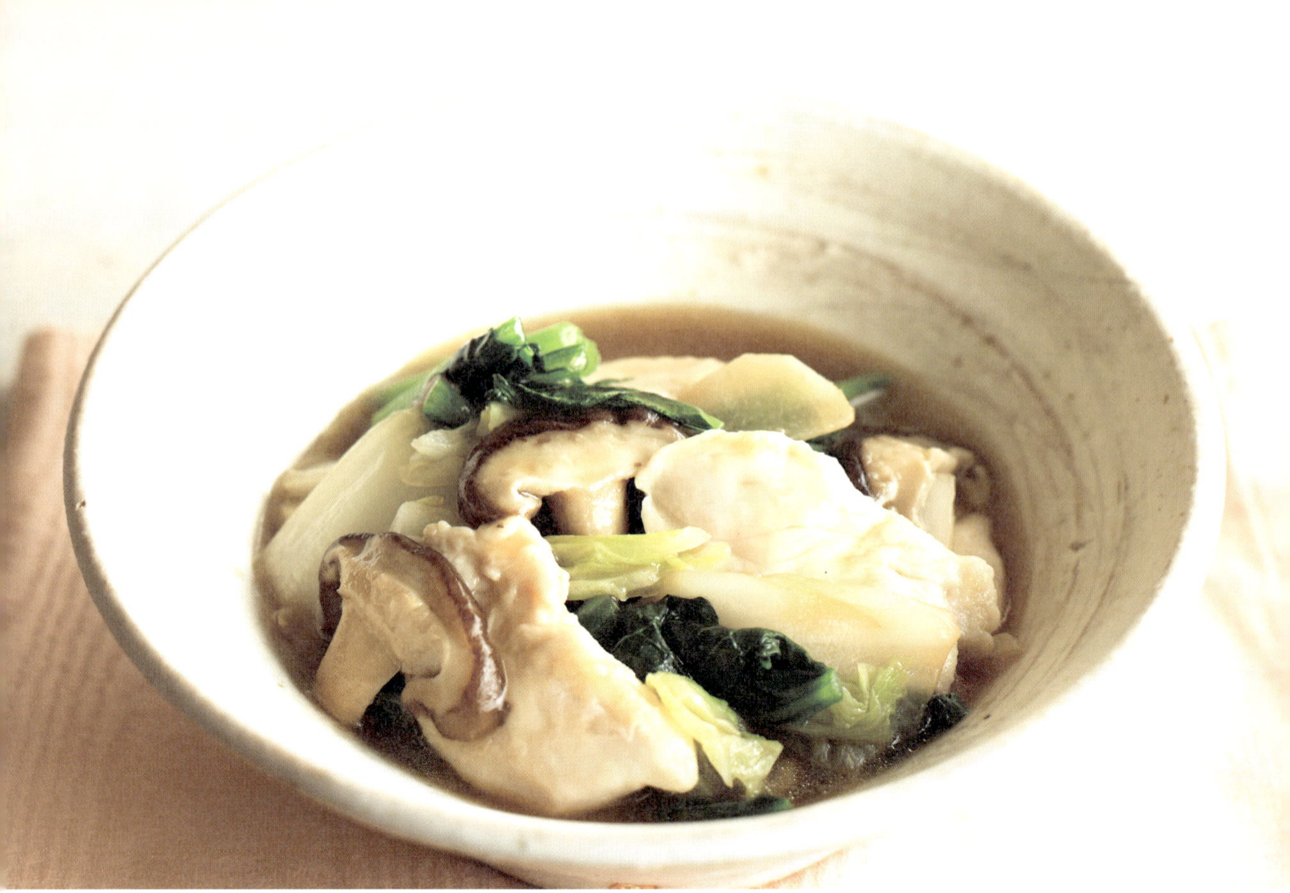

# 鶏ささ身と白菜の中国風うま煮

## 脂肪が少ない肉の代表格・ささ身を使った やさしい味わいの一品

### 材料（2人分）

- 鶏ささ身……2本（120g）
- 塩……少量
- 小麦粉……大さじ1
- 白菜……2枚（200g）
- 小松菜……80g
- 生しいたけ（石づきを除く）……2枚
- 油……小さじ1
- しょうがの薄切り……½かけ分
- a
  - 水……1カップ
  - 顆粒鶏がらだし……小さじ½
  - オイスターソース……大さじ1
  - しょうゆ……小さじ1

### 作り方

1 ささ身は筋を除いてそぎ切りにする。塩をふり、小麦粉をまんべんなくまぶす。

2 白菜は食べやすい大きさに、小松菜は4㎝長さに切る。しいたけは5㎜厚さに切る。

3 なべに油を熱し、強火でしょうがと2をいためる。野菜がしんなりとなったらaを加え、煮立ったらアクを除き、1を1枚ずつ加える。中火にし、肉に火が通って煮汁にとろみがつくまで2～3分煮る。

**ワンポイントアドバイス**

粉をまぶすことで肉のうま味を閉じ込めるとともに、とろみもついてしっとりした食感になります。

1人分

| エネルギー | 塩分 | 飽和脂肪酸 |
|---|---|---|
| 132kcal | 1.6g | 0.37g |

# 鶏ひき肉団子とかぶの煮物

1人分

エネルギー 159kcal
塩分 1.5g
飽和脂肪酸 1.98g

**鶏ひき肉の脂肪は牛や豚のひき肉より少なめ。かぶのすりおろしを加えてふんわりした食感に**

## 材料（2人分）

- 鶏ひき肉……………120g
- 塩……………………少量
- かぶ……………3個（150g）
- しょうがのすりおろし……………½かけ分
- かたくり粉…………大さじ1
- a
  - だし……………1カップ
  - 酒・みりん……各大さじ1
  - しょうゆ…………小さじ1
  - 塩……………小さじ¼

## 作り方

1 かぶは葉柄を切り落とし、1個はすりおろし、2個はくし形に切る。葉はさっとゆでて水けを絞り、3㎝長さに切る。

2 ボールにひき肉と塩を入れて粘りが出るまで手でよく混ぜる。すりおろしたかぶを加えてさらによく混ぜる。しょうが、かたくり粉を加えて混ぜる。

3 なべにaを煮立て、2を6等分に丸めて入れる。アクを除き、くし形のかぶを加えて中火で約10分煮る。かぶに火が通ったら、葉を加えて温める。器に肉団子とかぶを盛り、かぶの葉を添えて煮汁をかける。

**ワンポイントアドバイス**

ひき肉120gに対して水大さじ3を目安に加えると、ふわっと仕上がります。ここではみずみずしいかぶをすりおろして加えました。豆腐もおすすめ。



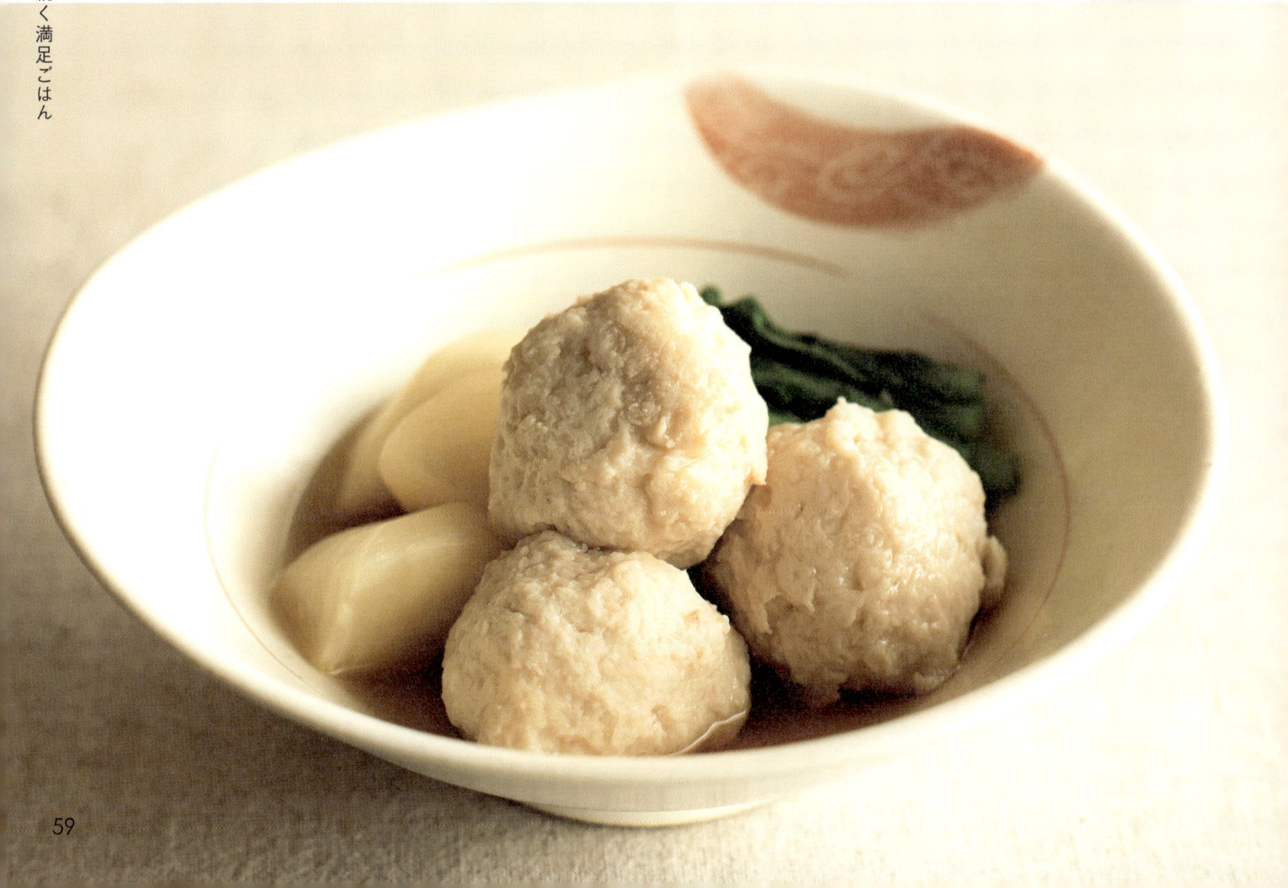

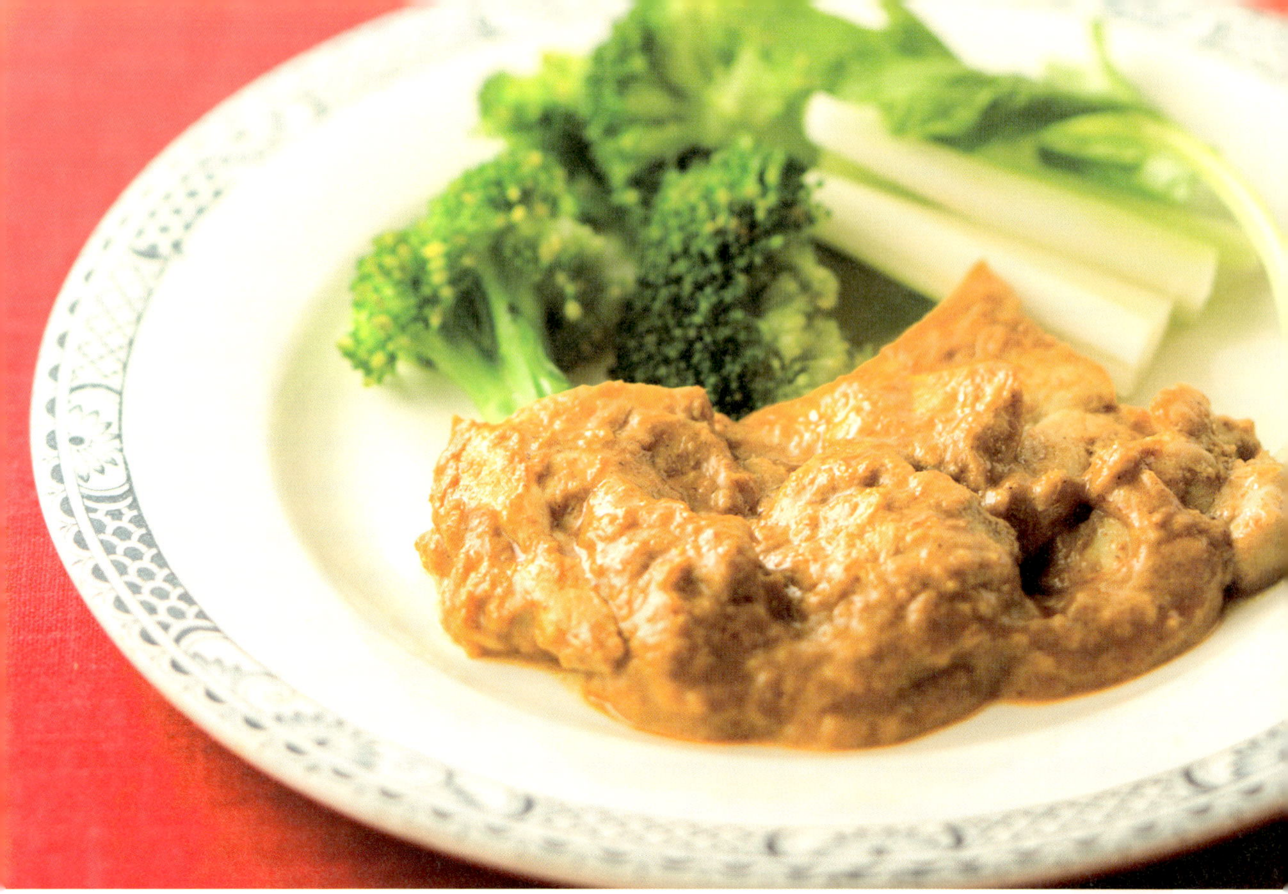

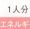

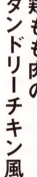

# 鶏もも肉のタンドリーチキン風

**飽和脂肪酸の多い皮を除くのがポイント。**
**鶏胸肉で作れば、さらに低脂肪に**

1人分

| エネルギー | 塩分 | 飽和脂肪酸 |
|---|---|---|
| 170kcal | 1.2g | 1.78g |

## 材料（2人分）

鶏もも肉（皮なし）
……………………1枚（150g）
塩 ……………………小さじ¼
a
- プレーンヨーグルト
  ……………………大さじ4
- トマトケチャップ ·大さじ1
- カレー粉…………小さじ2
- おろししょうが …1かけ分
- おろしにんにく …½かけ分

油 …………………… 小さじ½
セロリ（筋を除いてスティック状に切る）……… 大½本（50g）
セロリの葉 ……………… 2枚
ブロッコリー（小房に分け、3分ほど水にさらす）………100g
b
- 熱湯 ……………2カップ
- 塩………………小さじ⅔
- 油………………小さじ⅔

## 作り方

1 鶏肉は脂をとり除いて縦半分に切り、6枚に薄くそぎ切りにする。塩をまぶし、混ぜたa（つけだれ）をからめ、冷蔵庫に約3時間おく。

2 なべにbを煮立て、水けをきったブロッコリーを入れて1分半～2分ゆで、ざるにあげる。

3 フライパンに油を熱し、1の肉をつけだれを落として並べる（つけだれはとっておく）。ふたをして弱めの中火で3分ほど蒸し焼きにし、ふたをとって上下を返し、2分ほど焼く。つけだれを加えて煮つめ、器に盛る。2、セロリ、セロリの葉を添える。

### ワンポイントアドバイス

しっかり下味をつけるので、食べ応え十分。ヨーグルトに漬け込むので、肉がやわらかくなります。

# 豚肉とまいたけのプルコギ風いため

**強火で手早くいためるのがやわらかく仕上げるコツ。
食物繊維の多いきのこと合わせて満足感もアップ**

### 材料（2人分）

豚もも薄切り肉…………150g
まいたけ……1パック（100g）
にら……………½束（50g）
きくらげ（もどす）
……………大さじ1（乾3g）
a
- 酒・しょうゆ……………各大さじ1
- コチュジャン・はちみつ・ごま油・いり白ごま……………各小さじ1
- にんにくのすりおろし……………½かけ分

### 作り方

1 豚肉は細切りにする。まいたけは細く裂く。にらは4cm長さに切る。きくらげは食べやすく切る。

2 ボールにaを合わせ、1を加えてよく混ぜる。

3 フッ素樹脂加工のフライパンを熱して2を広げ入れ、ほぐしながら強火で3～4分いためる。

1人分
エネルギー 182kcal
塩分 1.7g
飽和脂肪酸 1.97g

**ワンポイントアドバイス**
肉と野菜はすべて細切りにして、調味料を混ぜておくことで短時間でいためられます。

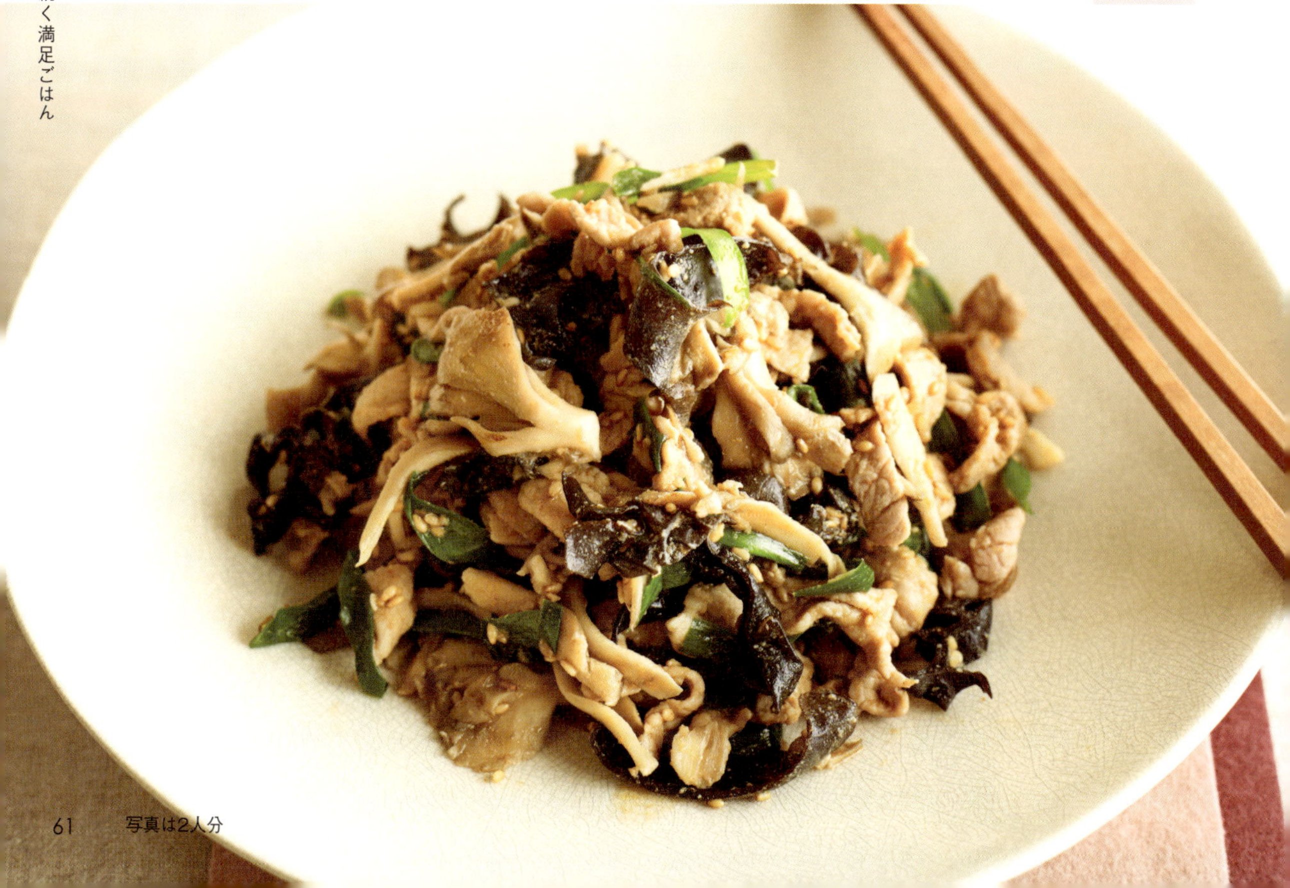


写真は2人分

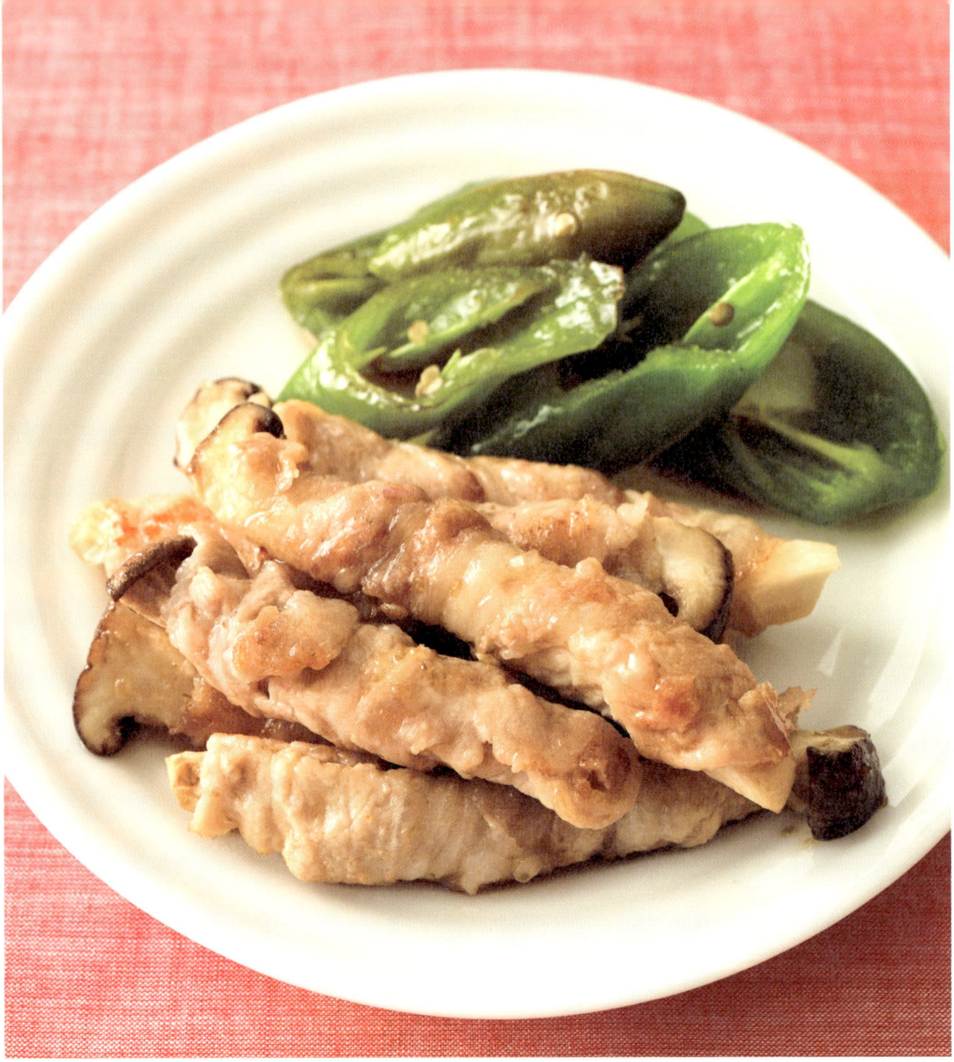

# エリンギの豚肉巻き　ゆずこしょう仕立て

**薄切り肉で低カロリー素材を巻くとボリュームが出て**
**お腹も見た目も満足できます**

## 作り方

1. エリンギは縦に4つに裂く。甘とうがらしは斜めに3～4つに切る。
2. 豚肉を広げて小麦粉を薄くふり、エリンギを斜めにのせてくるくると巻く。
3. フライパンに油を熱し、2と甘とうがらしを焼く。肉に火が通ったら、合わせたaをまわし入れてからめる。

## 材料（2人分）

豚ももしゃぶしゃぶ用肉‥160g
小麦粉‥‥‥‥‥‥‥‥‥‥少量
エリンギ‥‥‥ 1パック（100g）
甘とうがらし ‥‥1パック（60g）
油 ‥‥‥‥‥‥‥‥‥‥‥大さじ1
a
- ゆずこしょう ‥‥‥小さじ½
- 酒‥‥‥‥‥‥‥‥‥‥大さじ1
- しょうゆ ‥‥‥‥‥‥‥‥少量
- みりん ‥‥‥‥‥‥‥小さじ2

1人分
エネルギー 233kcal
塩分 0.8g
飽和脂肪酸 3.56g

# 野菜とわかめの豚肉巻き焼き

**かみごたえのある具を巻き、食感を楽しんで。
うすめの味つけで野菜とわかめのうま味を生かします**

## 材料（2人分）

豚もも薄切り肉
…………… 6～8枚（150g）
塩蔵わかめ
………… 20g（もどして40g）
セロリ ………… ½本（50g）
にんじん……… 小½本（50g）
塩 ……………………… ミニスプーン1
こしょう………………… 少量
小麦粉…………………… 適量
オリーブ油 ………… 大さじ½
ポン酢しょうゆ（市販品）
…………………… 大さじ1
ときがらし …………… 少量

## 作り方

1 わかめは洗ってもどし、水けを絞る。セロリは筋を除いて5～6cm長さのせん切りにする。にんじんは斜め薄切りにし、せん切りにする。

2 豚肉1枚を縦長に置き、端を少し重ねながら横にさらに2～3枚並べる（幅が約15cmになるとよい）。野菜とわかめの½量を豚肉の幅に合わせて横長にのせ、豚肉の手前を持ち上げてきっちりと巻く。同様にもう1本作り、塩とこしょうを全体にふる。

3 フライパンにオリーブ油を中火で熱し、2に小麦粉をまぶしつけて巻き終わりを下にして入れ、ふたをして弱めの中火で3分ほど蒸し焼きにする。ふたをとり、ときどきころがしながら全体を焼く。

4 フライパンのよごれをふきとり、ポン酢しょうゆを加えて肉の表面にからめる。肉巻きをとり出して食べやすく切り、皿に盛ってフライパンに残ったたれをかける。ときがらしを添える。

1人分

| エネルギー | 塩分 | 飽和脂肪酸 |
|---|---|---|
| 194kcal | 1.4g | 3.13g |

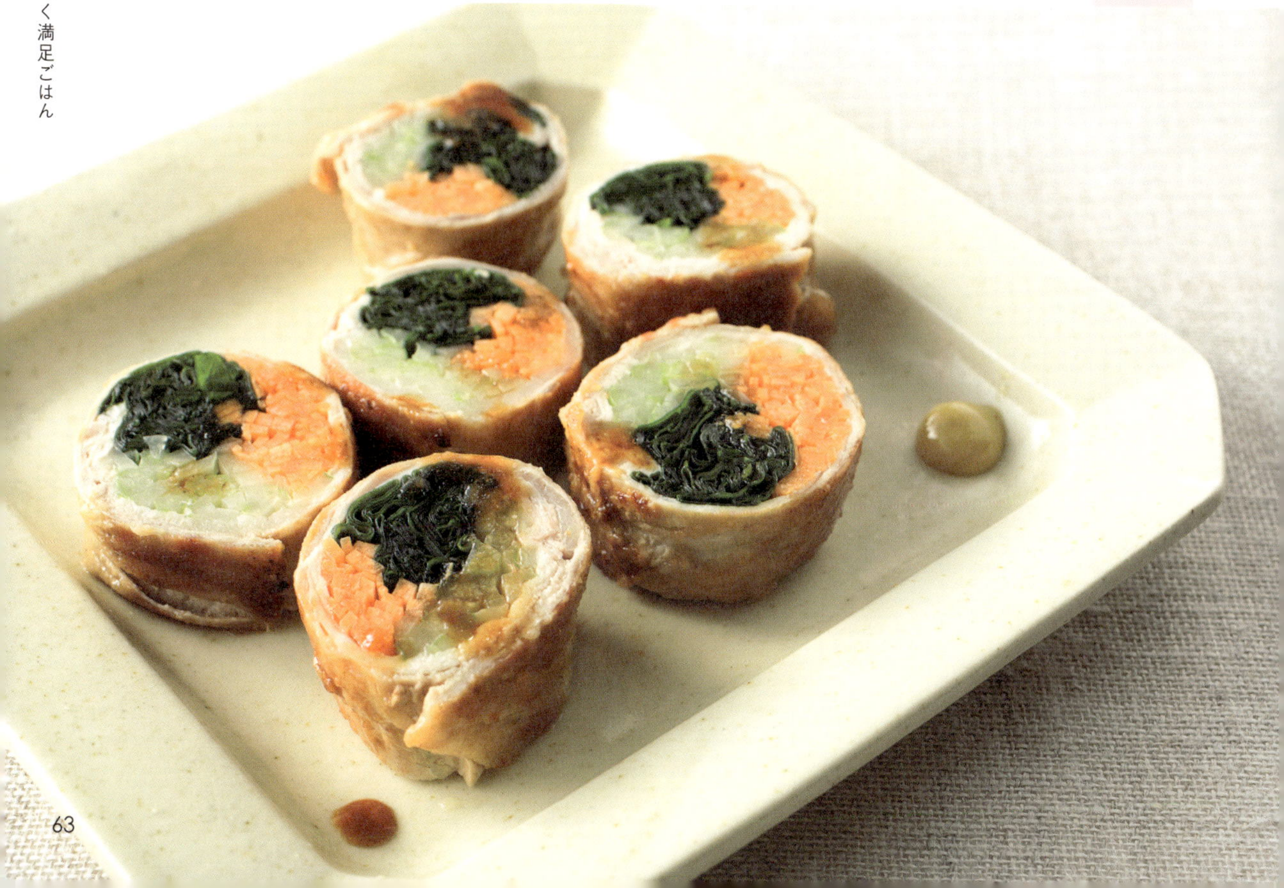

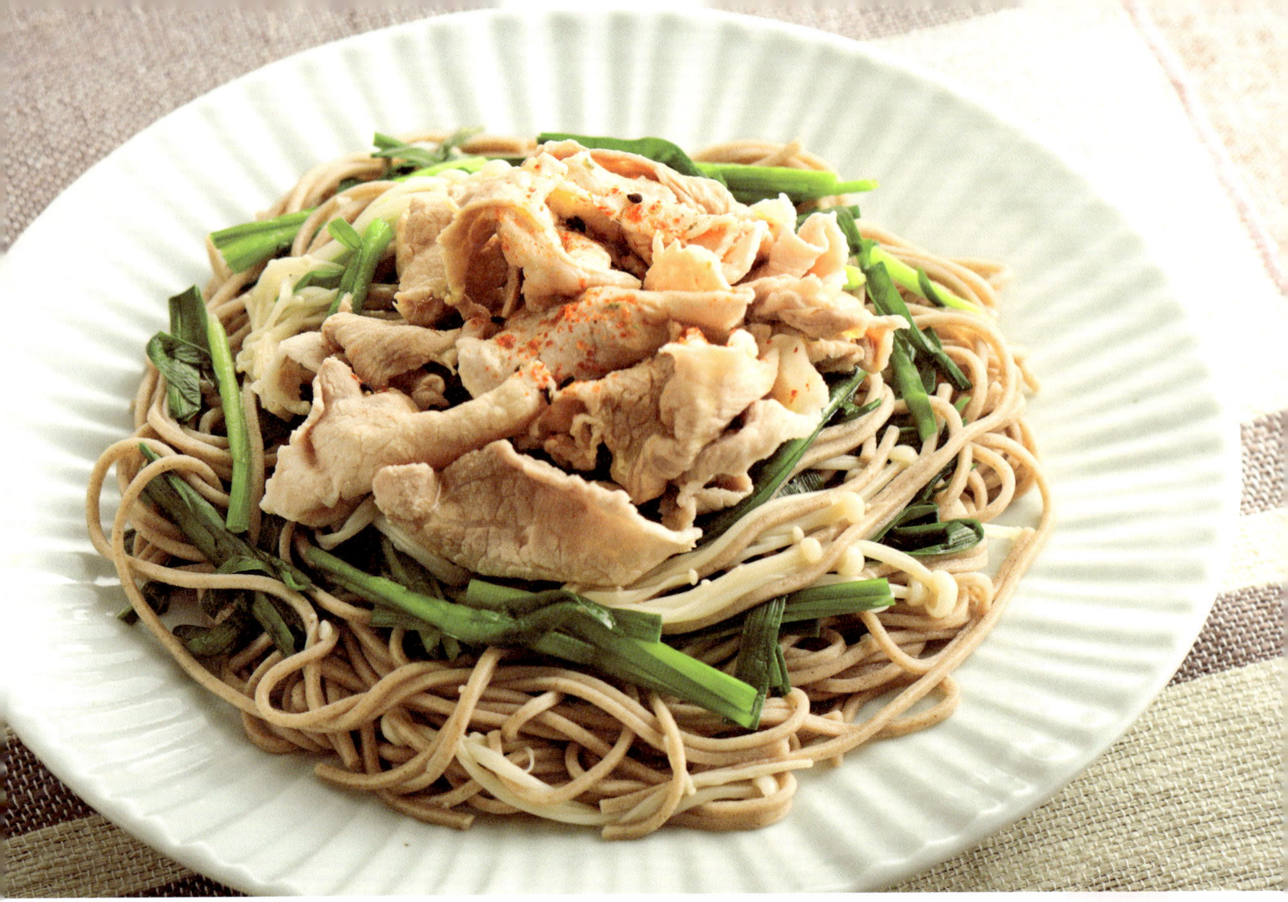

# 豚ももしゃぶしゃぶのせそば

単品になりがちなそばメニューも、
肉と野菜をのせてバランスのとれた一品に

1人分

| エネルギー | 塩分 | 飽和脂肪酸 |
|---|---|---|
| 388kcal | 2.0g | 2.93g |

## 材料（2人分）

- そば（乾）……140g
- 豚ももしゃぶしゃぶ用肉……120g
- えのきたけ……大½袋（60g）
- にら……1束（100g）
- a
  - 水……1½カップ
  - 塩……小さじ½
  - 酒……大さじ1
- b
  - めんつゆ3倍濃縮……大さじ2
  - 水……大さじ2
  - オリーブ油……大さじ½
- 七味唐辛子……少々

## 作り方

1 小なべにaを煮たて、弱火にして豚肉の色が変わるまでゆで、ざるにあげる。

2 えのきたけは石づきを取ってほぐす。にらは4～5㎝に切る。

3 たっぷりの熱湯を沸かし、そばを加えてゆで始める。表示時間のゆで終わり1分半前にえのきたけ、1分前ににらの軸から入れていっしょにゆで、冷水にとって洗い、氷水にとってしめ、水けを絞って器に盛る。

4 1をのせ、混ぜたbを等分にかけ、七味をふる。

**ワンポイントアドバイス**

めんつゆにオリーブ油を加えると、こくが出ます。

# 豚ヒレとかぶのにんにくソテー

**豚ヒレ肉は良質なたんぱく質源。**
**かたくり粉を薄くまぶしてソテーするとしっとりやわらかい食感に**

## 材料（2人分）

豚ヒレ肉 ‥‥‥‥‥‥‥‥‥120g

a
- しょうゆ‥‥‥‥‥小さじ½
- 酒‥‥‥‥‥‥‥‥小さじ1
- かたくり粉‥‥‥‥小さじ½

かぶ
‥‥大1個または小2個（140g）

かぶの葉
‥‥‥‥‥‥かぶの個数分（60g）

油 ‥‥‥‥‥‥‥‥‥‥小さじ2

にんにく‥‥‥‥‥‥‥‥‥1かけ

マッシュルーム
‥‥‥‥‥‥1パック6個（100g）

b
- オイスターソース、酒 ‥‥‥‥‥‥‥‥ 各小さじ2
- あらびきこしょう ‥‥ 少々

## 作り方

1 豚ヒレ肉は縦に半分に切って1㎝厚さに切り、aをからめる。

2 かぶの根は皮ごと縦半分に切って5㎜幅に切る。葉は2～3㎝幅に切る。マッシュルームは4つ割にする。

3 フライパンに油を中火で熱し、豚肉を入れて焼き、1分半ほど焼いたら上下を返して、にんにくを加えていためる。マッシュルーム、かぶの根、葉を順に加えてふたをし、1分半ほど蒸し焼きにする。ふたをとって強火にし、bをふってさっといため合わせて盛る。

1人分
エネルギー 156kcal
塩分 1.0g
飽和脂肪酸 1.25g

**ワンポイントアドバイス**

かぶは歯ごたえが残る程度に、軽く蒸すのがコツ。

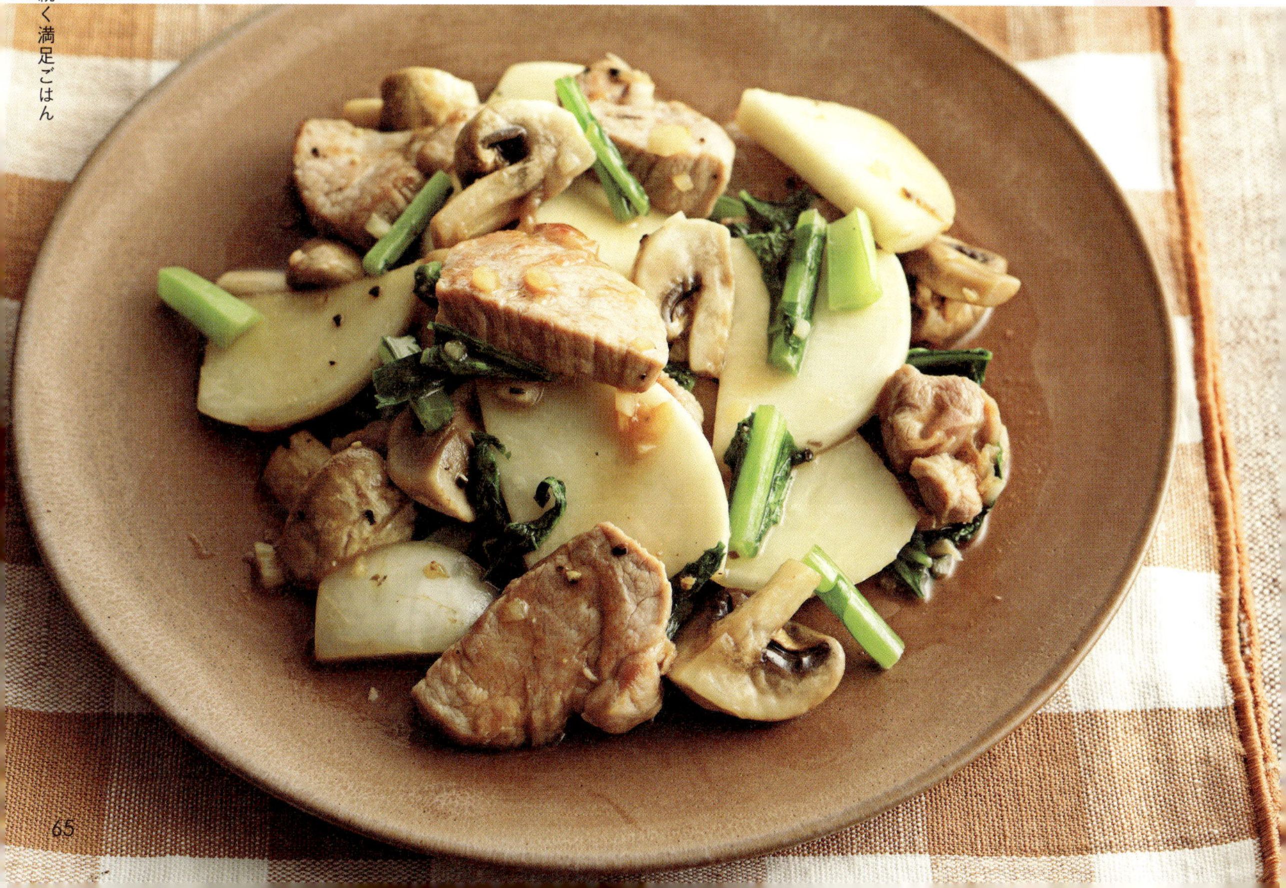

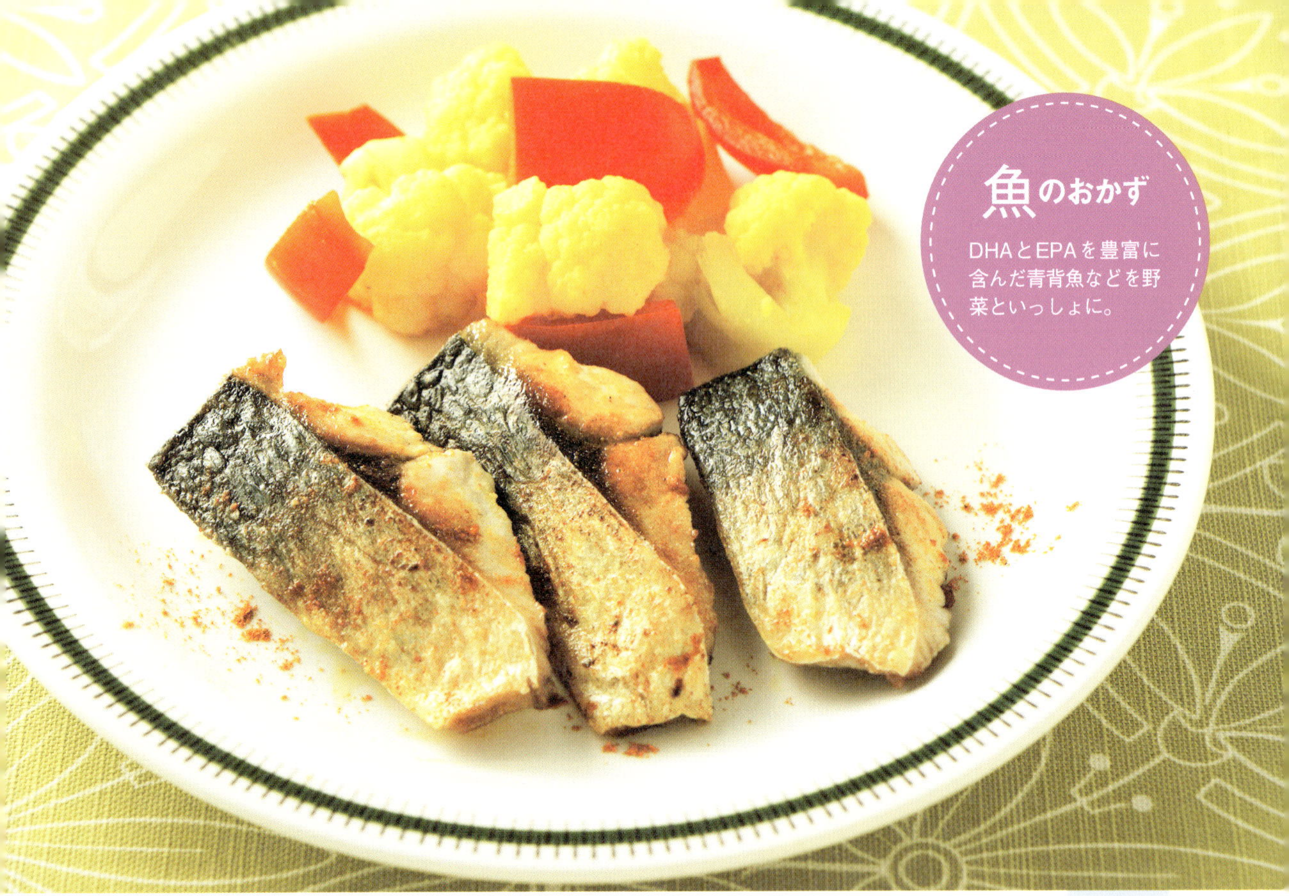

**魚のおかず**

DHAとEPAを豊富に含んだ青背魚などを野菜といっしょに。

# 焼きサバのカレー風味

**下味といっしょにカレー粉もサバになじませるので魚の臭みがやわらぎ、食べやすくなります**

## 材料（2人分）

- サバ……半身（160g）
- 塩……小さじ⅓
- カレー粉……小さじ½

油……大さじ½
カリフラワー……100g
赤パプリカ……½個（75g）
a カレー粉……小さじ1
　塩……少量
カレー粉（好みで）……少量

## 作り方

1 サバは骨を除いて6等分に切り、塩とカレー粉をふる。

2 カリフラワーは小房に分け、パプリカは2角くらいに切る。

3 なべに湯2カップを沸かしてaを加え混ぜ、2を入れて3～4分ゆで、ざるにあげる。

4 フライパンに油を熱して1を皮目から中火で2～3分焼き、裏返して火が通るまで焼く。

5 器に3と4を盛り合わせ、サバにカレー粉をふる。

1人分

| エネルギー | 塩分 | n-3系多価不飽和脂肪酸 |
|---|---|---|
| 254kcal | 1.1g | 1.92g |

# しめサバとひじき、セロリのマリネ風

市販品を使った、すぐでき上がる一品。
サバのうま味とセロリの風味がきいたマリネ風サラダ

## 材料（2人分）

しめサバ（市販品）……………½尾分（約150g）
ひじき……………………乾10g
セロリ……………½本（55g）
セロリの葉…………3～4枚
ねぎ……………¼本（25g）
a 酢・オリーブ油……………各大さじ1
a 塩・こしょう……各少量

## 作り方

1 しめサバは食べやすく切る。

2 ひじきは水につけてもどし、さっとゆでてざるにあげ、適宜切る。

3 セロリとねぎは斜め薄切りにし、セロリの葉は食べやすくちぎる。

4 ボールにaを混ぜ合わせ、1～3を加えてあえる。

1人分

| エネルギー | 塩分 | n-3系多価不飽和脂肪酸 |
| --- | --- | --- |
| 328kcal | 1.6g | 4.58g |

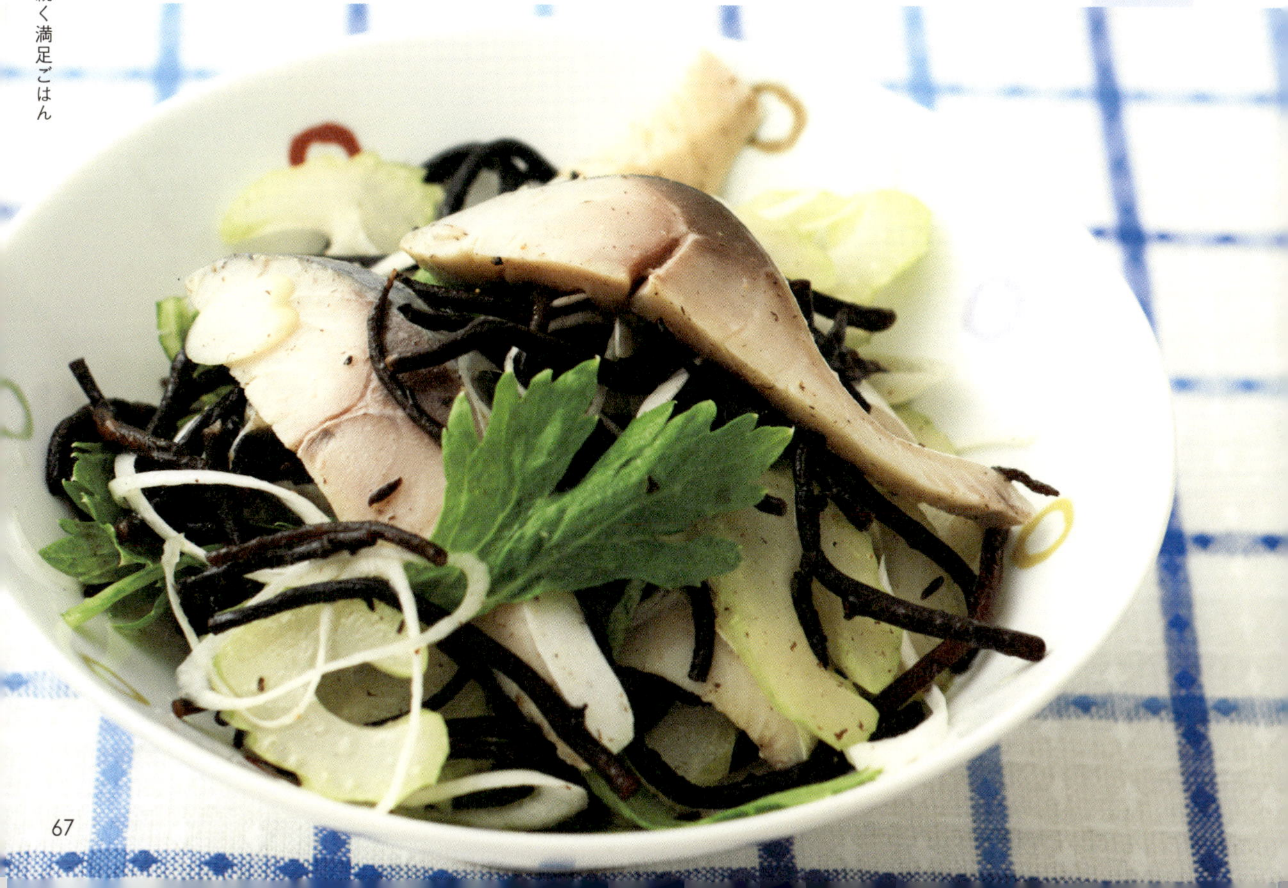

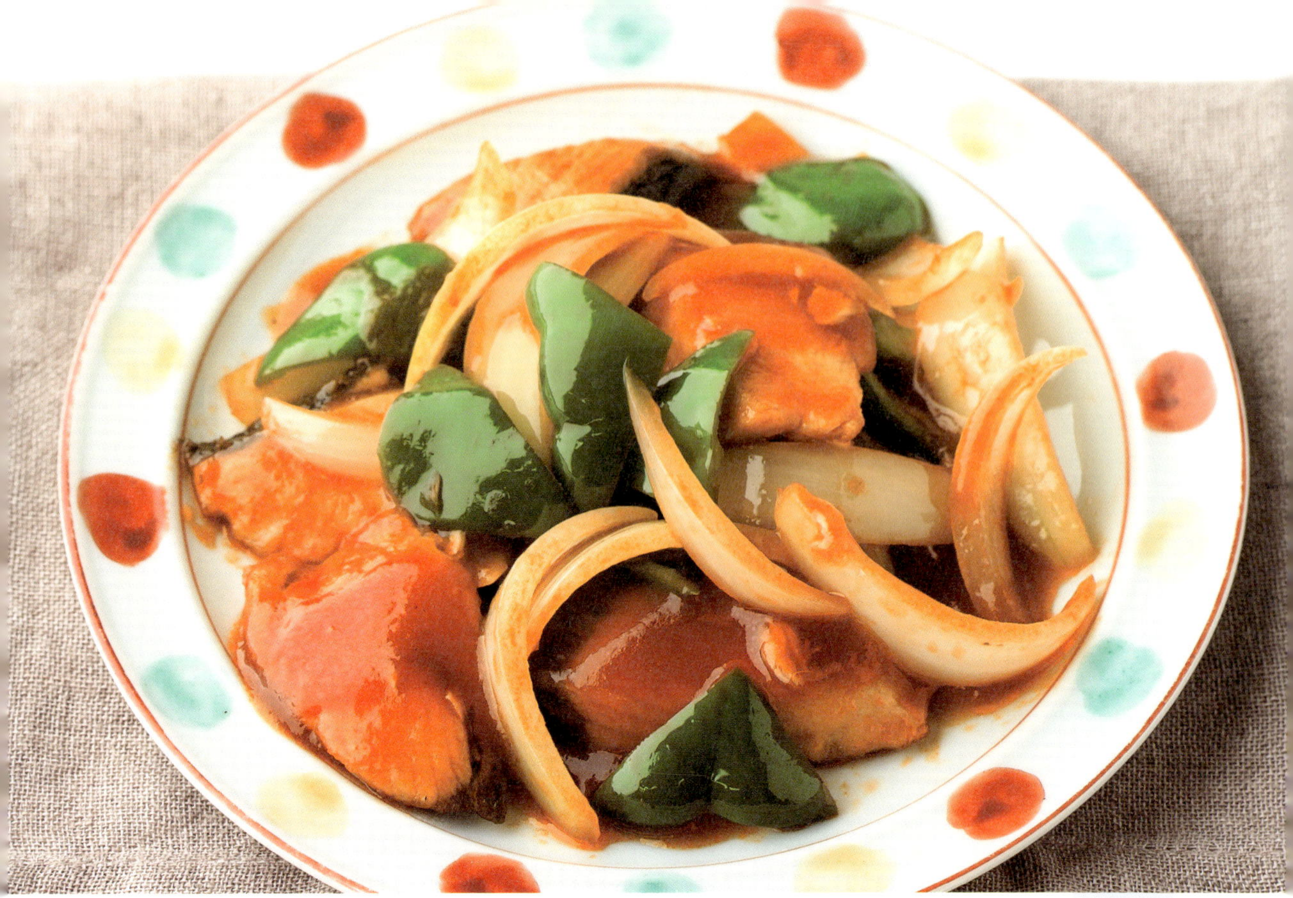

甘辛いケチャップあんをからめて野菜といっしょにいためて。
魚が苦手な人にもおすすめのおかず

# ブリと野菜の酢豚風

## 材料（2人分）

| | |
|---|---|
| ブリ | 140g |
| しょうゆ | 小さじ1 |
| こしょう | 少量 |
| かたくり粉 | 小さじ1½ |
| 玉ねぎ | ½個（120g） |
| ピーマン | 1個（25g） |
| a トマトケチャップ・酒 | 各大さじ1 |
| a しょうゆ・砂糖・酢 | 各小さじ1 |
| a 湯 | 大さじ4 |
| 油 | 小さじ2 |
| ごま油 | 小さじ¼ |

## 作り方

1 ブリは一口大に切り、しょうゆとこしょうをふる。

2 玉ねぎは細めのくし形、ピーマンは一口大の乱切りにする。aは混ぜ合わせる。

3 1にかたくり粉をまぶす。小さめのフライパンに油を熱し、両面にこんがりと焼き色をつけてとり出す。

4 同じフライパンで玉ねぎをさっといため、aを加える。煮立ったら、3とピーマンを加える。強火にして1～2分煮て、ブリとピーマンに火が通ったらとろみがつくまで汁を煮つめ、ごま油を加える。

### ワンポイントアドバイス

ブリは身がやわらかいので、煮始めたらあまりいじらずやさしく扱いましょう。

1人分

| エネルギー | 塩分 | n-3系多価不飽和脂肪酸 |
|---|---|---|
| 274kcal | 1.0g | 2.62g |

# ブリのしょうが焼き

**ブリにしょうがじょうゆをからめてこんがり焼いて。つけ合わせのにらとねぎがペロリと食べられます**

## 材料（2人分）

ブリ …………… 2切れ（160g）
塩 ……………………… 少量
油 ……………………… 小さじ1
a
- 水 ……………… 大さじ2
- しょうゆ・酒 ‥ 各大さじ1
- みりん ………… 大さじ½

おろししょうが …………… 10g
にら ……………… 1束（100g）
ねぎ ………………… 1本（90g）

## 作り方

1 ブリは3等分に切り、塩をふる。

2 にらは4cm長さに切る。ねぎは縦半分に切ってから斜めに1cm幅に切る。なべに湯を沸かし、ねぎ、にらを順に入れてさっとゆで、ざるにあげる。

3 フライパンに油を熱して1を入れ、両面を中火でこんがりと焼く。aと、しょうがの半量を順に加えて味をからめるようにひと煮する。

4 3を器に盛って残りのしょうがをのせ、2を添える。

1人分

| | |
|---|---|
| エネルギー | 264kcal |
| 塩分 | 1.5g |
| n-3系多価不飽和脂肪酸 | 2.84g |

### ワンポイントアドバイス

にらやねぎなど、香りの強い野菜をつけ合わせにしていっしょに食べると、魚臭さが気になりません。

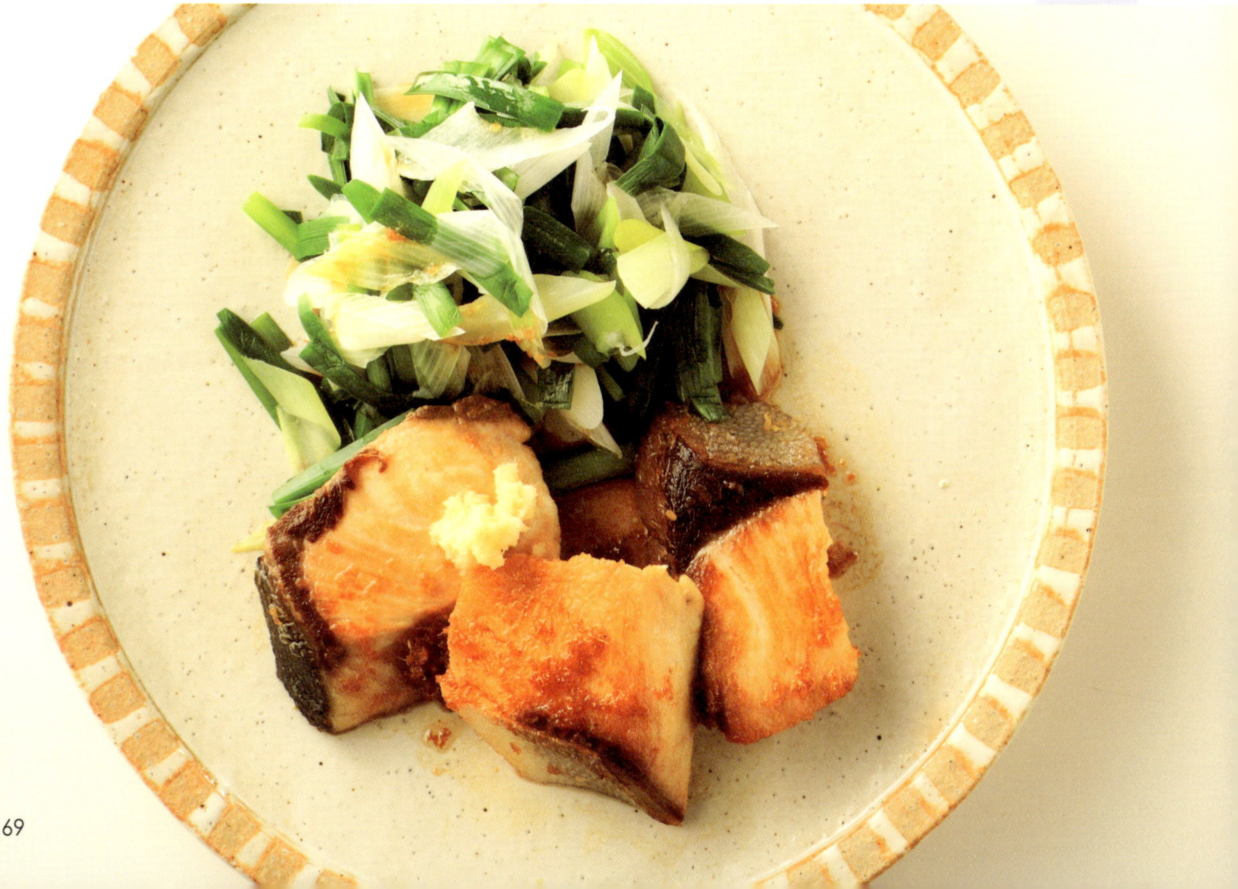

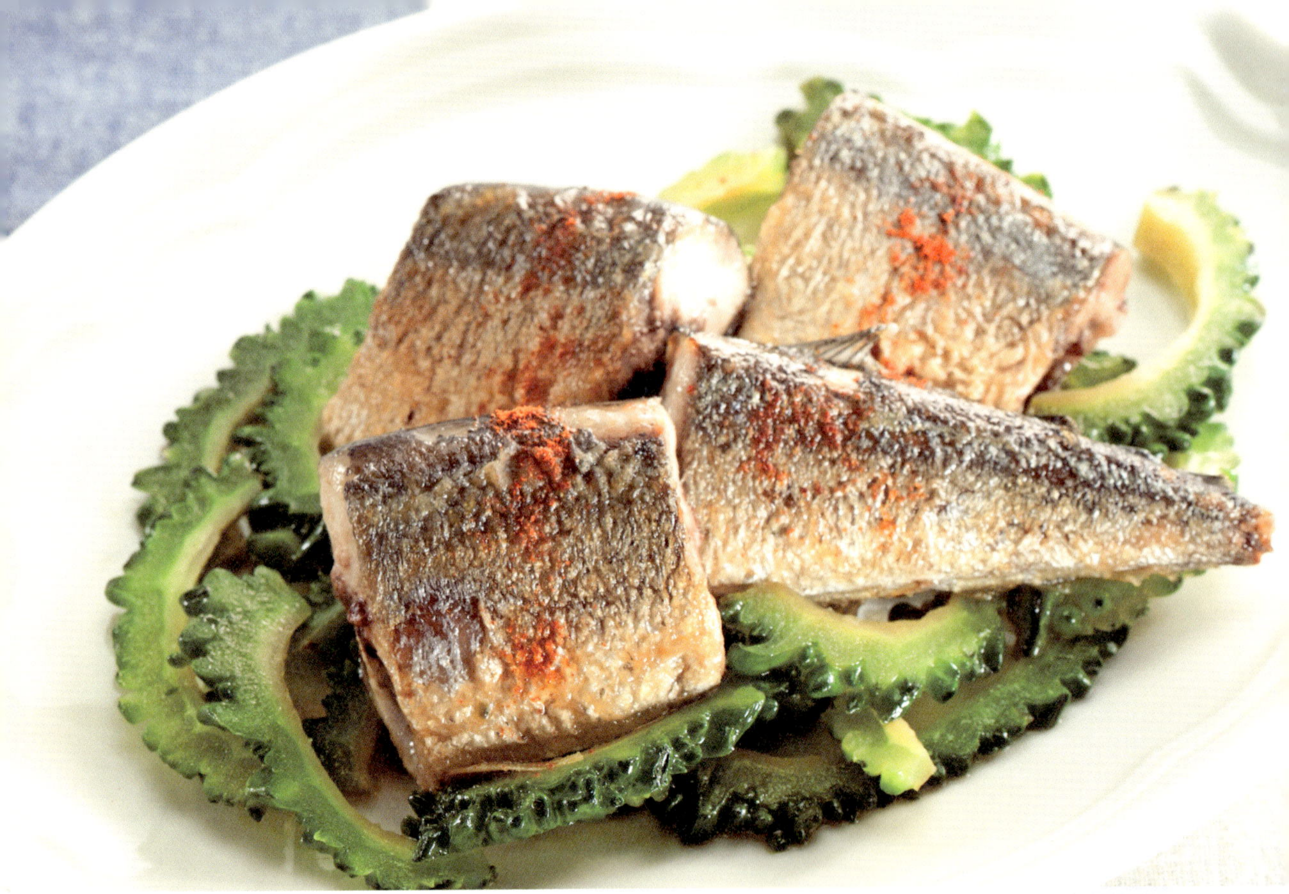

# サンマの焼きマリネ

**粉をまぶして焼くので、魚の油とうま味成分を閉じ込めます。**
**マリネ液にレモン果汁を使ってさっぱり味に**

### 材料（2人分）

| | |
|---|---|
| サンマ | 2尾（200g） |
| 小麦粉 | 適量 |
| ごま油 | 小さじ1 |
| ゴーヤー | ½本（100g） |
| 油 | 小さじ½ |
| a めんつゆ（2倍濃縮） | 大さじ2 |
| a レモン果汁 | 大さじ1 |
| パプリカパウダー | 適量 |

### 作り方

1 サンマは頭と尾を切り落としてうろこを除き、3〜4㎝の筒切りにする。わたを除いて水洗いし、水けをふく。バットにaを合わせておく。

2 ゴーヤーは縦半分に切り、種とわたを除いて斜めに薄く切る。フライパンにごま油を熱してさっといため、1のバットに入れる。

3 サンマに小麦粉をまぶす。フライパンに油を熱してさっと焼き、ふたをして4〜5分蒸し焼きにする。2のバットに入れて味をなじませる。器に盛り、パプリカパウダーをふる。

1人分

| | |
|---|---|
| エネルギー | 355kcal |
| 塩分 | 1.2g |
| n-3系多価不飽和脂肪酸 | 3.86g |

# イワシとパプリカの香味ホイル焼き

**DHA、EPAが豊富な魚の油を、ホイルでしっかりキャッチ
刻みにんにくの香りが食欲をそそります**

## 材料（2人分）

イワシ……………2尾（110g）
パプリカ（赤・黄、せん切り）
…………………合わせて100g
えのきたけ………………50g
a
- パセリ（みじん切り）‥1枝
- にんにく（みじん切り）……………………1かけ
- オリーブ油………小さじ½

塩…………………………少量

## 作り方

1 イワシは頭を切り落とし、うろことわたを除いてさっと洗って水けをふく。えのきたけは石づきを除く。

2 アルミホイルにオリーブ油少量（分量外）を薄く塗る。イワシをのせ、えのきたけとパプリカを添える。aを混ぜ合わせてイワシにかけ、アルミホイルを舟形に整えてオーブントースターで14〜15分焼く。

1人分

| エネルギー | 塩分 | n-3系多価不飽和脂肪酸 |
|---|---|---|
| 126kcal | 0.6g | 1.17g |

### ワンポイントアドバイス

刻みにんにく、パセリをのせると、香りでイワシの味が引き立ちます。

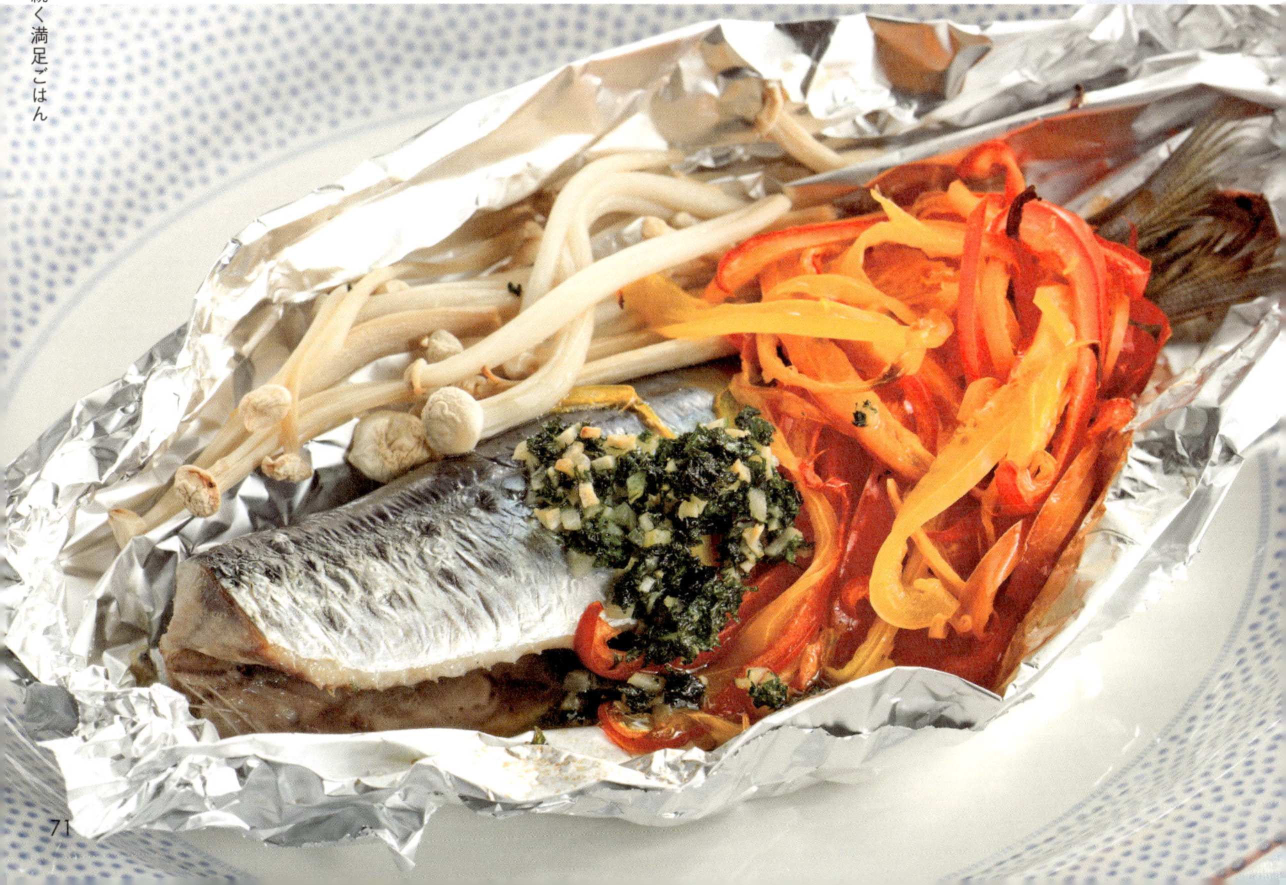

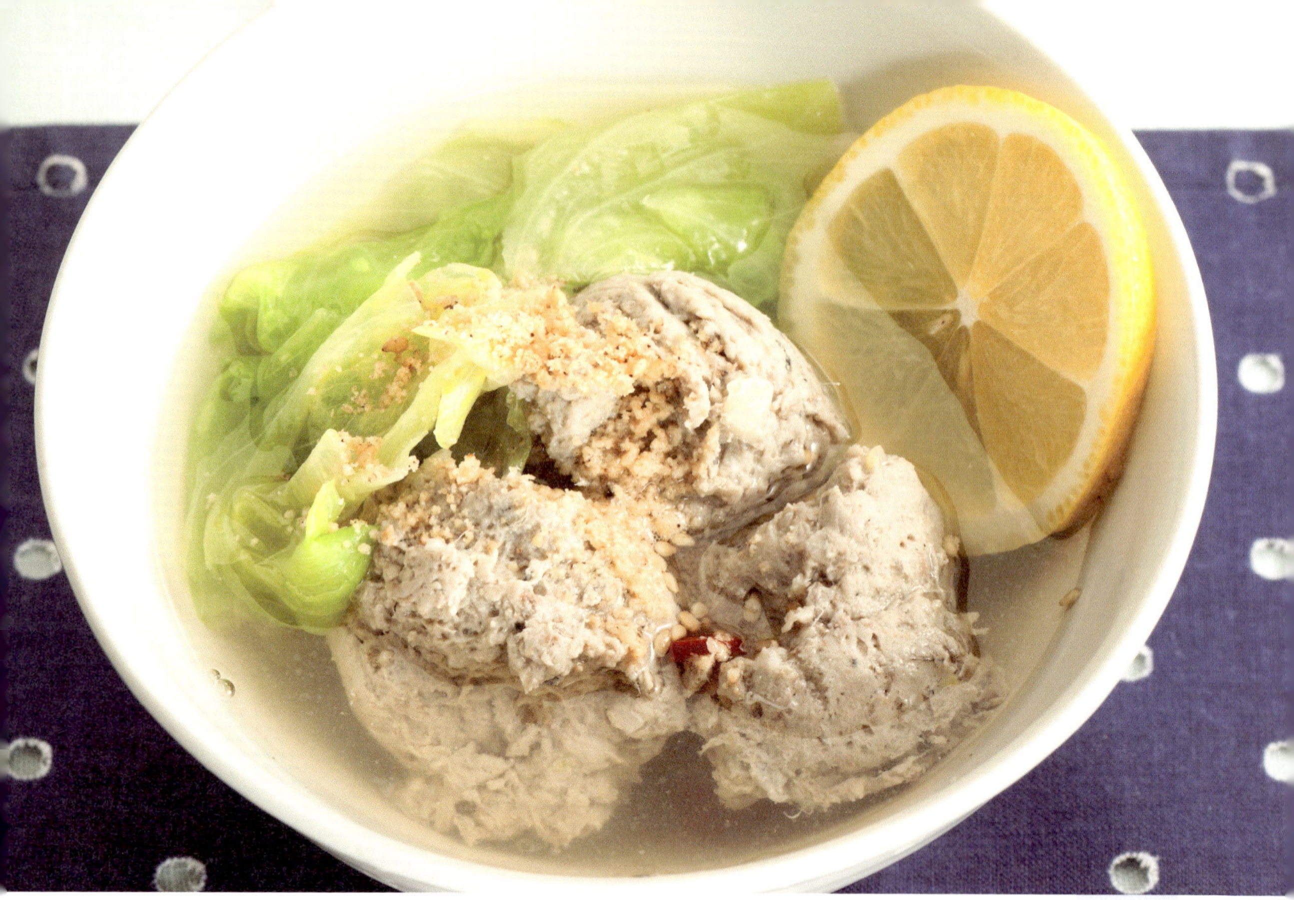

# イワシのつみれ汁

**イワシ1尾を骨ごとつみれに仕立てます。**
**汁にとけ出たDHAやEPAが効率よくとれます**

**材料**（2人分）

イワシ……………2尾（110g）

a
- みそ・しょうがの搾り汁・
- 小麦粉………各小さじ1
- 酒………………大さじ½

ねぎ（みじん切り）………5㎝
水…………………3カップ
赤とうがらし（小口切り）‥½本
レタス……………¼個（50g）
塩……………………少量
レモンの薄切り…………2枚
すり白ごま………………適量
粉ざんしょう（好みで）……適量

**作り方**

1 イワシは頭を切り落としてうろことわたを除いて手開きにし、皮をむいて一口大に切り、aとともにフードプロセッサーで攪拌《かくはん》する。ボールに移し、ねぎを加えてよく混ぜる。

2 なべに水を入れ、中火にかけて煮立て、1をスプーン2本で一口大のボール状にして落とし入れる。赤とうがらしを加え、弱めの中火にし、アクを除いて5分ほど煮る。レタスをちぎって加え、2分ほど煮て塩で調味する。器に盛ってレモンを添え、ごまと粉ざんしょうをふる。

1人分

| | |
|---|---|
| エネルギー | 124kcal |
| 塩分 | 0.7g |
| n-3系多価不飽和脂肪酸 | 1.18g |

# アジと香味野菜のサラダ

**刺し身ならDHAとEPAを逃さずとれます。
サラダにすればしょうゆのつけすぎも心配なし**

1人分

| エネルギー | 塩分 | n-3系多価不飽和脂肪酸 |
|---|---|---|
| 206kcal | 0.8g | 1.47g |

## 材料（2人分）

- アジ（刺し身用）……120g
- サニーレタス……2枚
- くるみ……20g
- a
  - 青じそ……3枚
  - みょうが……1個
  - しょうが……1かけ
- b
  - しょうゆ……大さじ½
  - 酢・オリーブ油……各大さじ1

## 作り方

1 アジは食べやすくそぎ切りにする。

2 くるみは軽くいってあらく刻む。

3 aはそれぞれせん切りにする。

4 ちぎったサニーレタスを器に敷いて1を盛り、2を散らす。3をのせて混ぜ合わせたbをかける。

**ワンポイントアドバイス**

くるみにもn-3系脂肪酸は含まれています。そのまま食べるだけでなく、サラダ用のトッピングなどにも積極的に使いましょう。無塩タイプを選んで。

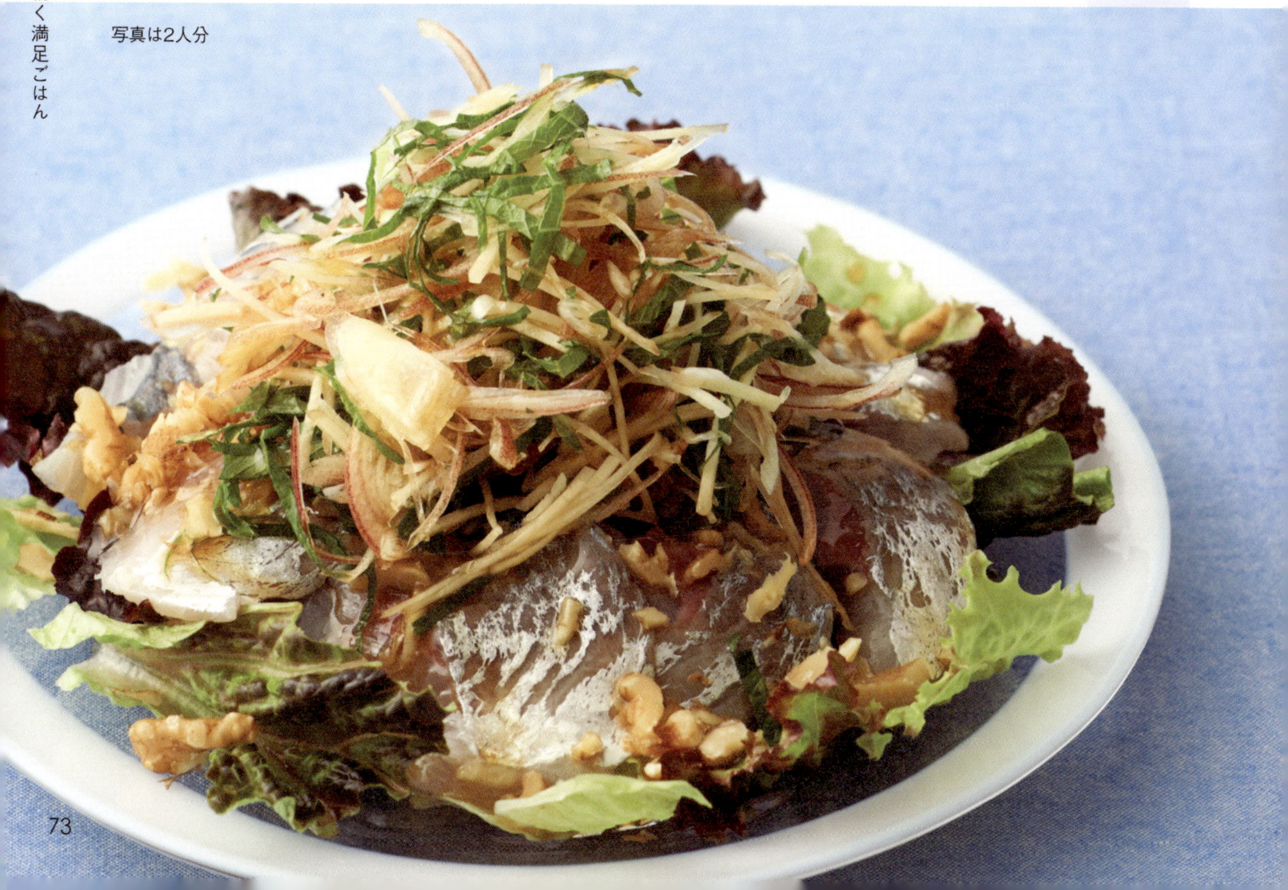

写真は2人分

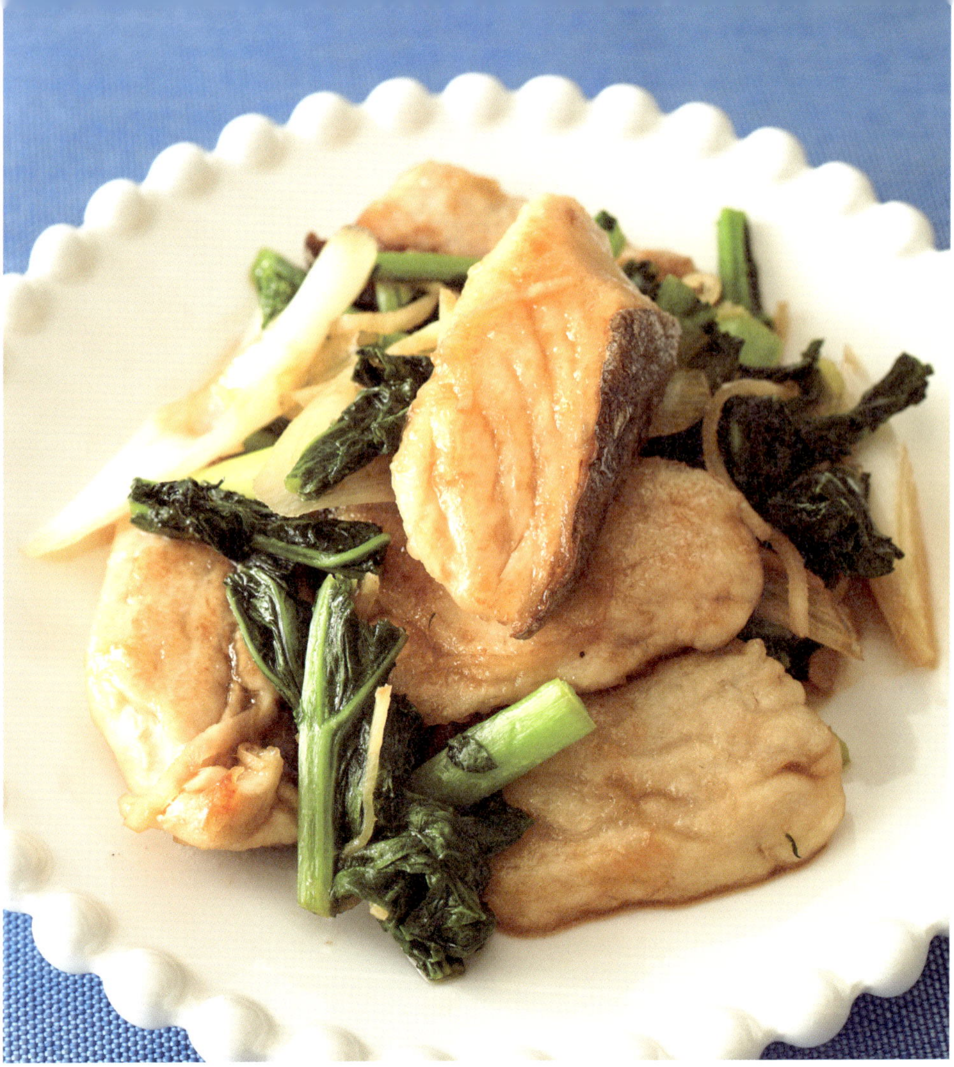

# サワラと菜の花の黒酢いため

黒酢のこくと甘酸っぱさが、
菜の花のほろ苦さとマッチしたいため物

## 作り方

1 サワラは4〜5等分のそぎ切りにし、塩と酒をふってかたくり粉をまぶす。菜の花は熱湯でゆでて水にとり、水けを絞って3㎝長さに、ねぎは1㎝幅に斜めに切る。

2 フライパンに油の半量を熱し、サワラを焼いてとり出す。

3 残りの油を熱し、しょうが、ねぎをいため、菜の花を加えてさっといためる。2を戻し入れ、合わせたaをまわし入れて全体になじむようにいためる。

## 材料（2人分）

- サワラ……2切れ（160g）
- 塩……少量
- 酒・かたくり粉……各小さじ1
- 菜の花……100g
- ねぎ……1本
- 油……大さじ1
- しょうがのせん切り……½かけ分
- a
  - 黒酢・酒……各大さじ1
  - しょうゆ……大さじ½
  - 砂糖……小さじ¼

1人分

| | |
|---|---|
| エネルギー | 247kcal |
| 塩分 | 1.2g |
| n-3系多価不飽和脂肪酸 | 1.82g |

# サケとパプリカとしいたけの焼き南蛮漬け

**サケの身の赤い色には、抗酸化物質のアスタキサンチンが含まれます。緑黄色野菜とグリルで焼いて**

## 材料（2人分）

- 生ザケ……2切れ（160g）
- 酒……小さじ1
- パプリカ（赤・黄）……各½個
- 生しいたけ……3枚
- a
  - ポン酢しょうゆ（市販品）・だし……各大さじ2
  - 赤とうがらしの小口切り……1本分

## 作り方

1. サケは半分に切って酒をふる。パプリカは乱切りにし、しいたけは4等分に切る。
2. 1をグリルの網に並べて約7分焼く。
3. バットにaを合わせ、2を加えてあら熱がとれるまで20分ほどおき、なじませる。

### ワンポイントアドバイス

ポン酢しょうゆをだしでわると、酸味がやわらぎ食べやすくなります。

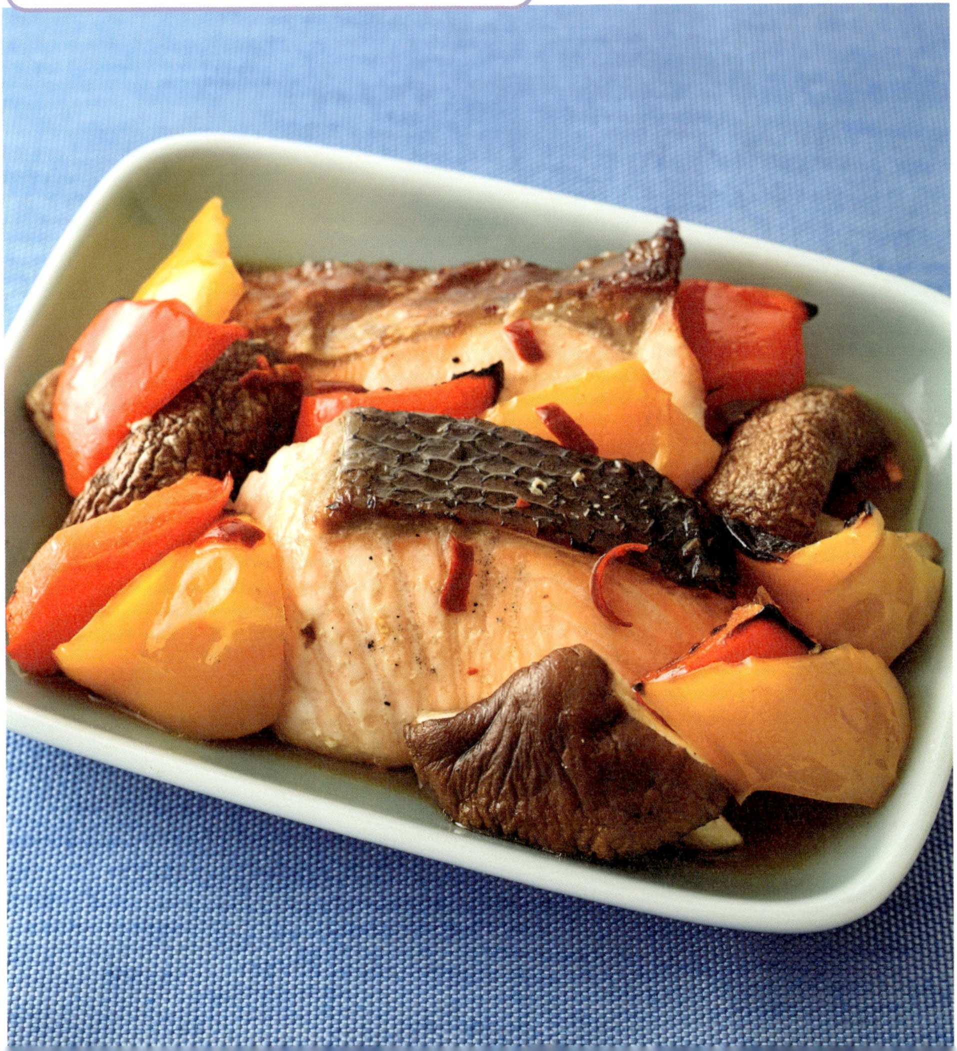

1人分

| エネルギー | 塩分 | n-3系多価不飽和脂肪酸 |
| --- | --- | --- |
| 223kcal | 1.1g | 0.66g |

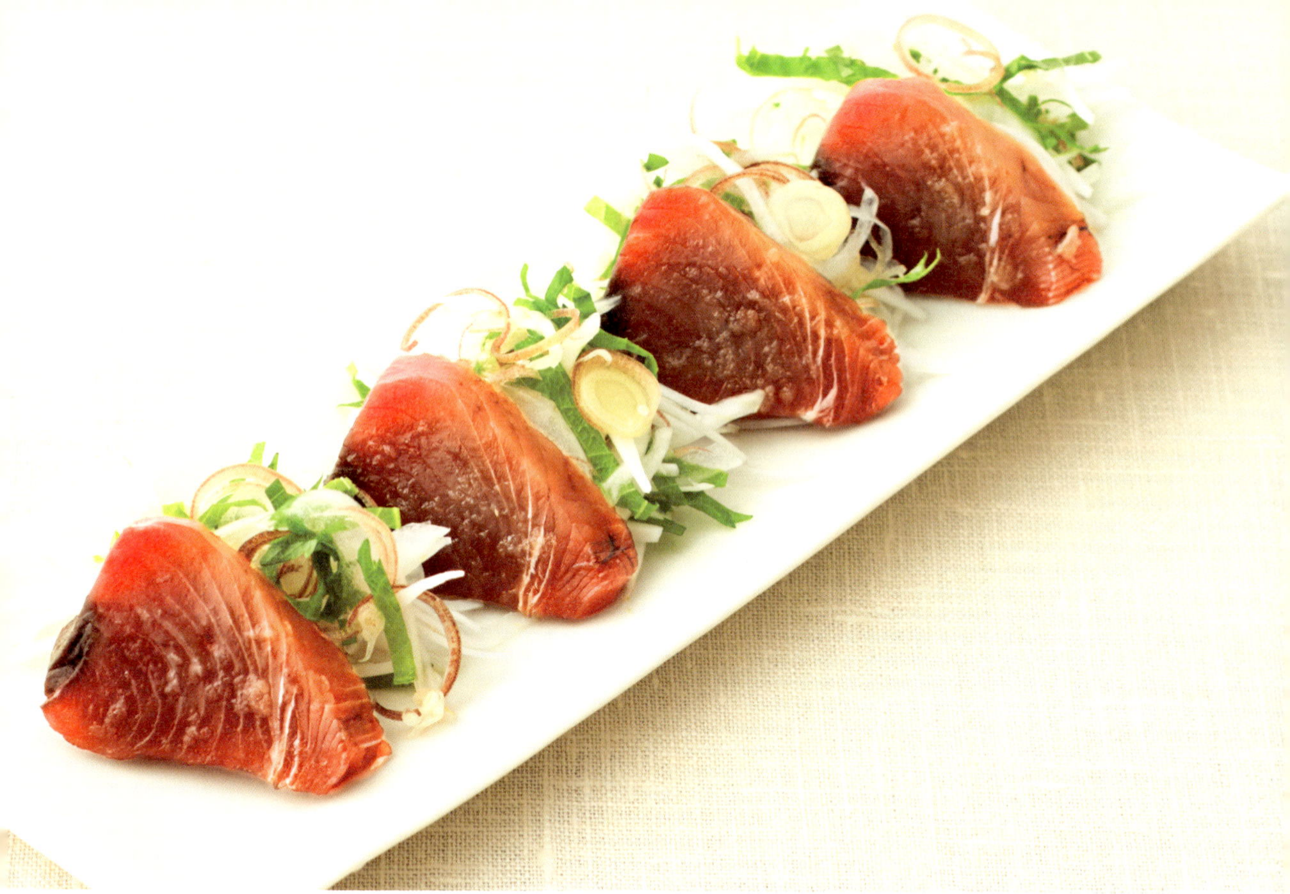

# 薬味たっぷり カツオの塩たたき

口に入れるとにんにくの風味が広がり、
カツオ本来のおいしさが楽しめます

**材料**（2人分）

カツオ……… さく1本（200g）
a［塩………………小さじ¼
にんにくのすりおろし……………小さじ⅓〜½］
新玉ねぎ………½個（100g）
みょうが………………1個
青じそ………………4枚
塩………………少量

**作り方**

1 カツオは1㎝厚さに切ってまな板に並べ、aを均等にのせてスプーンの背ですりつける。

2 新玉ねぎとみょうがは薄切りにする。青じそはせん切りにする。すべてボールに入れ、塩を加えて混ぜる。

3 1と2を等分に組み合わせて器に盛る。

1人分

| | |
|---|---|
| エネルギー | 135kcal |
| 塩分 | 0.9g |
| n-3系多価不飽和脂肪酸 | 0.12g |

**ワンポイントアドバイス**

つけ合わせの野菜は、お好みでもっと多くしても。

# カツオとキャベツのガーリックいため

**いためてもおいしいカツオと旬の野菜を合わせて。カツオに下味をつけるのがおいしさのポイント**

### 材料（2人分）

- カツオ……さく1本（200g）
- 塩・こしょう……各少量
- キャベツ……200g
- グリーンアスパラガス……3本（60g）
- 玉ねぎ……¼個（50g）
- にんにく……1かけ
- 油……小さじ1
- 酒……大さじ1
- a しょうゆ……小さじ½
- a 塩・こしょう……各少量

### 作り方

1 キャベツはざくざくと切る。アスパラガスは3cm長さの斜め切りに、玉ねぎは5mm幅のくし形に切ってほぐす。にんにくは薄切りにする。

2 カツオは7〜8mm厚さに切り、塩とこしょうをふる。

3 フライパンに油とにんにくを入れて弱火で熱し、香りが立ったら2とアスパラガス、玉ねぎを加え、強めの中火でいためる。

4 アスパラガスの緑色が少し鮮やかになったらキャベツと酒を加えていため、全体にしんなりとなったらaで調味し、器に盛る。

1人分

| エネルギー | 塩分 | n-3系多価不飽和脂肪酸 |
|---|---|---|
| 178kcal | 0.9g | 0.27g |



写真は2人分

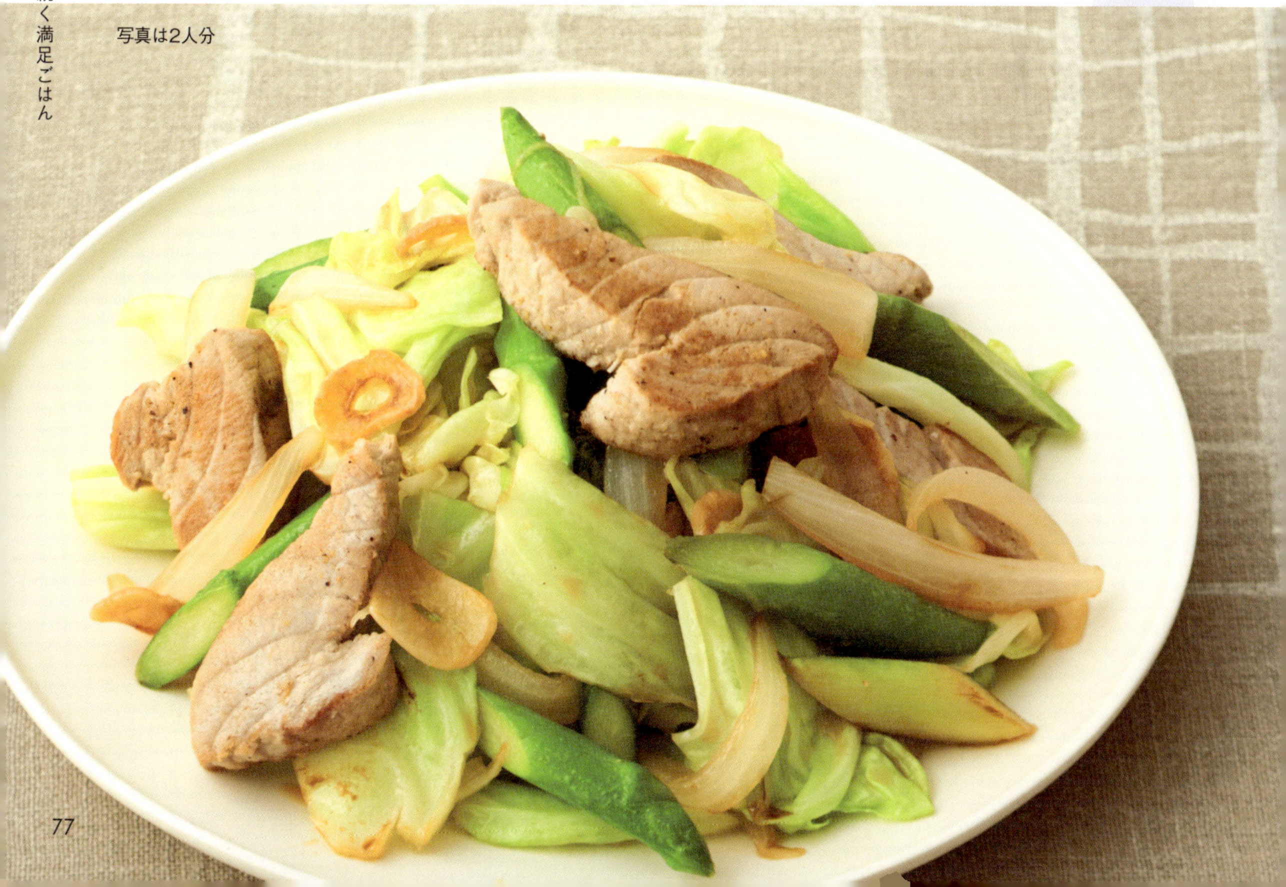

# カジキのスープカレー

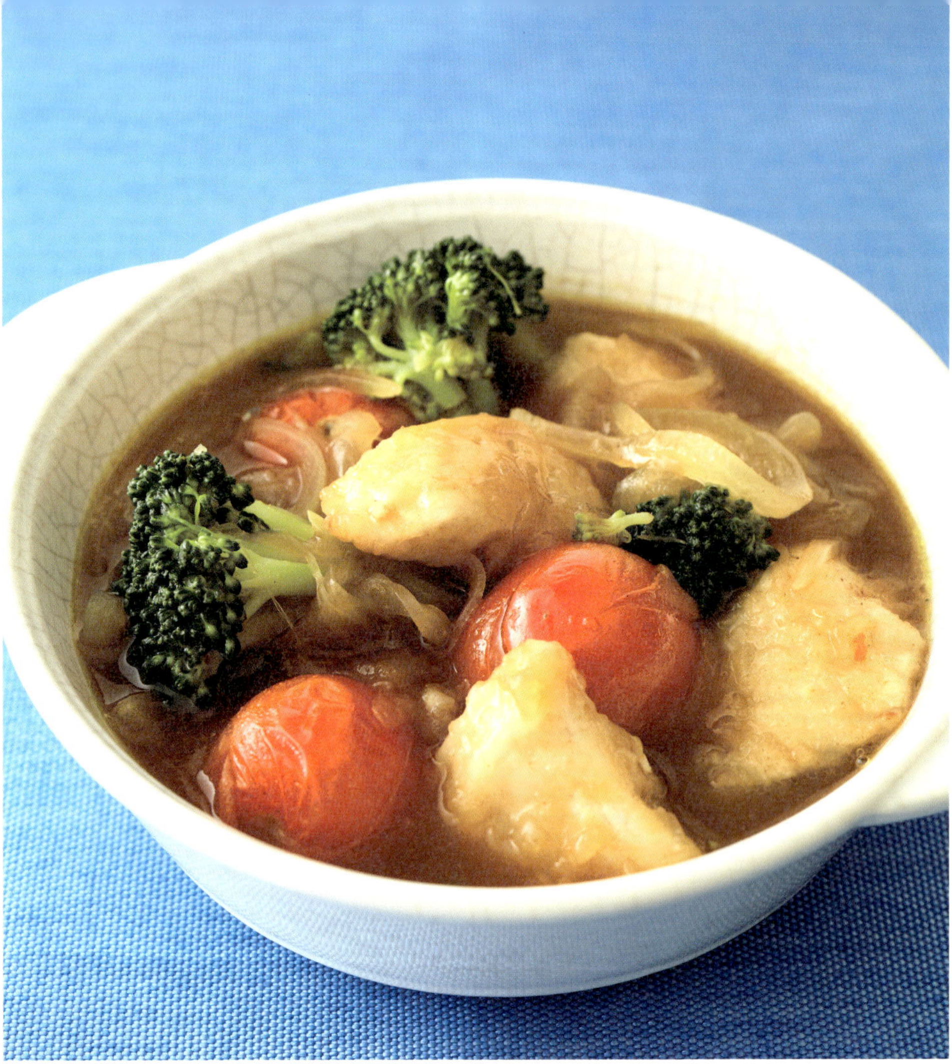

**身がくずれないよう粉をまぶして。**
**ルーの半分使いでカロリーと脂質をセーブします**

## 材料（2人分）

- カジキ ……… 2切れ（160g）
- 酒・かたくり粉 ‥ 各小さじ1
- 玉ねぎ ……… ¼個
- 油 ……… 大さじ1
- だし ……… 2カップ
- ブロッコリー ‥ 小房4個（60g）
- ミニトマト（へたを除く）‥ 6個
- カレールー ……… 1かけ
- しょうゆ ……… 小さじ1

## 作り方

1. カジキは4～5等分に切り、酒をふってかたくり粉をまぶす。玉ねぎは薄切りにする。
2. フライパンに油の半量を熱し、カジキを焼いてとり出す。
3. 残りの油を熱して玉ねぎをよくいため、だしを加える。煮立ったらブロッコリーを加えて約2分煮、2とミニトマトを加える。再び煮立ったら火を消し、カレールーを加えてとかし、再び火にかけてひと煮したらしょうゆで味をととのえる。

1人分

| エネルギー | 塩分 | n-3系多価不飽和脂肪酸 |
|---|---|---|
| 276kcal | 1.8g | 1.18g |

# マグロとアボカドのポキ風

**魚介のぶつ切りと野菜をしょうゆなどであえたハワイ料理のポキ。アボカドはビタミンEが豊富です**

### 材料（2人分）

マグロ（刺し身用さく）…150g
アボカド…½個（100g）
ねぎ（みじん切り）…10g
a 塩こんぶ…5g
a わさび…小さじ½
a しょうゆ・ごま油…各小さじ1

### 作り方

1 マグロは1.5㎝角に切る。

2 アボカドはマグロと同じぐらいの大きさに切る。

3 ボールにaを混ぜ合わせ、1、2、ねぎを加えてあえる。

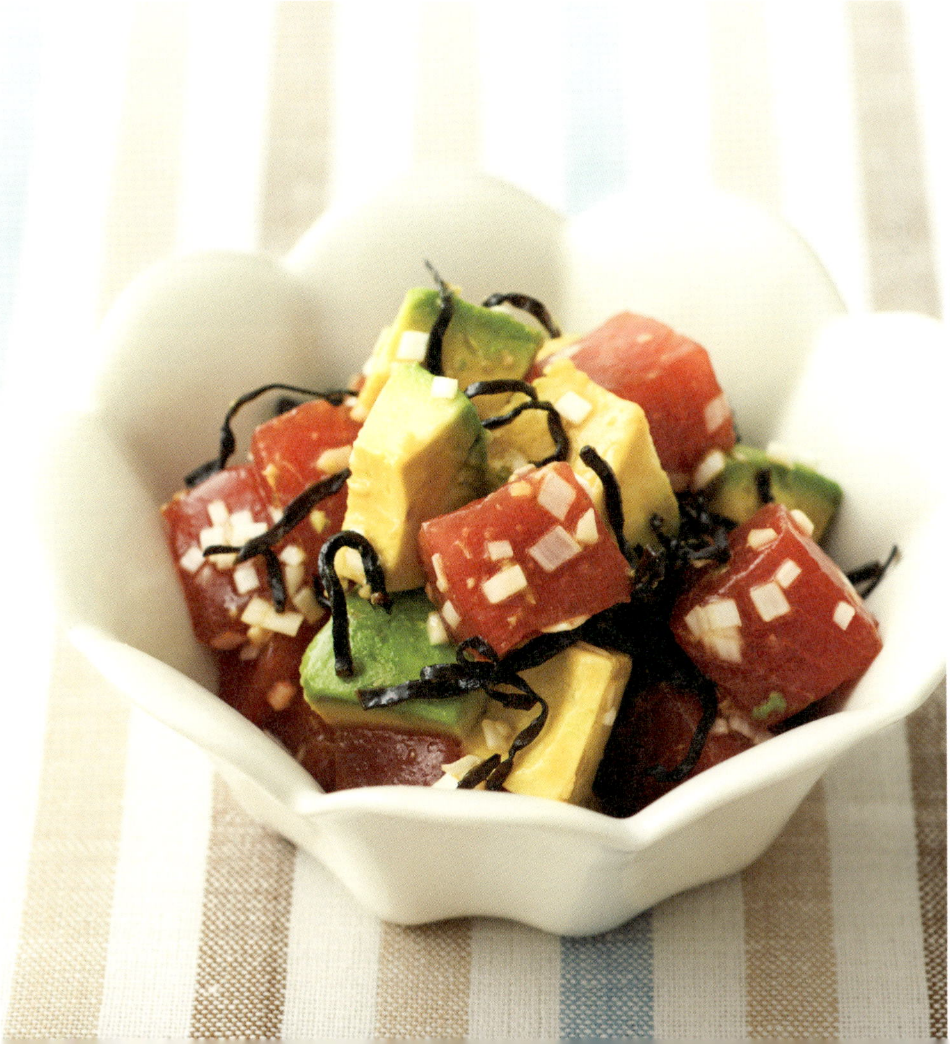

1人分
エネルギー 213kcal
塩分 1.0g
n-3系多価不飽和脂肪酸 0.20g

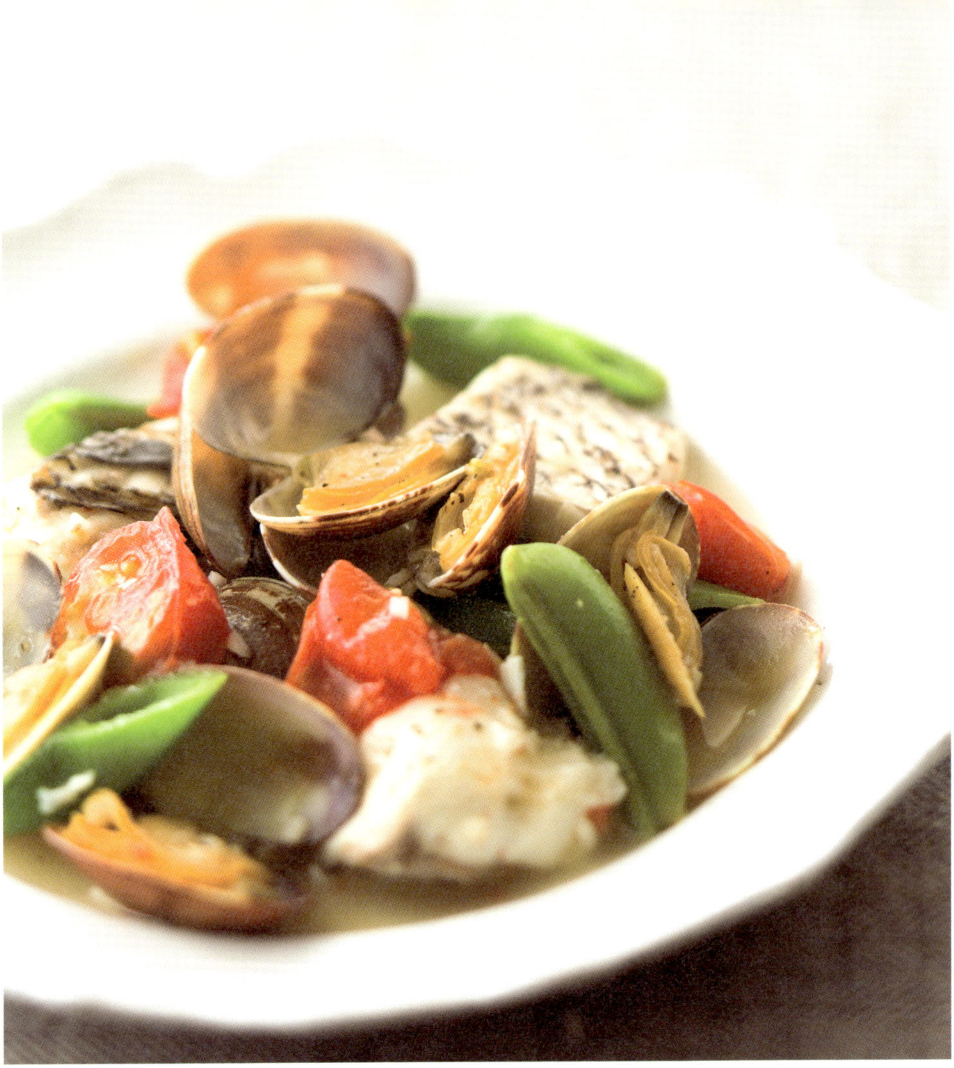

# タイとアサリのワイン蒸し

**フライパンでさっと作れる**
**カラフルな野菜とタイの華やかな一品**

### 作り方

1 トマトは半分に切る。えんどうは筋を除いて斜め半分に切る。

2 フライパンににんにくとオリーブ油を入れて弱火でいため、タイ、アサリ、1、白ワイン、水を加えて強火にし、ふたをして3分ほど蒸す。アサリの殻が開いたらふたをとり、約1分加熱してアルコールをとばす。

### 材料（2人分）

タイ（大きめに切り分ける）
…………………………120g
アサリ（砂抜きする）
………………殻つきで200g
ミニトマト ……… 6個（60g）
スナップえんどう… 6本（60g）
にんにく（みじん切り）… 1かけ
オリーブ油 …………小さじ1
白ワイン・水 …… 各大さじ2

1人分

| | |
|---|---|
| エネルギー | 163kcal |
| 塩分 | 1.0g |
| n-3系多価不飽和脂肪酸 | 1.10g |

# タイのエスニックサラダ

## 高たんぱくでカロリー少なめな白身魚。季節の野菜と合わせてサラダ風に

### 材料（2人分）

タイ（刺し身用さく）……120g
ゴーヤー ……150g
塩 ……小さじ⅓
赤玉ねぎ（薄切り）……¼個（50g）
にんにく（あらみじん切り）……1かけ
油 ……大さじ½
a
- レモン果汁 ……大さじ1
- ナンプラー ……大さじ½
- 砂糖 ……小さじ½
- 一味とうがらし ……少量

### 作り方

1 タイは5㎜幅のそぎ切りにする。

2 ゴーヤーは縦半分に切って種とわたを除き、2〜3㎜幅に切る。塩をふってもみ、熱湯に入れてひと混ぜし、冷水にとって水けを絞る。

3 フライパンに油とにんにくを入れて熱し、にんにくが軽く色づくまで弱火でいためる。混ぜ合わせたaに加えて混ぜる。

4 器に1、2と赤玉ねぎを盛り合わせ、3をかける。

1人分
エネルギー 167kcal
塩分 1.9g
n-3系多価不飽和脂肪酸 1.27g

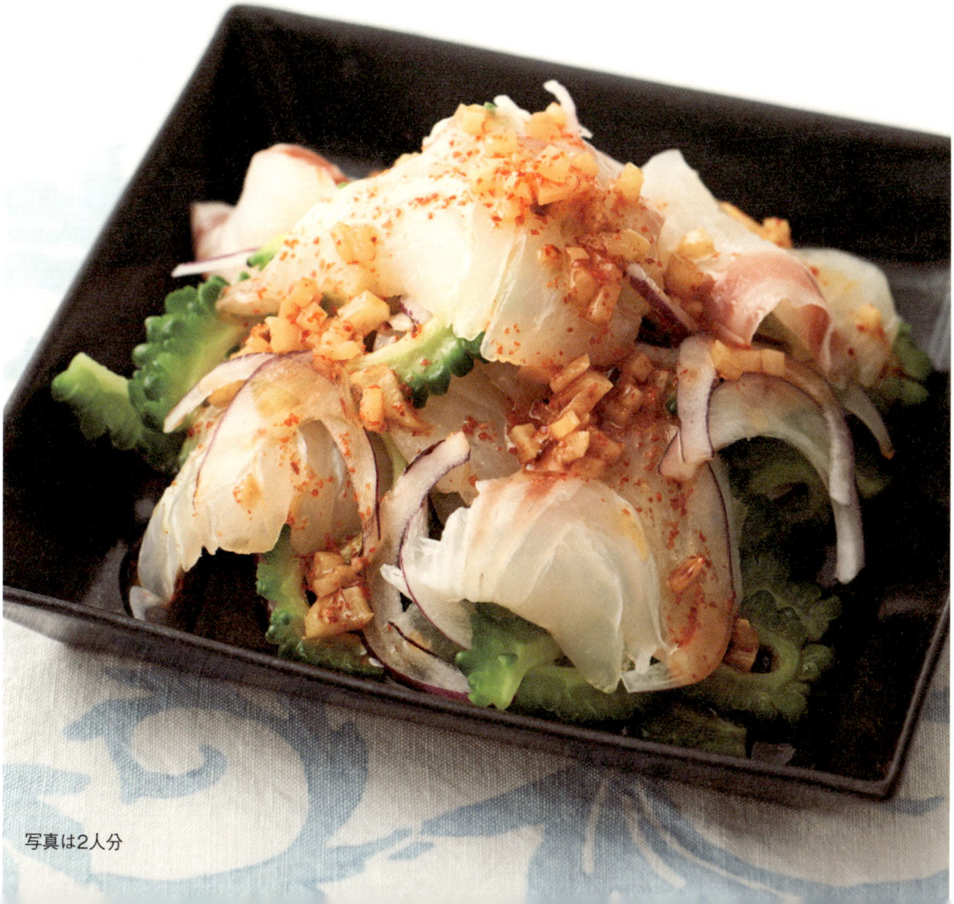

写真は2人分

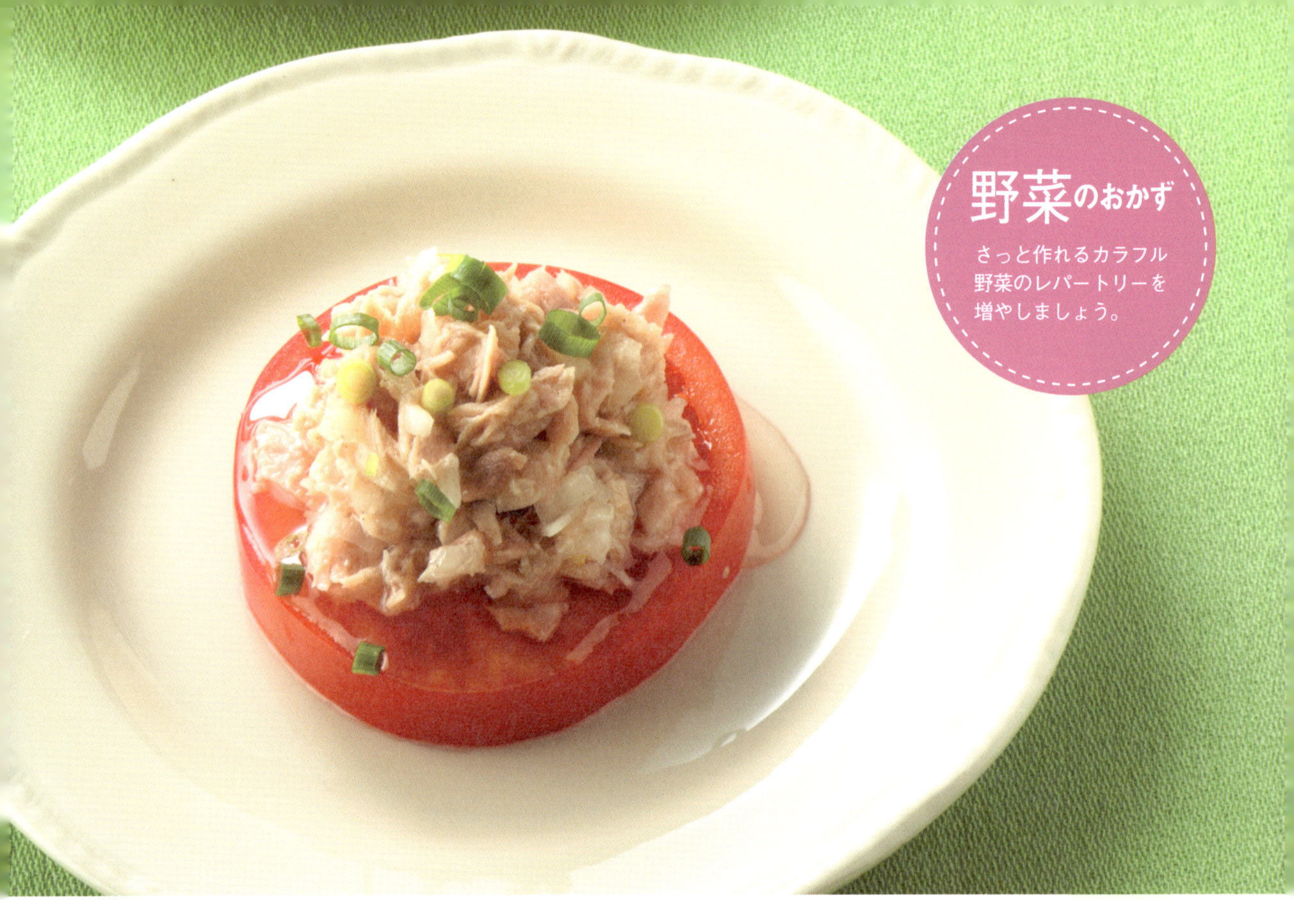

**野菜のおかず**

さっと作れるカラフル野菜のレパートリーを増やしましょう。

# トマトのツナサラダ

**スライスしたトマトにさっとあえたツナのサラダをのせるだけ。見た目もおしゃれな一品に**

### 材料（2人分）

トマト……½個（75g）
塩……少量
ツナ油漬け缶詰め……小１缶（80g）
玉ねぎ（みじん切り）……⅛個（25g）
塩……少量
a ┌白ワインビネガー（または米酢）……小さじ½
　 └塩・こしょう……各少量
小ねぎ（小口切り）……１本（４g）

### 作り方

1 玉ねぎはボールに入れ、塩をふり混ぜて20分以上おく。ツナを油ごと加え、aを加えて混ぜる。

2 トマトは、横半分に切る。皿に盛って塩をふり、1を半量ずつのせ、小ねぎを散らす。

| 1人分 | |
|---|---|
| エネルギー | 120kcal |
| 塩分 | 1.1g |
| 食物繊維 | 0.6g |
| ビタミンA | 24µg |
| ビタミンE | 1.5mg |
| ビタミンC | 8mg |

**ワンポイントアドバイス**

トマトの抗酸化成分リコピンは脂溶性なので、油漬けツナといっしょにとると吸収しやすくなります。

＊ビタミンAの値はレチノール活性当量です。

# 野菜の重ね蒸し煮

1人分

| エネルギー | 塩分 | 食物繊維 | ビタミンA | ビタミンE | ビタミンC |
|---|---|---|---|---|---|
| 96kcal | 1.2g | 3.4g | 39μg | 1.4mg | 95mg |

## たっぷりの野菜も蒸すとかさが減って たくさん食べられます

### 材料（2人分×2回）

a
- 玉ねぎ・トマト・黄パプリカ ………各1個
- じゃが芋（皮つき） ……………2個（270g）
- ズッキーニ…… 1本（150g）

さやえんどう（筋を除く）‥ 60g
塩 …………………小さじ1

### 作り方

1 aの野菜はそれぞれ薄切りにする。

2 なべに玉ねぎを均一に広げて塩少量をふる。ズッキーニ、じゃが芋、トマト、黄パプリカの順に広げてのせ、そのつど塩少量をふる。

3 水大さじ2をふり、ふたをして火にかける。煮立ち始めたら弱火にして15分煮、さやえんどうをのせて塩少量をふる。さらに2分蒸し煮にして、火を消す。

**ワンポイントアドバイス**

塩だけの味つけで、野菜本来の味を楽しんで。冷蔵庫で2～3日保存できます。

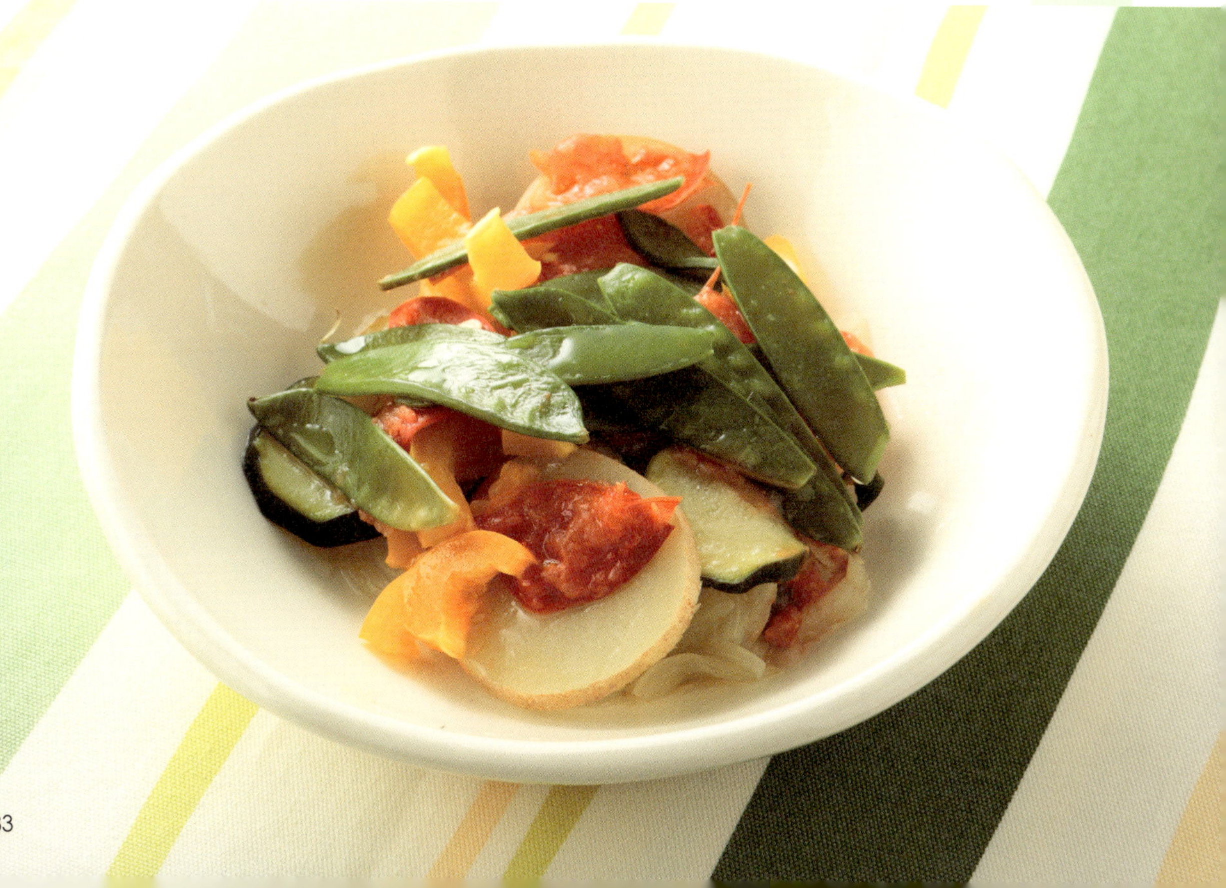

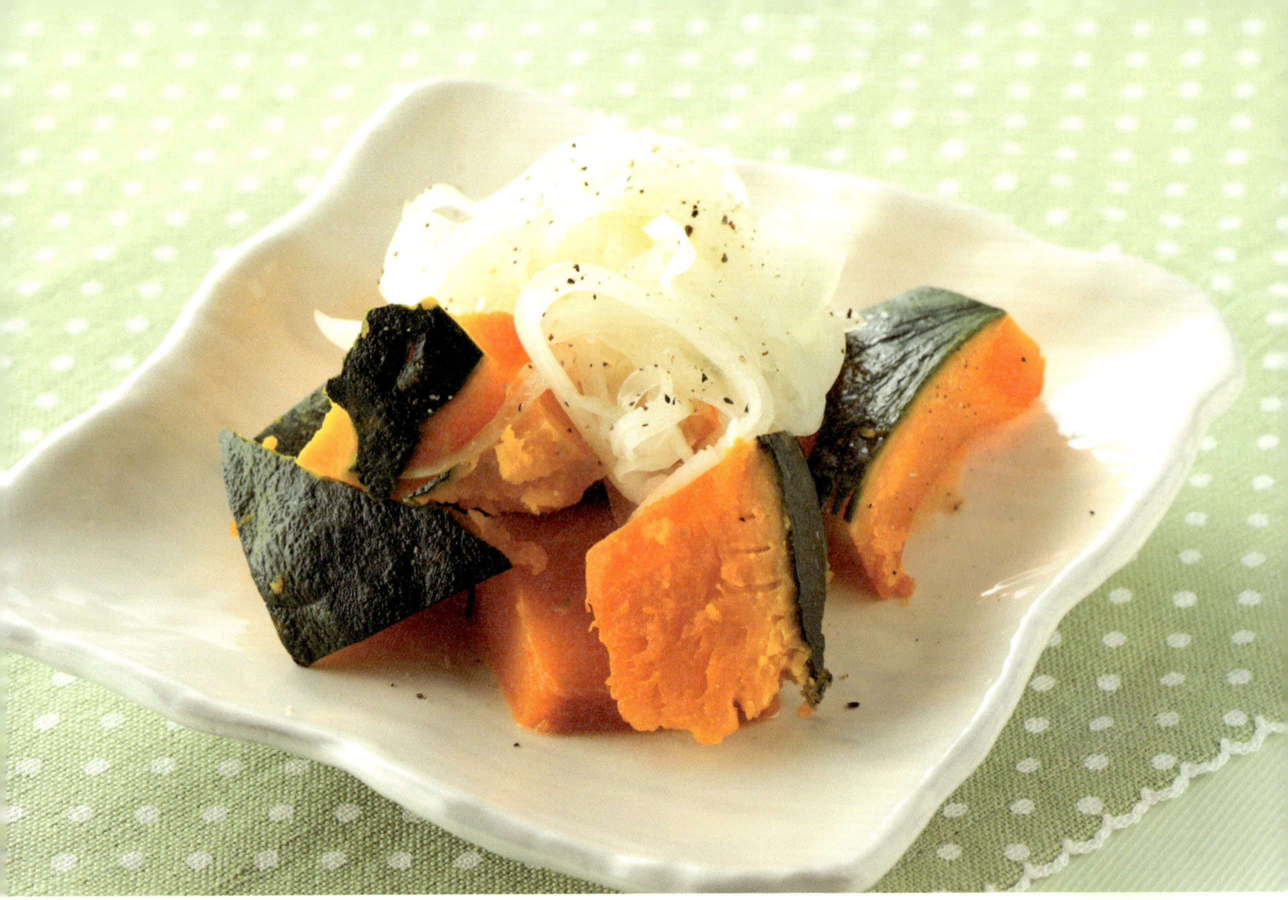

# かぼちゃのレンジ蒸し オニオンマリネのせ

1人分

| | |
|---|---|
| エネルギー | 139kcal |
| 塩分 | 0.8g |
| 食物繊維 | 4.3g |
| ビタミンA | 330μg |
| ビタミンE | 5.3mg |
| ビタミンC | 47mg |

**かぼちゃはβ-カロテンもビタミンEも豊富。レンジを使えば簡単に一品できあがります**

### 材料（2人分）

かぼちゃ………………200g
玉ねぎ（薄切り）…½個（100g）
a ┌白ワインビネガー・
　│油・水…………各大さじ½
　└塩………………小さじ⅓
こしょう（好みで）………少量

### 作り方

1 ボールにaを混ぜ合わせ、玉ねぎを加えて20分以上おく。

2 かぼちゃは6等分に切り、さっと水でぬらしてラップで包む。電子レンジ（600W）で2分30秒加熱してそのままさまし、フォークで一口大に割って皿に盛る。

3 1のオニオンマリネをのせて、好みでこしょうをふる。

**ワンポイントアドバイス**

オニオンマリネは、いろいろな野菜や魚、肉のおかずにも添えられます。

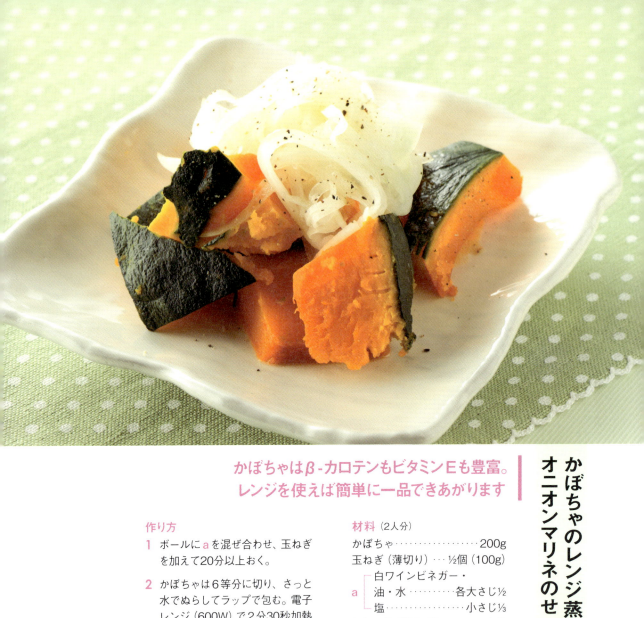

# かぼちゃのしょうが浸し

## かぼちゃの甘みがしょうがで引き立つ、肉にも魚にも合うおかず

**材料**（2人分）

かぼちゃ………… 1/10個（150g）
みりん…………………小さじ1
枝豆…………… さやつき100g
a ┌ だし ……………大さじ3
　│ おろししょうが
　│ …………… 小さじ1（5g）
　└ しょうゆ …………大さじ1/2

1人分

| | |
|---|---|
| エネルギー | 110kcal |
| 塩分 | 0.2g |
| 食物繊維 | 3.8g |
| ビタミンA | 254μg |
| ビタミンE | 3.8mg |
| ビタミンC | 36mg |

**作り方**

1 かぼちゃは種とわたをとり、長さを半分に切って1㎝幅のくし切りにする。耐熱皿にのせ、ふんわりラップをして電子レンジ（600W）で3分加熱し、みりんをふる。

2 枝豆は塩ゆでし、あら熱がとれたらさやを除く。

3 aを混ぜ、1、2をつけて5分以上おいて汁をきって盛る。



**ワンポイントアドバイス**

だしのうまみとしょうががおいしさのポイント。塩分控えめに仕上げられます。

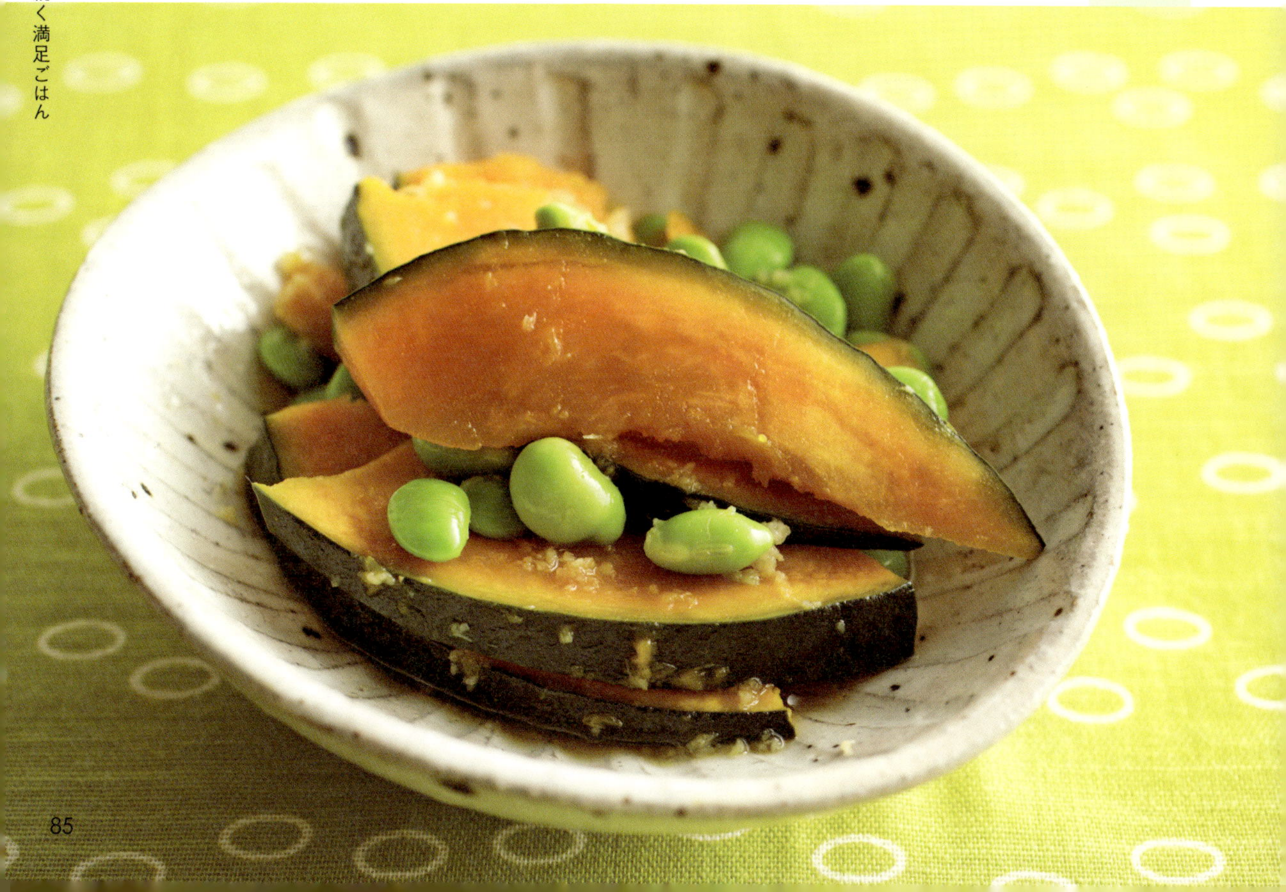

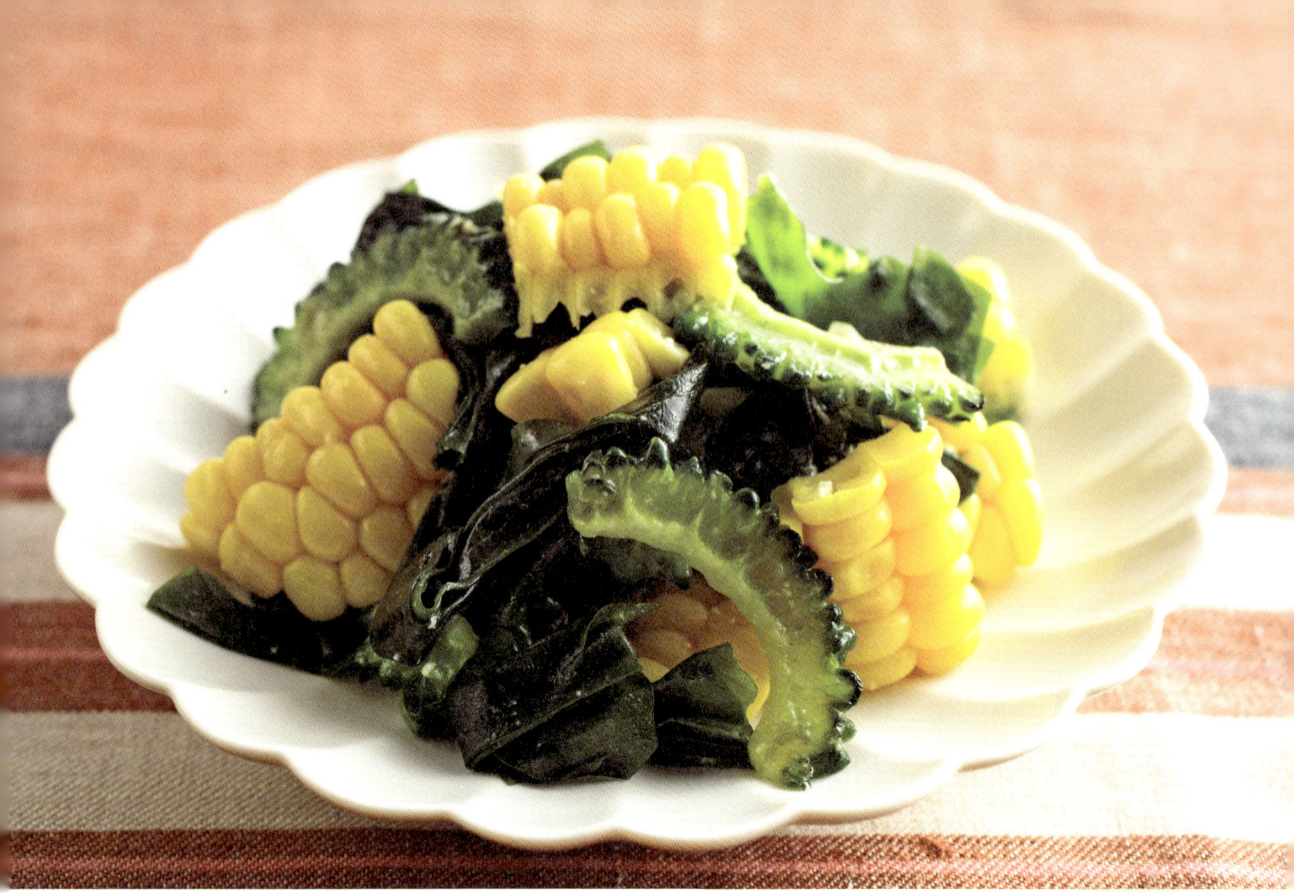

# ゴーヤーの酢みそあえ

**ゴーヤーにはビタミンCやミネラルがたっぷり。
わかめを合わせて食物繊維アップ**

## 材料（2人分）

ゴーヤー ……………… ⅓本（70g）
ごま油 ……………………… 小さじ1
とうもろこし ………… ⅓本（70g）
塩蔵わかめ
……………… 15g（もどして30g）

a
- 酢 ……………………… 小さじ1
- みそ …………………… 小さじ1
- 砂糖 …………………… 小さじ½

## 作り方

1 ゴーヤーは縦半分に切って種とわたをとり、2㎜幅に切る。フライパンにごま油を熱し、ゴーヤーを入れてさっといため、ふたをして1〜2分蒸し焼きにし、さます。

2 とうもろこしは洗ってラップで包み、1本あたり電子レンジ（600W）で4分加熱したらそのままさまし、⅓本分の実を包丁でそぎ、ほぐす。

3 わかめは洗い、たっぷりの水につけて3分ほどもどし、水けを絞って2㎝幅に切る。

4 ボールにaを混ぜてゴーヤーをあえ、とうもろこしとわかめをさっくり混ぜて盛る。

### ワンポイントアドバイス

あらかじめごま油でいためて苦味をやわらげます。

1人分

| | |
|---|---|
| エネルギー | 67kcal |
| 塩分 | 0.6g |
| 食物繊維 | 2.6g |
| ビタミンA | 11μg |
| ビタミンE | 0.4mg |
| ビタミンC | 29mg |

# 小松菜のシラスあえ

## 小松菜はビタミンはもちろん カルシウムも豊富です

**材料**（2人分）

小松菜（ゆでて切ったもの）……130g
しょうゆ……小さじ½
シラス干し……10g

**作り方**

1 小松菜にしょうゆをふってなじませて水けを絞る。ボールに入れ、シラスを加えてあえる。

| 1人分 | |
|---|---|
| エネルギー | 16kcal |
| 塩分 | 0.4g |
| 食物繊維 | 1.6g |
| ビタミンA | 176μg |
| ビタミンE | 1.0mg |
| ビタミンC | 14mg |

**ワンポイントアドバイス**

シラス干しは塩分が多いので、しょうゆを入れすぎないように気をつけましょう。

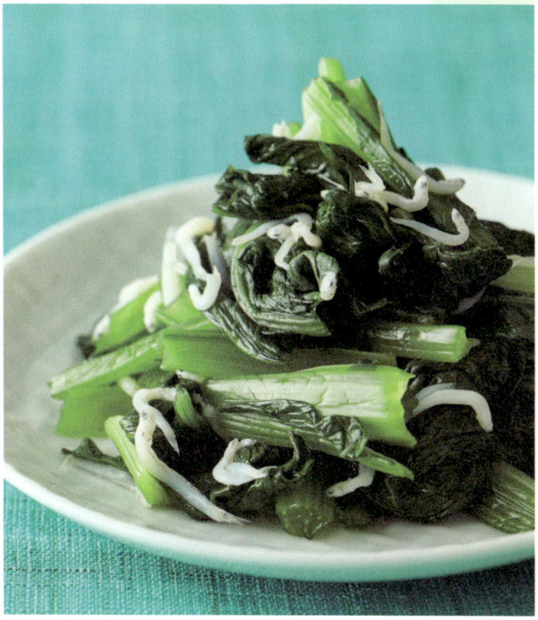

# ほうれん草と納豆のゆずこしょうあえ

## 納豆の粘りが青菜に合う ゆずこしょうがアクセント

**材料**（2人分）

ほうれん草（ゆでて切ったもの）……100g
納豆……1パック（50g）
添付のたれ……1袋
ゆずこしょう……小さじ4

**作り方**

1 ボールに納豆と添付のたれ、ゆずこしょうを入れて混ぜ、ほうれん草を加えてあえる。

| 1人分 | |
|---|---|
| エネルギー | 65kcal |
| 塩分 | 0.5g |
| 食物繊維 | 3.5g |
| ビタミンA | 225μg |
| ビタミンE | 1.4mg |
| ビタミンC | 10mg |

**ワンポイントアドバイス**

青菜は塩ゆでして、水にとって水気を切ったら3cm長さに切っておきます。冷蔵しておくと手早く使えて便利です。

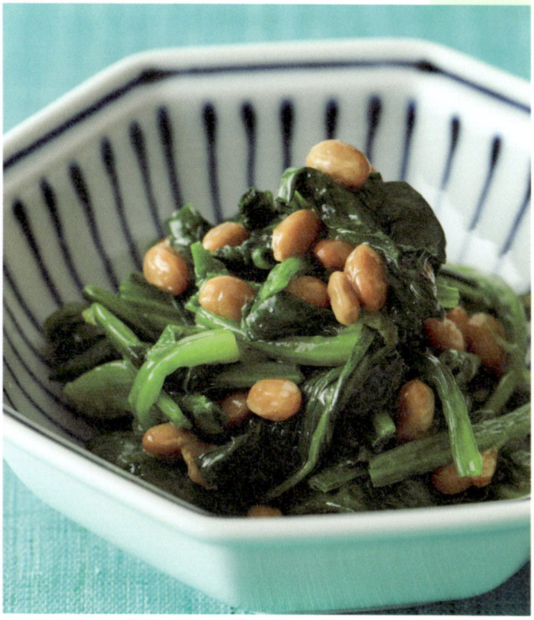

# 豆もやしとパプリカの黒ごまナムル

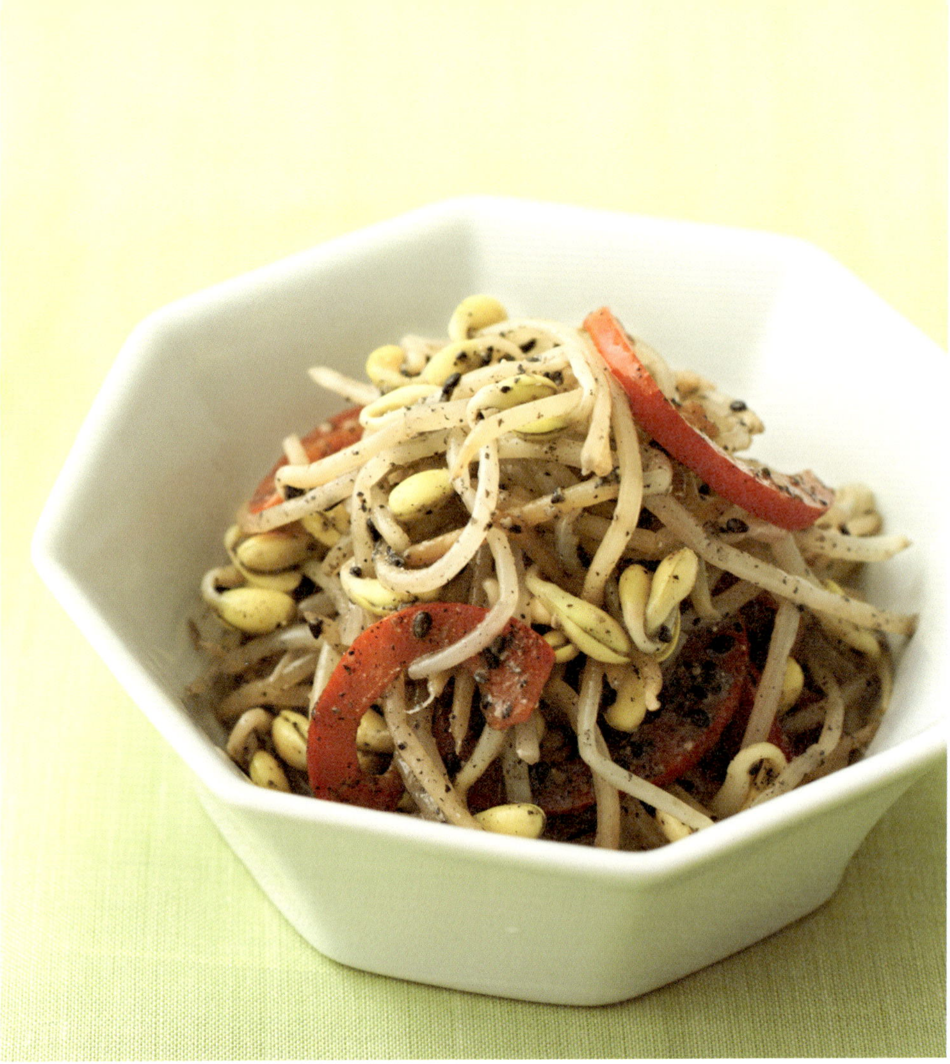

**一年中手に入るもやしを使った簡単な副菜。
パプリカの甘みとごまの風味がぴったり**

### 作り方

1 もやしとパプリカは耐熱容器に入れ、ラップをふんわりとかけて電子レンジ（600W）で2分加熱する。

2 一度とり出して軽く混ぜ、再びラップをかけて、電子レンジ（600W）で1分ほど加熱する。

3 2が熱いうちにaを加えてあえる。

### 材料（2人分）

大豆もやし……1袋（200g）
赤パプリカ（薄切り）……3個（30g）
a
すり黒ごま……大さじ2
ごま油……小さじ½
おろしにんにく・塩……各小さじ¼

**ワンポイントアドバイス**

大豆もやしは他のもやしより食物繊維が豊富です。いため物などにも活用しましょう。

1人分

| | |
|---|---|
| エネルギー | 88kcal |
| 塩分 | 0.6g |
| 食物繊維 | 3.3g |
| ビタミンA | 13μg |
| ビタミンE | 1.2mg |
| ビタミンC | 31mg |

# 赤パプリカのおかかあえ

**ビタミンEやCを豊富に含む赤パプリカは積極的にとりたい野菜の一つ**

### 材料（2人分）

赤パプリカ ········ 1個（140g）
削りガツオ ·················· 5g
しょうゆ··············小さじ1

### 作り方

1 赤パプリカは種をつけたまま細切りにし、耐熱皿に入れてラップをかける。電子レンジ（600W）で1分40秒加熱し、さます。

2 1に削りガツオとしょうゆを加え混ぜ、皿に盛る。

1人分

| エネルギー | 塩分 | 食物繊維 | ビタミンA | ビタミンE | ビタミンC |
|---|---|---|---|---|---|
| 32kcal | 0.5g | 1.1g | 62μg | 3.0mg | 19mg |

**ワンポイントアドバイス**

黄色のパプリカよりも、赤パプリカのほうがビタミンC、$\beta$-カロテンともに豊富です。

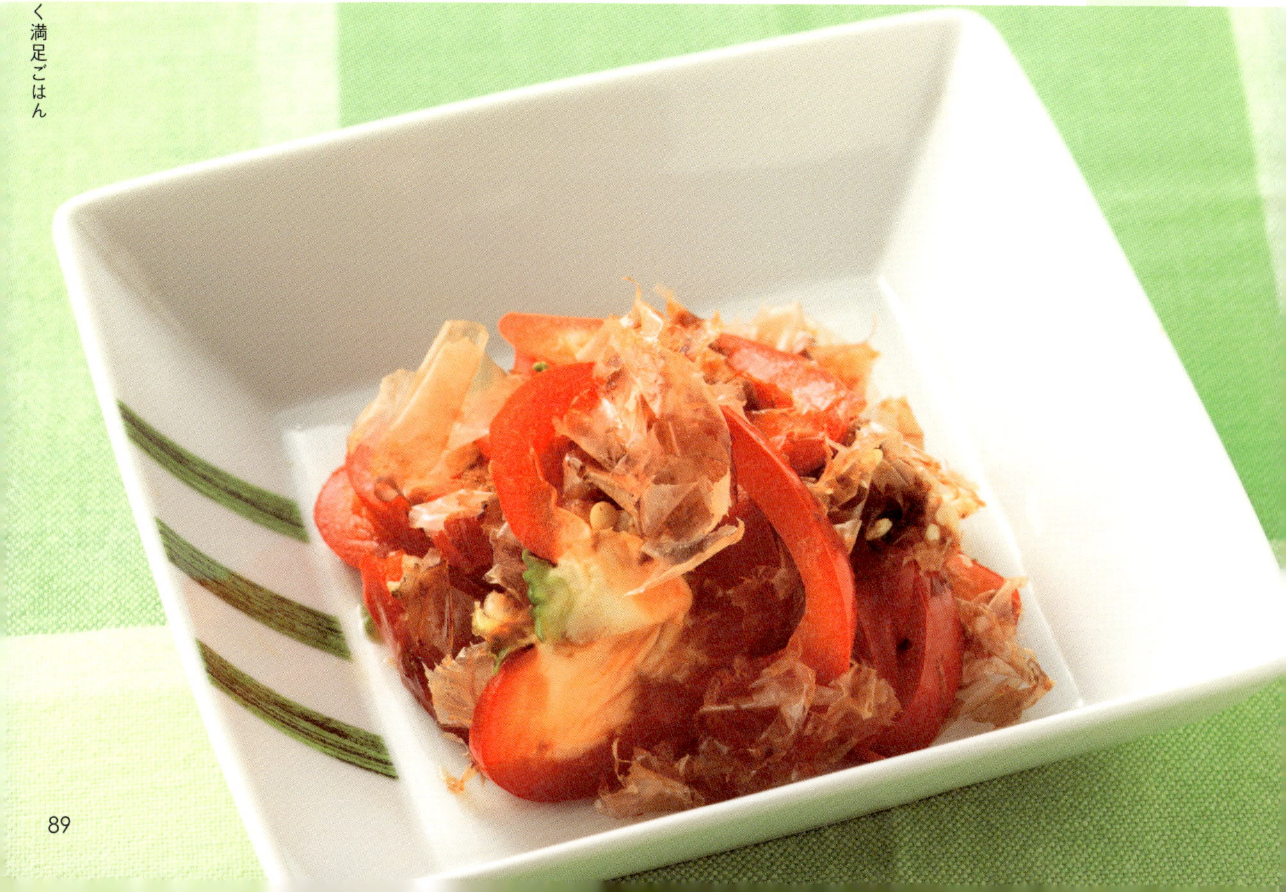

# レンジ蒸しなすの薬味だれ

## なすの皮の紫色は抗酸化成分のアントシアニン

**材料**（2人分）

なす……2本（160g）

a
- ねぎ（小口切り）……20g
- しょうがのみじん切り……小さじ½
- 酢・しょうゆ……各大さじ1
- 砂糖……大さじ½
- ごま油……小さじ1

**作り方**

1 なすはへたを除き、縦8等分に切る。ポリ袋に入れ、口は閉じずに電子レンジ（600W）で2分～2分30秒加熱する。袋に入れたままさまし、水けをきる。

2 ボールにaを混ぜ合わせて薬味だれを作る。1を加え、全体をからめて器に盛る。

| 1人分 | |
|---|---|
| エネルギー | 57kcal |
| 塩分 | 1.3g |
| 食物繊維 | 2.0g |
| ビタミンA | 7μg |
| ビタミンE | 0.3mg |
| ビタミンC | 5mg |

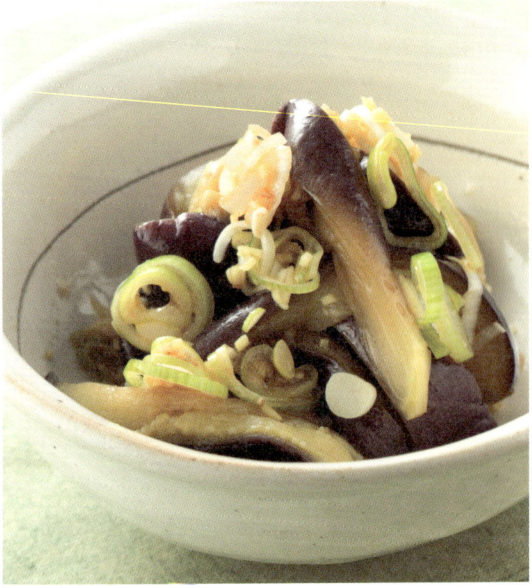

# にんじんのクミンいため

## ごく細いせん切りにすると味がなじみやすくなります

**材料**（2人分）

にんじん……80g
オリーブ油……小さじ1
クミンシード……小さじ⅕
砂糖……小さじ½
塩……ミニスプーン⅔

**作り方**

1 にんじんはスライサーでごく細いせん切りにする。

2 フライパンにオリーブ油とクミンシードを入れて火にかけ、香りが立ったら1を加えていためる。砂糖を加えてさっといため、塩で味をととのえる。

| 1人分 | |
|---|---|
| エネルギー | 37kcal |
| 塩分 | 0.4g |
| 食物繊維 | 1.0g |
| ビタミンA | 276μg |
| ビタミンE | 0.4mg |
| ビタミンC | 2mg |

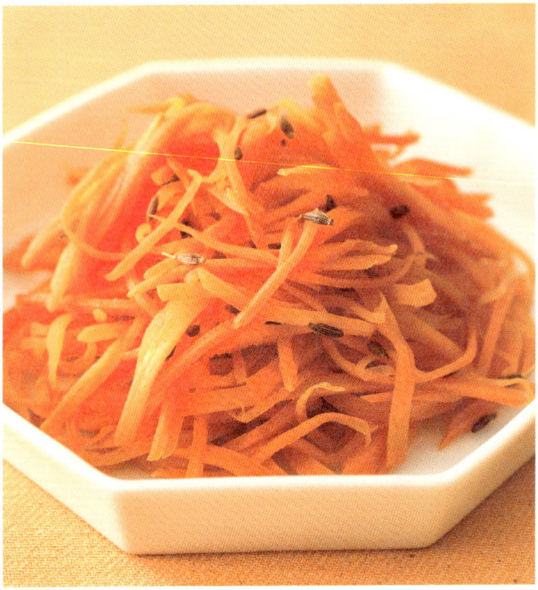

# 根菜のめんつゆいため

**いためてから軽く煮たあっさり味のお惣菜。**
**食物繊維がたっぷりとれます**

**材料**（2人分）

にんじん……5〜6㎝（60g）
ごぼう……約⅓本（60g）
こんにゃく……100g
a めんつゆ（3倍濃縮）……大さじ1
a 酒……大さじ1
a 水……½カップ
油……大さじ½
削りガツオ……2g

**作り方**

1 にんじんは乱切り、ごぼうはたわしで洗って乱切りにし、さっと水に通して水けをきる。こんにゃくはスプーンで小さくちぎって水から入れてゆでこぼし、水けをきる。

2 小なべに油を熱し、こんにゃく、ごぼう、にんじんを順に加えていため、aを加えてふたをし、中火から中火弱で10〜12分、水けがなくなるまで煮て、削りガツオをまぶして盛る。

| 1人分 | |
|---|---|
| エネルギー | 60kcal |
| 塩分 | 0.9g |
| 食物繊維 | 3.5g |
| ビタミンA | 207μg |
| ビタミンE | 0.5mg |
| ビタミンC | 3mg |



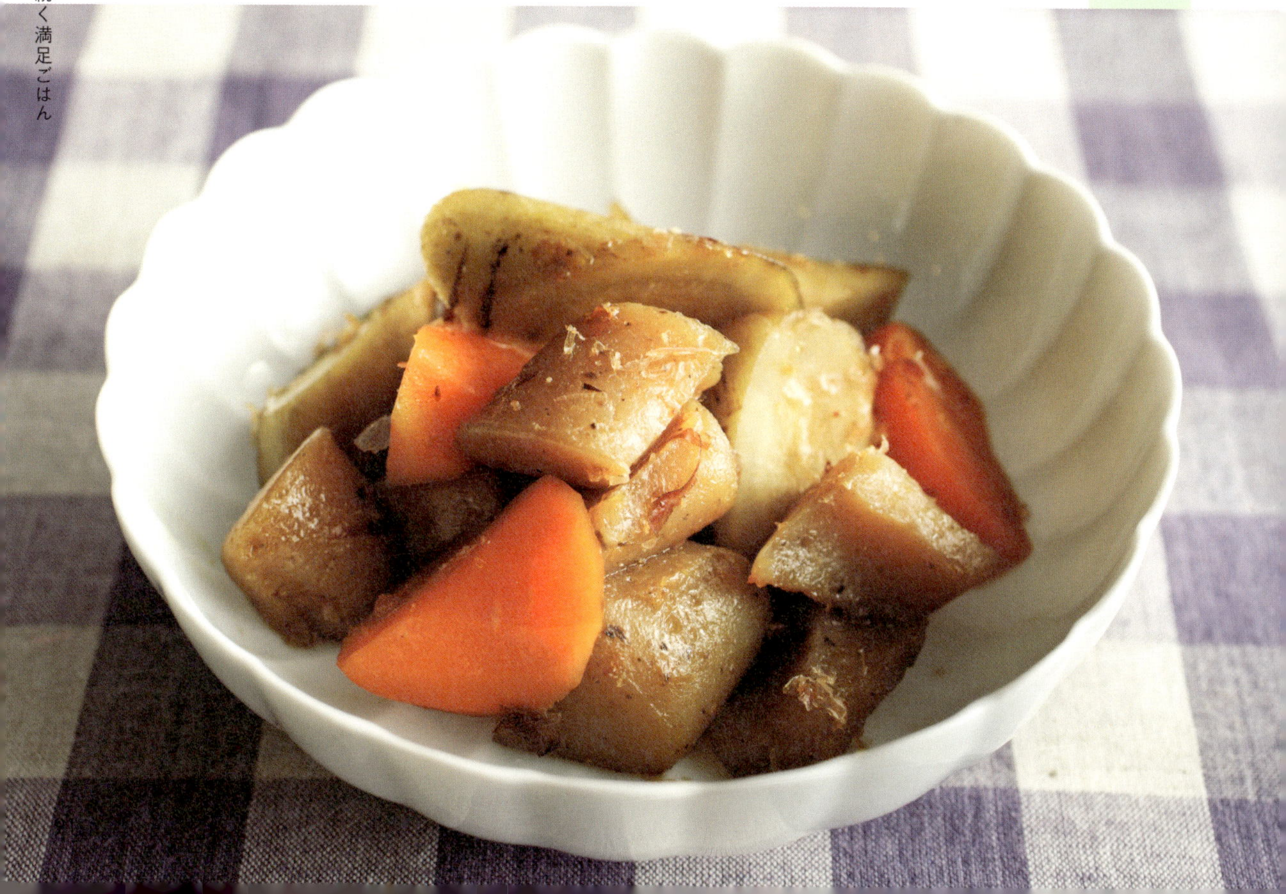

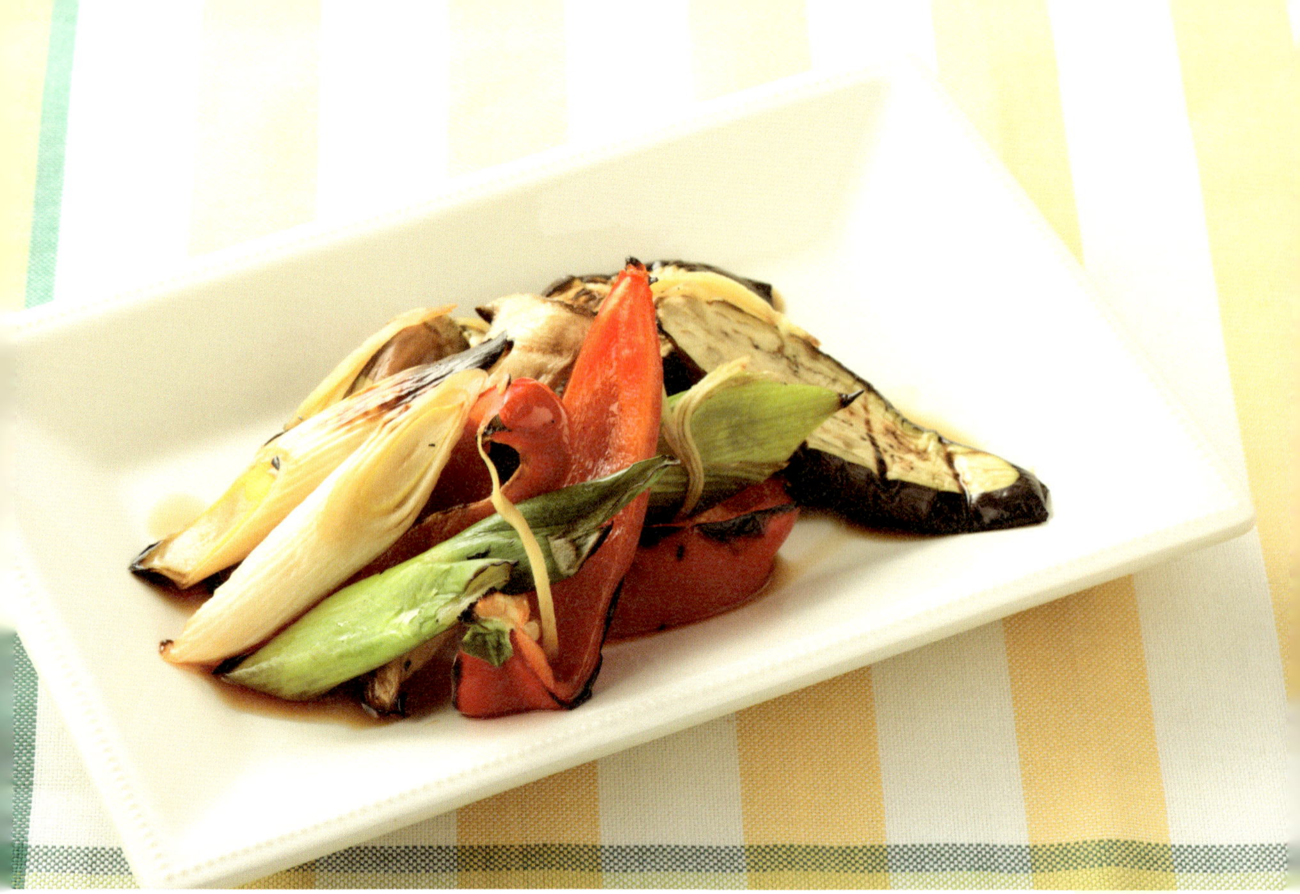

# 野菜の焼き浸し

しょうがの風味をきかせた焼き浸しです。
めんつゆを使えば失敗知らず

**材料**（2人分×2回）

なす……………2本（160g）
ねぎ……………1本（100g）
赤パプリカ………1個（120g）
エリンギ……1パック（100g）
しょうがの薄切り……2〜3枚
めんつゆ（2倍濃縮）・水
……………………各¼カップ

**作り方**

1 保存容器にめんつゆと水を入れ、細切りにしたしょうがを加える。

2 なすは1cm厚さの縦に切り、ねぎは1cm厚さの斜め切りにする。赤パプリカとエリンギは食べやすい大きさに切る。

3 グリルの焼き網に野菜を並べ、両面に焼き色が少しつくまで焼く。

4 しんなりとなったら1に浸し、ふたをして味をなじませる。

1人分

| | |
|---|---|
| エネルギー | 83kcal |
| 塩分 | 1.4g |
| 食物繊維 | 5.7g |
| ビタミンA | 63μg |
| ビタミンE | 2.9mg |
| ビタミンC | 112mg |

**ワンポイントアドバイス**

ズッキーニやアスパラガスなど季節の野菜でアレンジしても。冷蔵庫で2〜3日保存できます。

# 酢キャベツ

**すりごまやオリーブ油をかけてもおいしい。色が変わったらいためたり、肉と蒸し焼きにしても**

**材料**（8人分）

キャベツ …………… ½個（500g）
酢 ………………… 大さじ2～3
塩・砂糖 …………… 各小さじ1

**作り方**

1 キャベツは半分に切って太い芯をとって洗い、上下に切り分け、下の葉脈が太い部分は葉脈を切るようにせん切り、上はやや太めのせん切りにし、保存袋に入れる。

2 塩と砂糖をふり混ぜ、酢を加えてよく混ぜ、ときどき上下を返し、1時間ほどしたら空気を抜いて冷蔵庫で保存する。1日1回上下を返し、空気は抜いておく。そのまま1週間ほど保存可能。

1人分

| | |
|---|---|
| エネルギー | 16kcal |
| 塩分 | 0.4g |
| 食物繊維 | 1.1g |
| ビタミンA | 3μg |
| ビタミンE | 0.1mg |
| ビタミンC | 26mg |

## Arrange 酢キャベツアレンジのトマトスープ

**材料**（2人分）

玉ねぎ ……………… ½個（100g）
酢キャベツ（汁けをきって）…… 50g
トマトジュース（無塩）…… 1カップ
a 水 ………………… ½カップ
a 酒 ………………… 大さじ1
a チキンコンソメ ………… ½個
卵 …………………… 2個
オリーブ油 ……………… 大さじ½
塩 …………………… ミニスプーン½
こしょう …… 少量　パセリ …… 適量

**作り方**

1 玉ねぎは薄切りにする。

2 厚手のなべにオリーブ油を熱し、1をしんなりするまでいため、酢キャベツとトマトジュース、aを加えて煮立てる。卵を割りいれ、ふたをして3分ほど煮る。

3 塩、こしょうで味をととのえて盛る。あればちぎったパセリをふる。

1人分

| | |
|---|---|
| エネルギー | 159kcal |
| 塩分 | 1.3g |

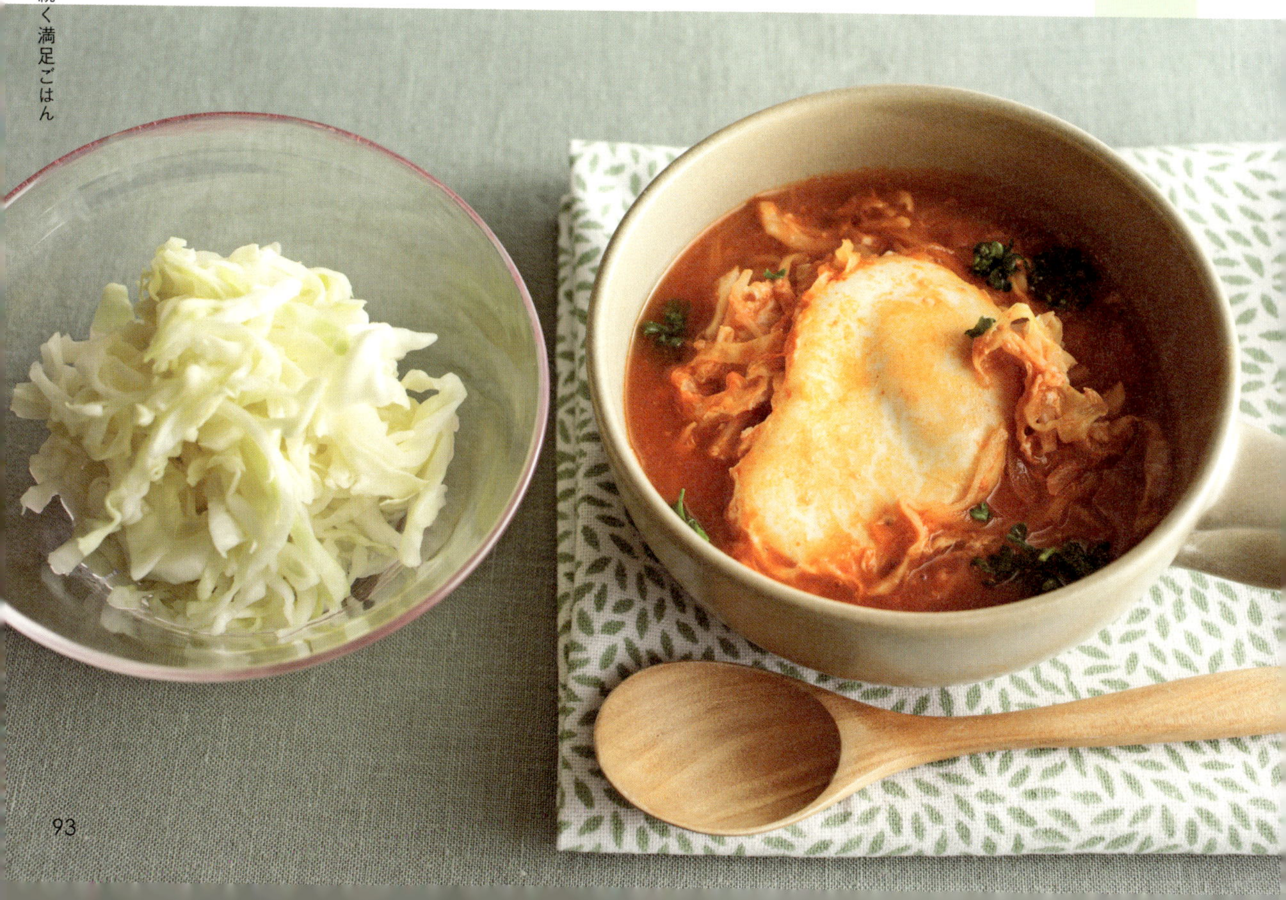

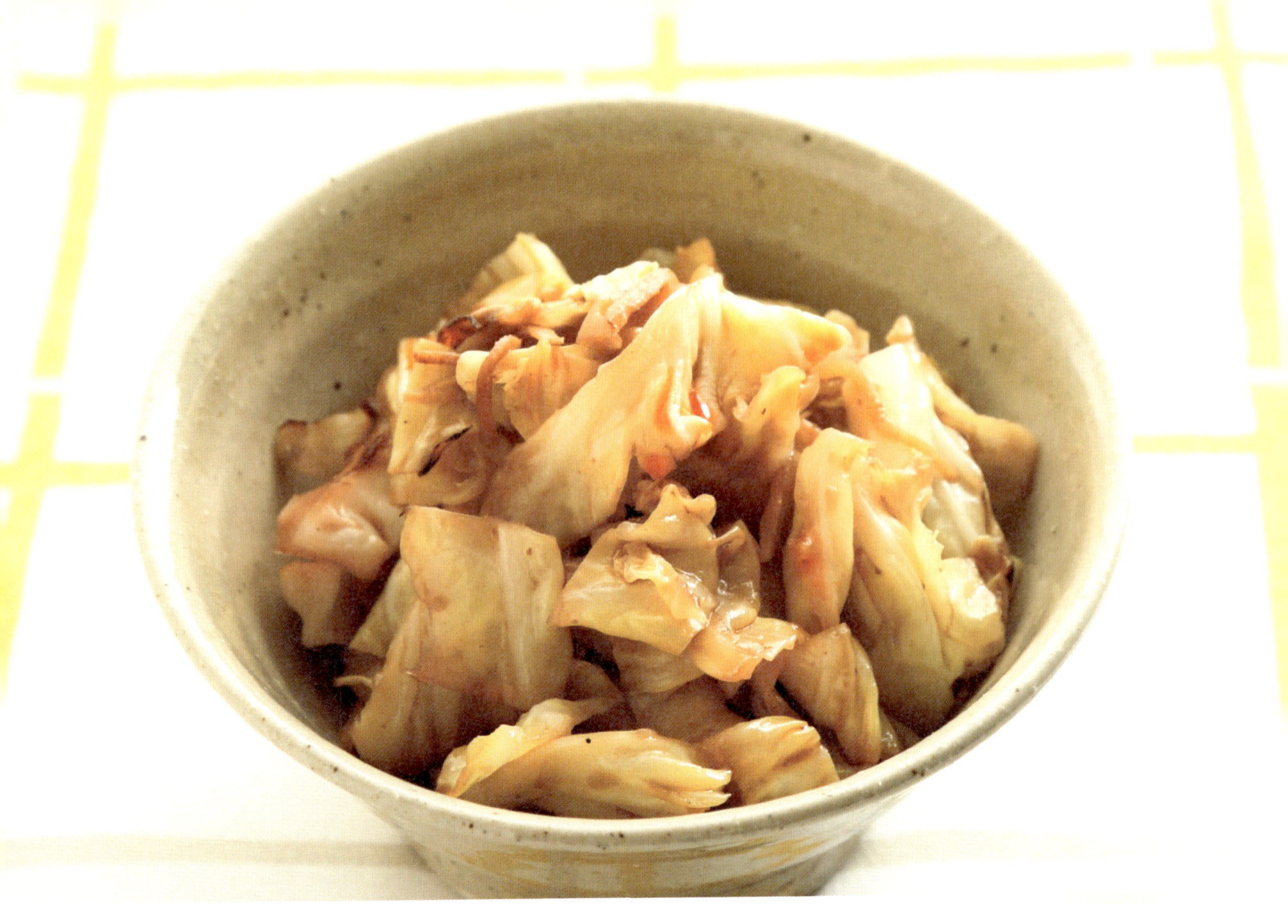

# キャベツの辣白菜《らーぱーつぁい》風

**甘酢や辣油で塩漬け白菜をあえる中国の漬物をヒントに。**
**キャベツの芯に近い甘みのある部分を使って**

| 1人分 | |
|---|---|
| エネルギー | 66kcal |
| 塩分 | 0.5g |
| 食物繊維 | 2.0g |
| ビタミンA | 4μg |
| ビタミンE | 0.1mg |
| ビタミンC | 41mg |

### 材料（2人分）

- キャベツ（芯に近い黄色い部分がおすすめ）……200g
- しょうが……1かけ
- ごま油……小さじ1
- a
  - 黒酢……大さじ2
  - しょうゆ・砂糖……各小さじ1
  - 辣油《らーゆ》……小さじ⅓
  - 花椒《ほわじゃお》（または粉ざんしょう）……あれば少量

### 作り方

1. キャベツは1.5cm幅に切り、しょうがはせん切りにする。
2. フライパンにごま油を強めの中火で熱し、1を入れて1～2分いためる。aを加え、煮立ったら火を消す。

**ワンポイントアドバイス**

作ってすぐでも食べられますが、さめてからのほうがおいしく食べられます。冷蔵庫で１週間保存できます。

# 青菜のオイル蒸し

## 酸化しにくいオリーブ油を使った
## 作りおきできるオイル蒸し

**材料**（作りやすい分量）

青菜（菜の花）……………300g
オリーブ油……………大さじ½
にんにく（薄切り）…………1かけ
赤とうがらし（小口切り）……少量
塩……………………小さじ⅔
こしょう……………………少量

**作り方**

1 青菜は4～5㎝長さに切る。

2 厚手のなべに1とほかの全材料を入れてさっくりと混ぜる。ふたをして中火にかけ、3分蒸し煮にする。火を消し、さめたら保存容器に移す。

**ワンポイントアドバイス**

冷蔵庫で3～4日保存できます。このほかに小松菜、青梗菜、ブロッコリーでもできます。ブロッコリーは小房に分けて。加熱時間は小松菜、青梗菜は2分、ブロッコリーは4分ほど。

1人分

| | |
|---|---|
| エネルギー | 68kcal |
| 塩分 | 0.8g |
| 食物繊維 | 3.2g |
| ビタミンA | 136μg |
| ビタミンE | 2.5mg |
| ビタミンC | 98mg |

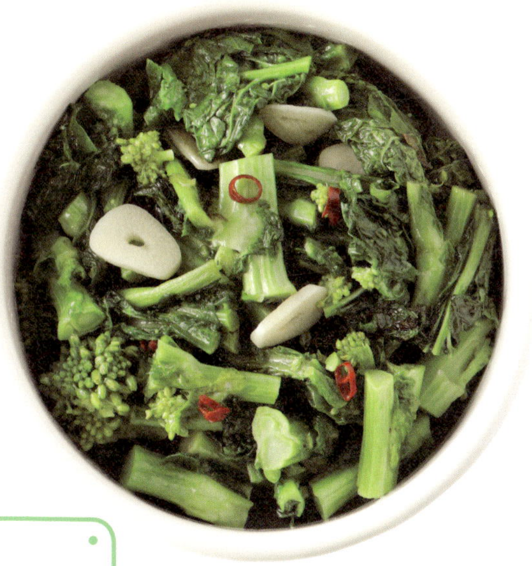

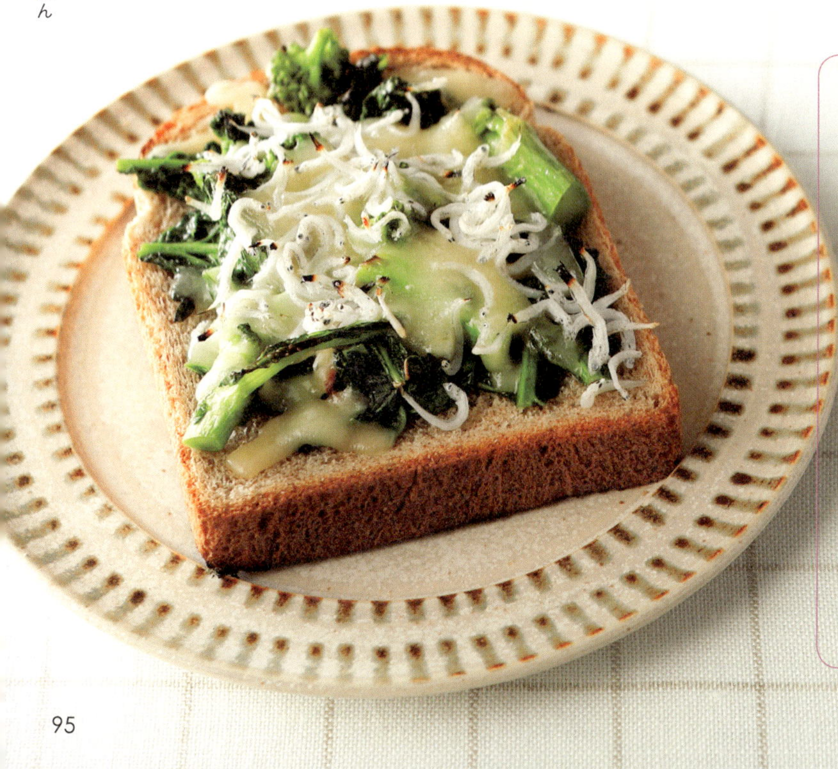

Arrange

## 青菜とシラスのチーズトースト

**材料**（2人分）

青菜のオイル蒸し………½量
全粒粉食パン……6枚切り2枚
シラス干し……………10g
とろけるチーズ…………20g

**作り方**

1 パンに汁けをきった青菜のオイル蒸し、シラス、チーズを等分にのせ、オーブントースターでこんがりと焼く。

1人分

| | |
|---|---|
| エネルギー | 塩分 |
| 266kcal | 1.8g |

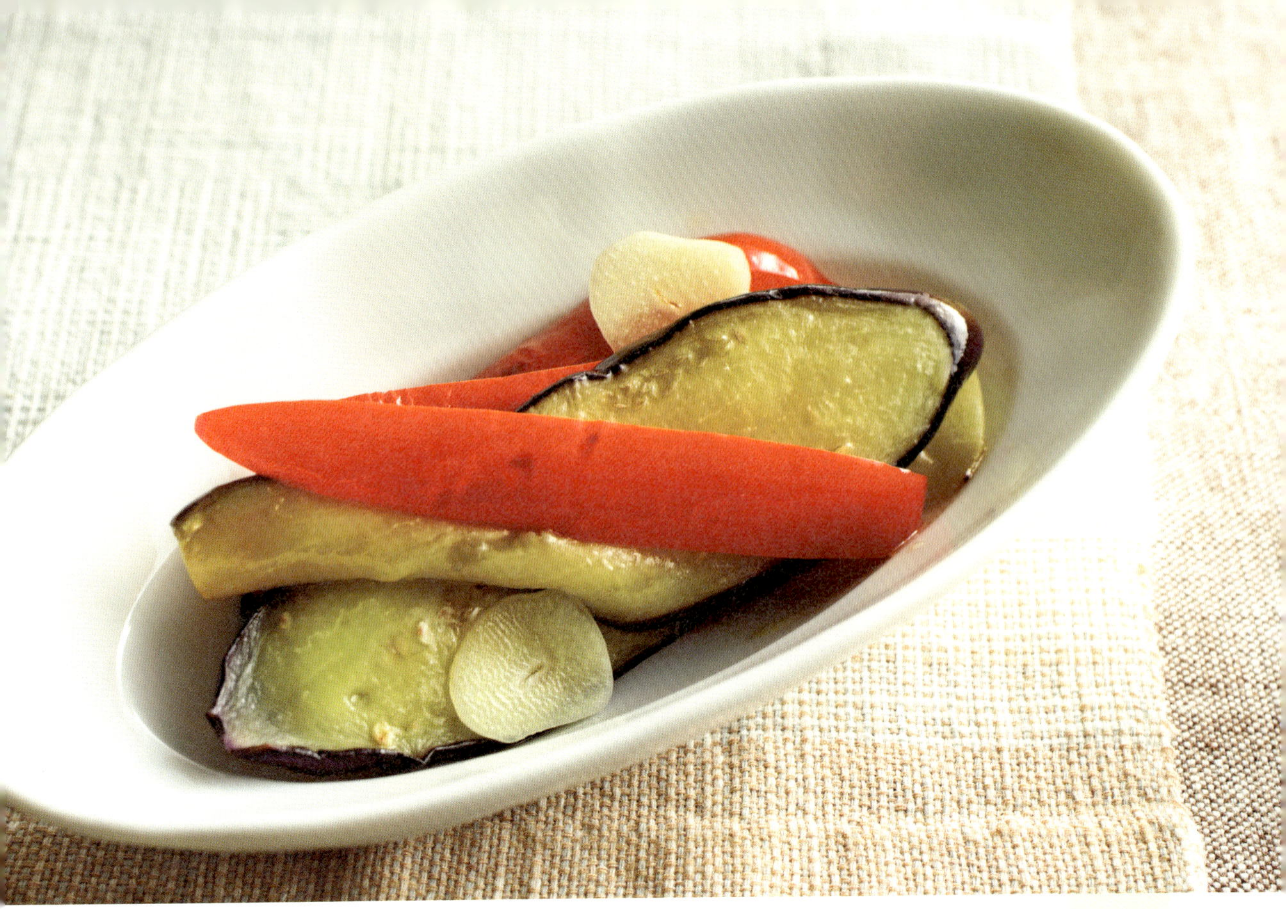

# パプリカとなすのにんにくマリネ

**白ワインビネガーのキリッとした酸味を効かせて。ワインのお供にぴったり**

**材料**（2人分）

赤パプリカ ……… ½個（60g）
なす ……………… 1個（80g）
オリーブ油 …………大さじ1
にんにく（薄切り）…． 3～4枚
白ワインビネガー（または酢）
……………………大さじ½
塩 ……………………… ミニスプーン1

**作り方**

1 赤パプリカは1㎝幅に切る。なすは縦3～5㎜幅に切り、塩少量（分量外）を加えた水に5分ほどつけ、水けをふく。

2 フライパンにオリーブ油を中火で熱し、なすとあいているところにパプリカを入れてふたをして2分、上下を返してふたをして1分焼き、ボールにとり出し、白ワインビネガー、塩、にんにくをからめ、さめるまでおく。

1人分

| | |
|---|---|
| エネルギー | 76kcal |
| 塩分 | 0.5g |
| 食物繊維 | 1.5g |
| ビタミンA | 31μg |
| ビタミンE | 1.9mg |
| ビタミンC | 53mg |

**ワンポイントアドバイス**

マリネ液ごと保存容器に入れて、冷蔵庫で4～5日保存できます。

# ブロッコリーのみそ汁

**だしはじゃこからとるという新発想。**
**カルシウムもとれて、時短にもなります**

## 材料（2人分）

ブロッコリー ····大⅓個（100g）
ねぎ ················ ⅓本（30g）
ちりめんじゃこ ·· 大さじ1（5g）
水 ··················· 1½カップ
みそ ···················大さじ1

## 作り方

1 ブロッコリーは小さめに切り分け、水に3分つけ、水けをきる。

2 ねぎは斜め薄切りにする。

3 小なべに水とじゃこを入れて火にかけ、煮立ったら1を入れて、再び煮立ったらねぎをのせてふたをし、1分半ほど煮る。

4 みそをとき入れ、再び煮立ってきたら火を消して盛る。

1人分

| エネルギー | 塩分 | 食物繊維 | ビタミンA | ビタミンE | ビタミンC |
|---|---|---|---|---|---|
| 44kcal | 1.3g | 3.0g | 41µg | 1.3mg | 62mg |

**ワンポイントアドバイス**

ブロッコリーを水に浸しておくと、汁に入れてもシャキッとした食感が残ります。

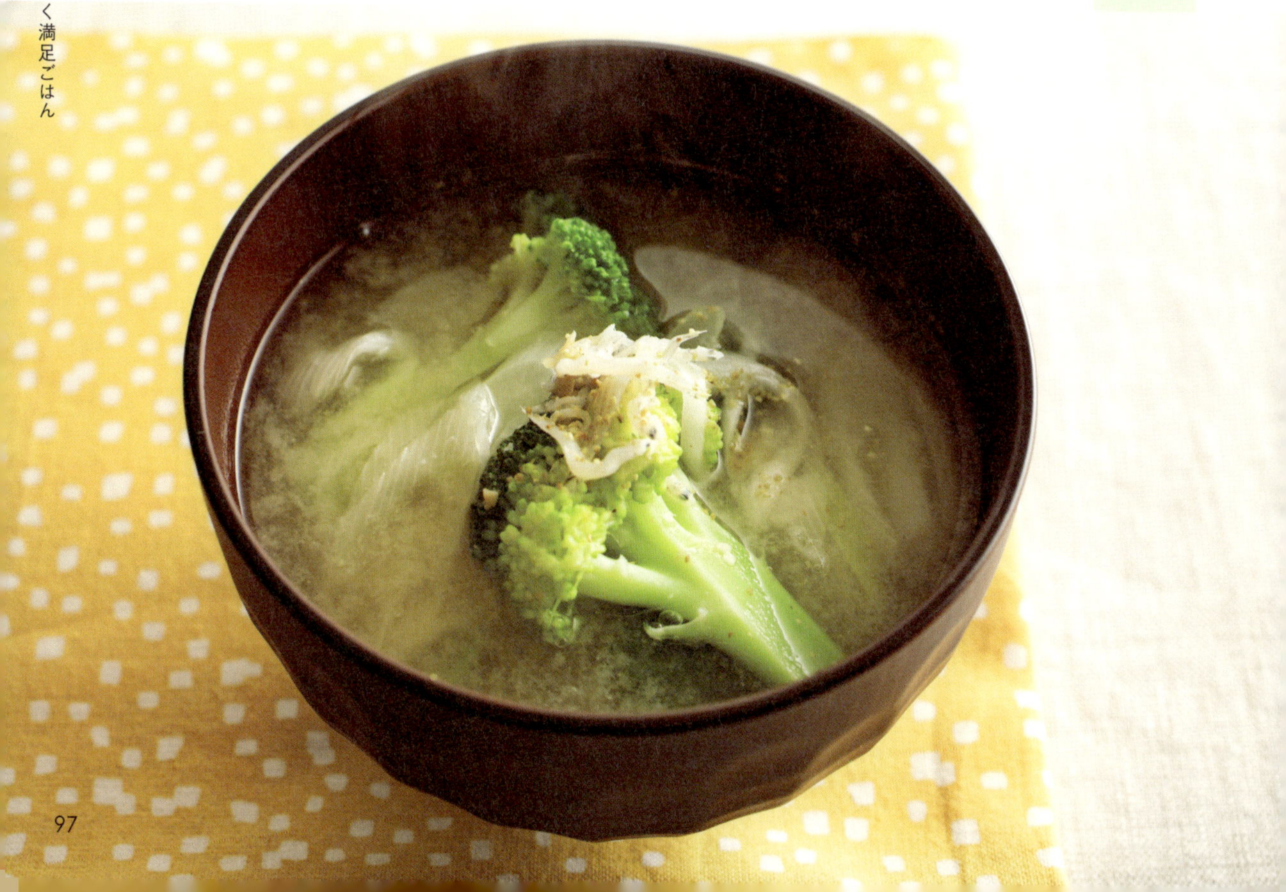

**大豆・大豆製品のおかず**

調理次第で主菜にも副菜にもなります。

# 豆腐と豚肉のフライパン蒸し 梅肉だれ

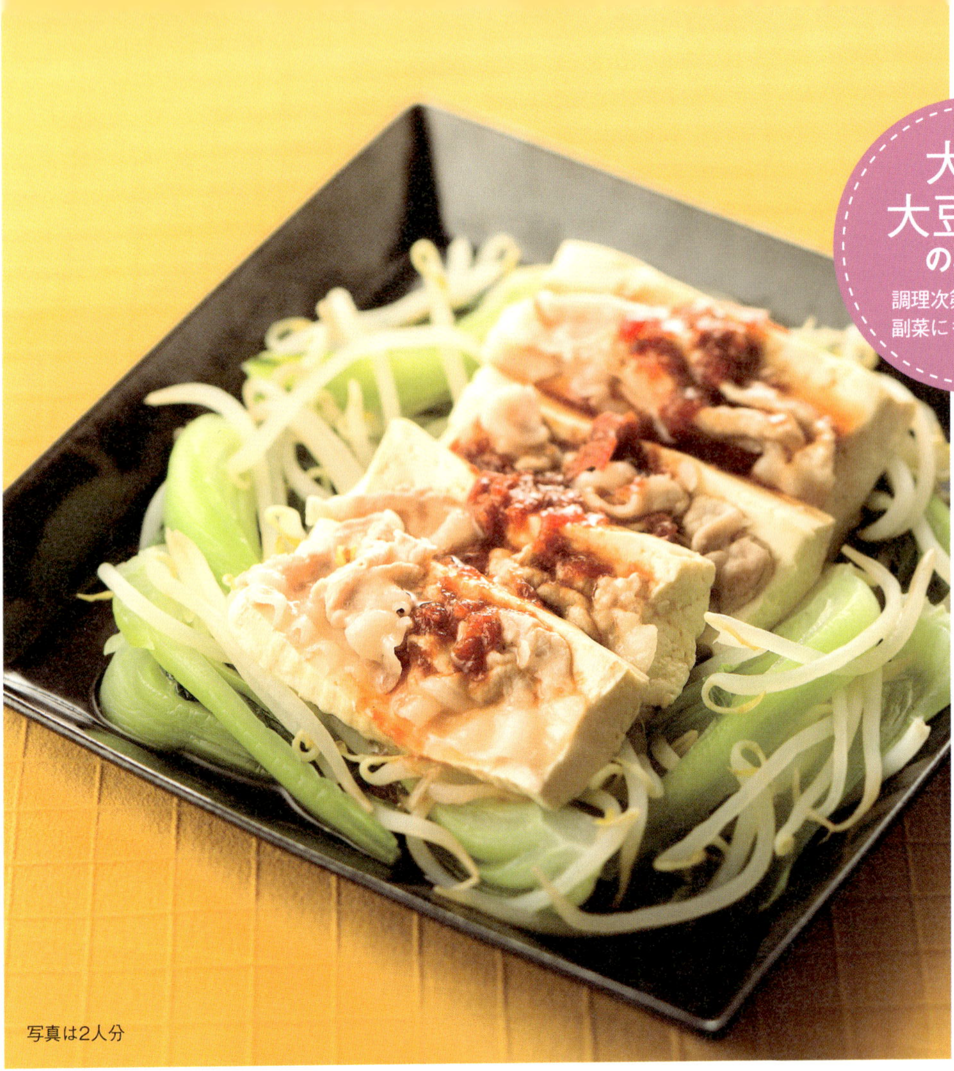

写真は2人分

**豆腐の水分で、野菜もいっしょに蒸します。肉の風味が豆腐に移って少しの肉でも満足**

## 作り方

1. 青梗菜は葉と軸とに切り分け、軸はくし形に切り、洗って水けをきる。
2. フライパンに豆腐を並べ、上に豚肉を1枚ずつのせ、まわりに青梗菜ともやしを置く。肉の上に酒をふり、水を注ぎ入れる。ふたをして中火にかけ、煮立ったら3分ほど、肉の色が完全に変わるまで蒸す。
3. 汁けをしっかりきって器に盛る。混ぜ合わせたaをかける。

## 材料（2人分）

- もめん豆腐（4枚に切る）……⅔丁（200g）
- 豚ロースしゃぶしゃぶ用肉……4枚（40g）
- 青梗菜《ちんげんさい》……大1株（150g）
- もやし……½袋（100g）
- 酒…大さじ1　水…¼カップ
- a
  - 梅肉（塩分15%のもの）……小さじ1
  - ポン酢しょうゆ（市販品）……大さじ1
  - 油……小さじ1
  - こしょう……少量

1人分

| エネルギー | 塩分 | 食物繊維 |
| --- | --- | --- |
| 164kcal | 1.2g | 2.1g |

# 冷ややっこのとろとろがけ

**マンネリになりがちな冷ややっこに
食物繊維の宝庫、ねばねば食材をのせるだけ**

### 材料（2人分）

絹ごし豆腐（半分に切る）…………300g
モロヘイヤ ……… 1束（100g）
長芋（皮をむく）…………100g
オクラ …………………… 3本
ポン酢しょうゆ（市販品）…………大さじ2

### 作り方

1 モロヘイヤはやわらかい茎と葉を摘み、さっとゆでて水けを絞り、あらく刻む。オクラはさっとゆでて小口切りにする。

2 長芋はポリ袋などに入れ、小さめの一口大になる程度にめん棒などでたたいて砕く。

3 ボールに1、2とポン酢しょうゆを入れて混ぜ合わせる。

4 器に豆腐を盛り、3をかける。

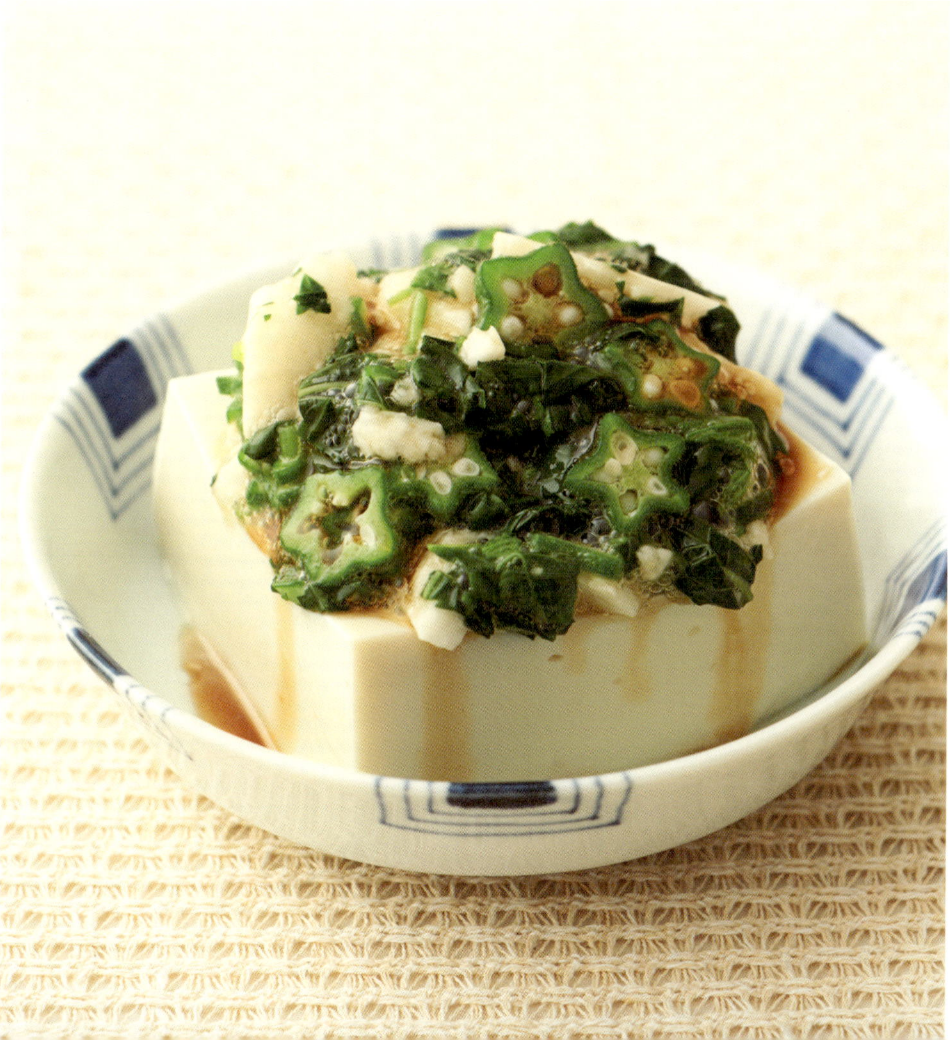

1人分
エネルギー 148kcal
塩分 1.1g
食物繊維 4.5g

# 厚揚げと豚肉、ほうれん草のカレーしょうがいため

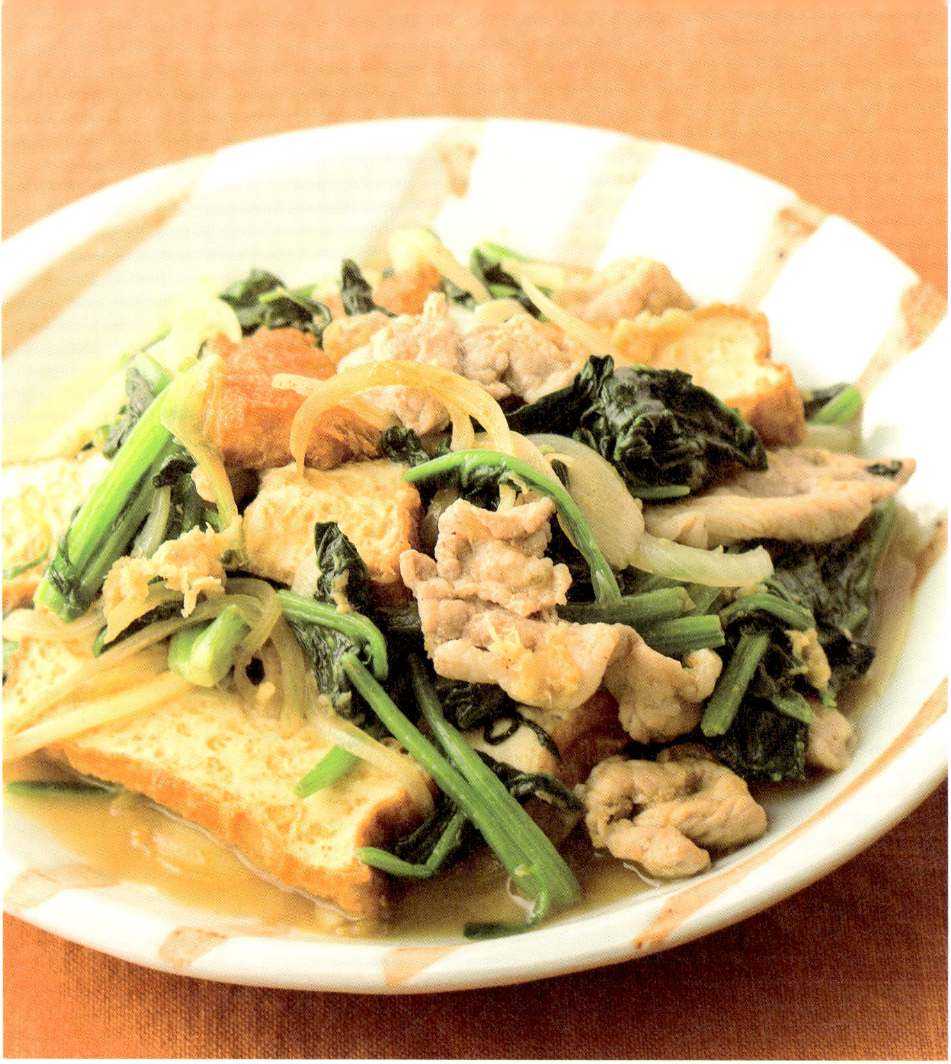

**食べ応えのある厚揚げをいためものに。**
**カレー粉としょうがの組み合わせでカレーの風味がアップ**

### 材料（2人分）

- 厚揚げ（絹揚げ）……120g
- 豚もも薄切り肉…大2枚（60g）
- a
  - 塩……ミニスプーン½弱（0.4g）
  - 酒……小さじ1
- ほうれん草……150g
- 塩……ミニスプーン½（0.5g）
- 玉ねぎ（薄切り）……¼個（50g）
- 油……小さじ2
- カレー粉……小さじ¼
- b
  - おろししょうが…小さじ1
  - しょうゆ……小さじ1
  - 顆粒鶏がらだし…小さじ¼
  - 酒……大さじ½

### 作り方

1 厚揚げは熱湯をかけて油抜きをし、8㎜厚さに切る。豚肉は3㎝幅に切り、aをふる。ほうれん草は根元を十字に切って洗い、4㎝幅に切る。

2 フライパンに油小さじ1を熱し、ほうれん草をさっといため、塩をふり混ぜ、水大さじ2を加えてふたをする。30秒たったらざるにあげ、汁けを絞る。

3 フライパンをふいて残りの油を熱し、豚肉をほぐしながら入れる。玉ねぎと厚揚げも並べ入れてふたをし、弱めの中火で1分半ほど蒸し焼きにする。上下を返してさっと焼き、2を戻し入れる。カレー粉を加えていため、bを加えて手早くいためる。

1人分

| エネルギー | 塩分 | 食物繊維 |
| --- | --- | --- |
| 211kcal | 1.1g | 3.1g |

# ゆで大豆入り キーマカレーライス

**肉少なめでも大豆からたんぱく質がとれるヘルシーカレー。トマトも1個分入ってます**

1人分

| エネルギー | 塩分 | 食物繊維 |
|---|---|---|
| 614kcal | 2.2g | 9.7g |

## 材料（2人分）

- ゆで大豆（市販品）……100g
- 牛ひき肉……40g
- 玉ねぎ……小1個（100g）
- トマト……200g
- エリンギ……70g
- 油……小さじ2
- にんにく（みじん切り）…小1かけ
- 小麦粉……小さじ2
- カレー粉……大さじ1
- a
  - しょうが（すりおろす）…1かけ
  - ロリエ……1枚
  - 酒……大さじ1
  - 湯……1カップ
- b
  - ウスターソース…小さじ1½
  - しょうゆ……大さじ1
  - 塩・こしょう……各少量
- 温かい胚芽精米ごはん……400g
- きゅうりのピクルス…好みで適量

## 作り方

1. 野菜ときのこは1㎝角に切る。
2. なべに油とにんにくを入れて香りよくいため、玉ねぎ、ひき肉を加えてさっといためる。小麦粉をふり入れ、カレー粉の半量を加えてさらにいため合わせる。
3. トマト、エリンギ、a、ゆで大豆を加え、ときどき混ぜながら煮る。煮立ったら弱火にし、15分ほど煮込む。残りのカレー粉とbを加え、調味する。
4. 器にごはんと3を盛り、ピクルスを添える。

### ワンポイントアドバイス

市販のカレールーを使う場合は、小麦粉とカレー粉、bは使わず、作り方2で肉をいためたら作り方3に進み、煮込む前にルーを加えて味をみながら仕上げましょう。

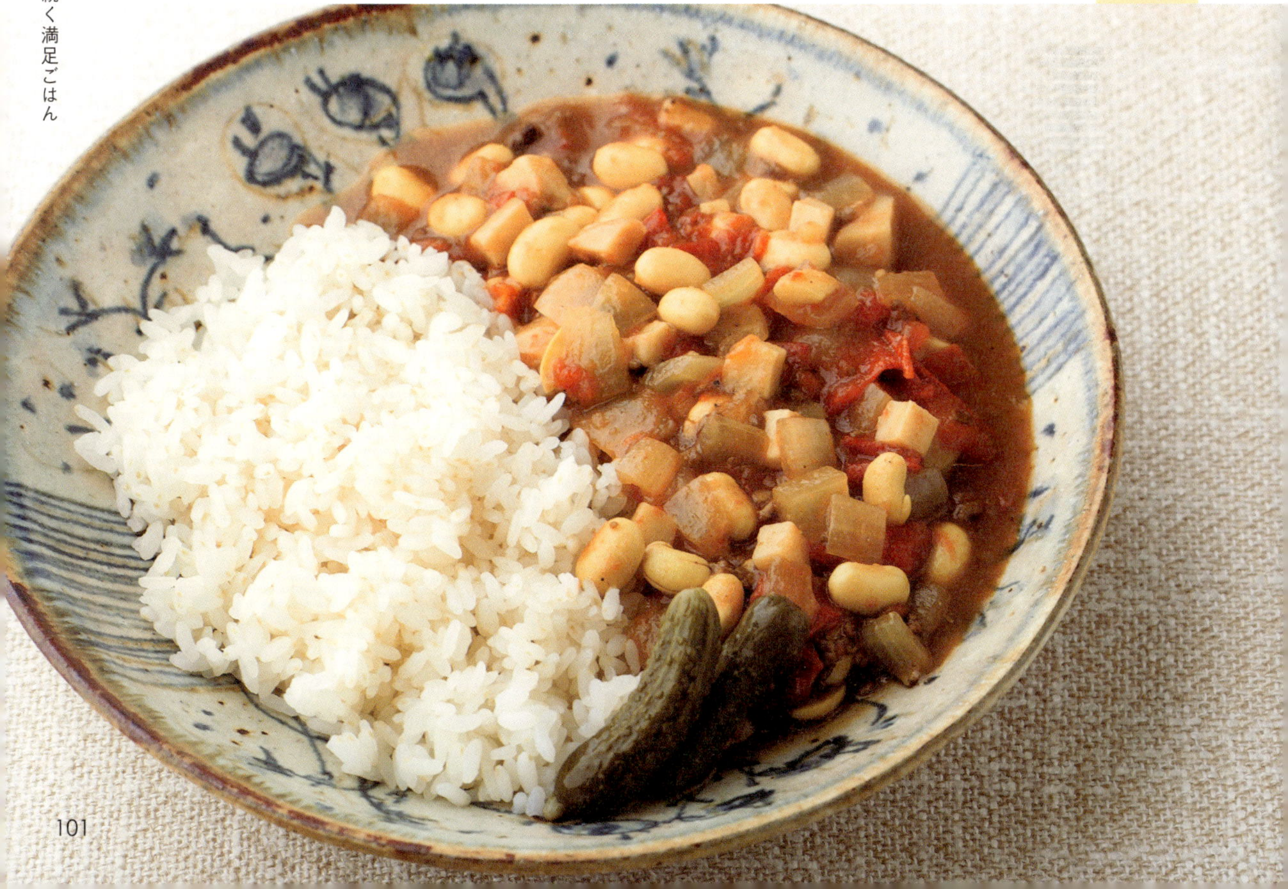

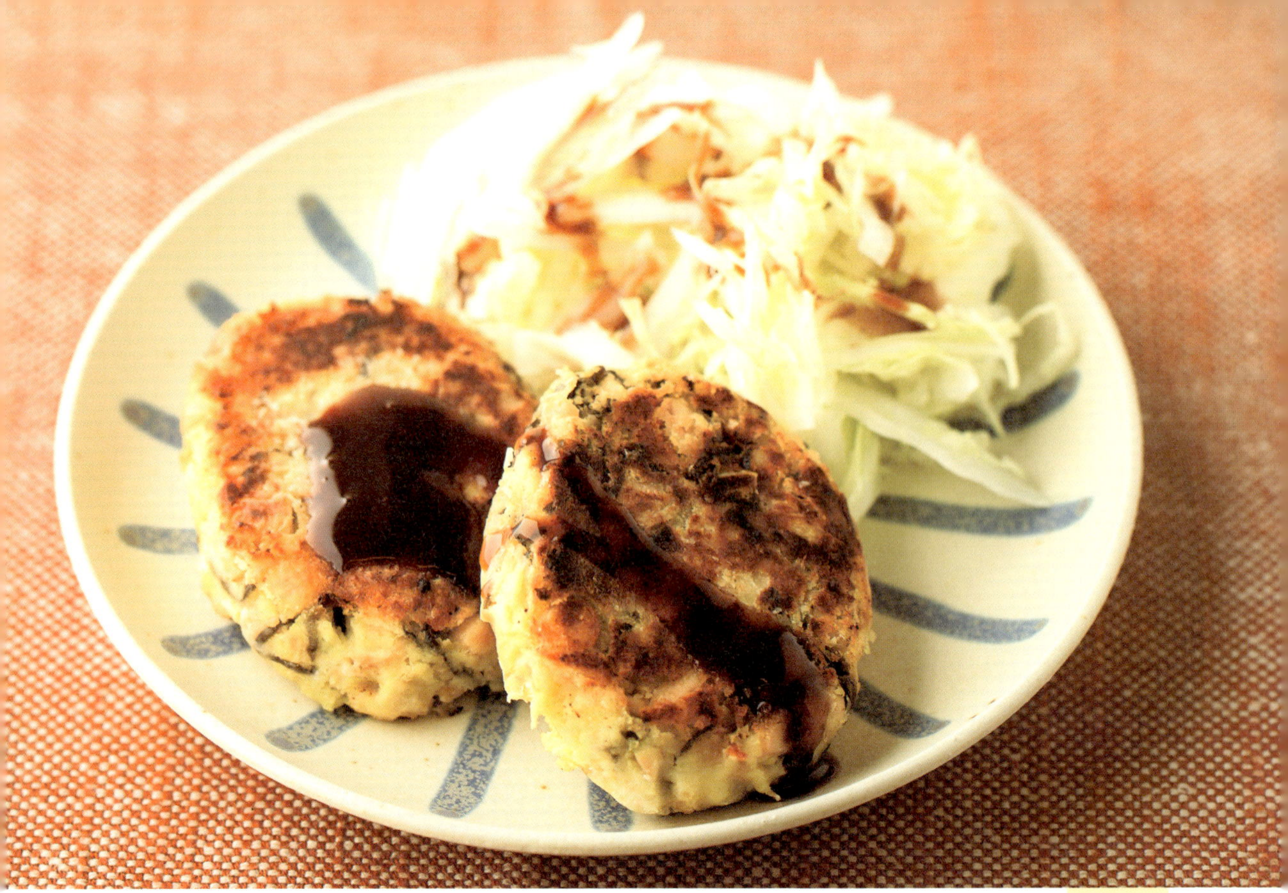

# ゆで大豆とさつま芋の焼きコロッケ

**大豆と芋の組み合わせで食物繊維たっぷり。**
**外はカリッと、中はふわっと仕上げて**

### 材料（2人分）

ゆで大豆（市販品）········150g
さつま芋 ··················150g
塩こんぶ（減塩タイプ）·····7g
白菜 ······················100g
小麦粉··············· 小さじ2※
油 ·········· 小さじ2＋小さじ2
中濃ソース ······· 小さじ1～2

※実際に口に入る量。まぶしつけるときは大さじ1～2程度用意して全体につけてから、余分をはたき落とすようにする。

### 作り方

1 さつま芋は皮を厚めにむき、水にさらす。ゆで大豆はあらく刻む。塩こんぶはキッチンばさみで細かく切る。白菜はせん切りにする。

2 さつま芋は水けをきってなべに入れ、水を加えて火にかけ、やわらかくゆでる。湯をきり、熱いうちにマッシャーなどでつぶし、大豆と塩こんぶを加えてよく混ぜる。4等分して小判形に整え、小麦粉を薄くまぶす。

3 小さめのフライパンに油小さじ2を熱し、2を並べて焼く。焼き色がついたら油小さじ2を足して裏返し、ふたをしてこんがりと焼く。

4 3を器に盛って白菜を添え、ソースをかける。

**ワンポイントアドバイス**

カレー粉や青のりで風味づけしても、おいしく食べられます。

1人分
エネルギー 341kcal
塩分 1.0g
食物繊維 7.8g

# 大豆のピリ辛そぼろ風丼

**味・食感ともに肉のような大豆のそぼろ。**
**朝食にもおすすめです**

1人分

| エネルギー | 塩分 | 食物繊維 |
|---|---|---|
| 363kcal | 1.2g | 3.8g |

## 材料（2人分）

大豆のピリ辛そぼろ（2人分×2回）
- 大豆ドライパック缶詰め※（あらいみじん切り）……1缶（140g）
- a
  - ねぎ（みじん切り）……5cm（8g）
  - しょうがの薄切り（みじん切り）……1～2枚
  - 一味とうがらし（あらびき）……少量
- ごま油……小さじ1
- b
  - みそ……大さじ1強
  - しょうゆ……小さじ1

温かいごはん……300g
うずらの卵（好みで）……2個

※水煮大豆の場合は水けをきって使う。

## 作り方

1 フライパンにごま油を熱し、aを入れて香りよくいため、大豆を加えていため合わせる。弱火にしてbを加えて混ぜる。

2 茶わんに盛ったごはんにかけ、うずらの卵を割り落とす。

**ワンポイントアドバイス**

大豆のそぼろは保存用器に入れて、冷蔵庫で3～4日保存できます。

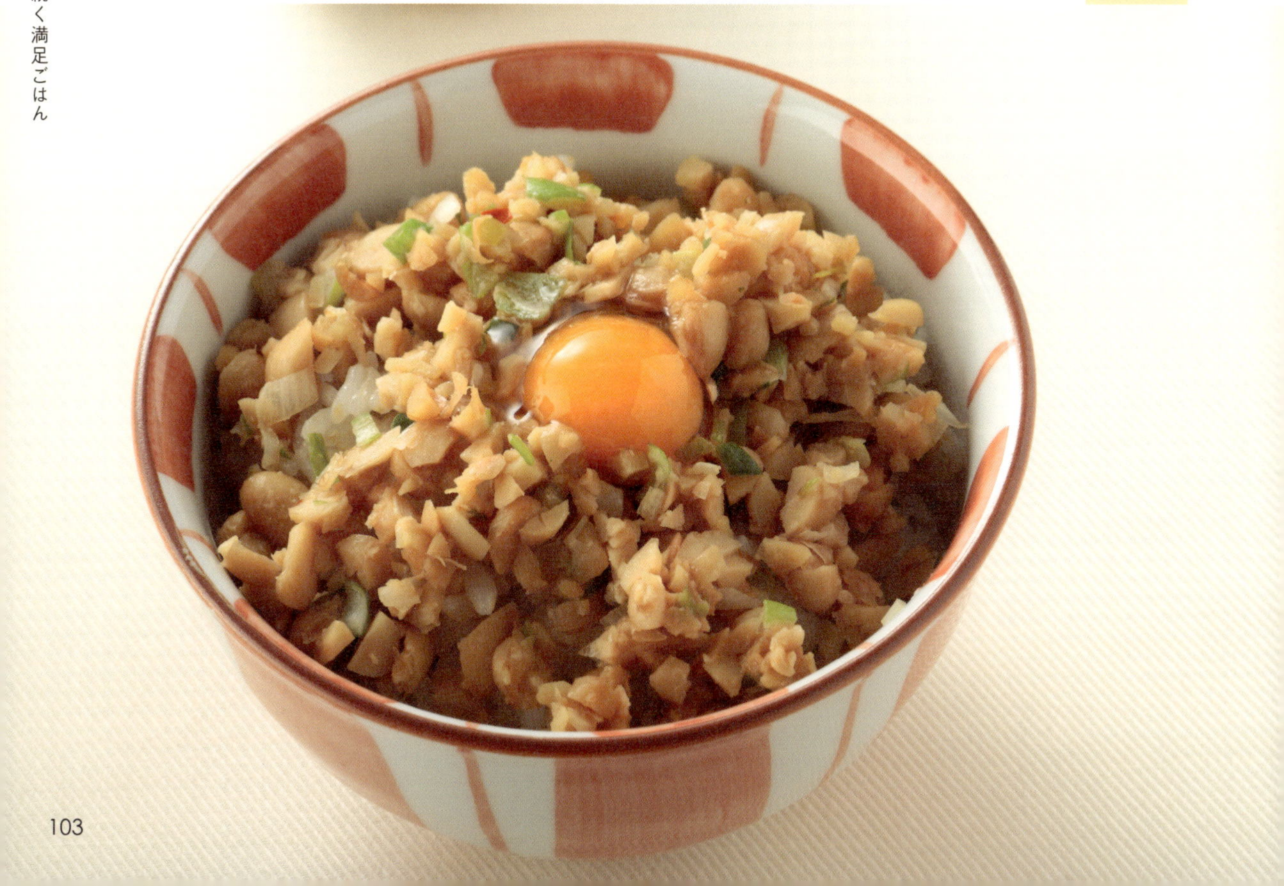

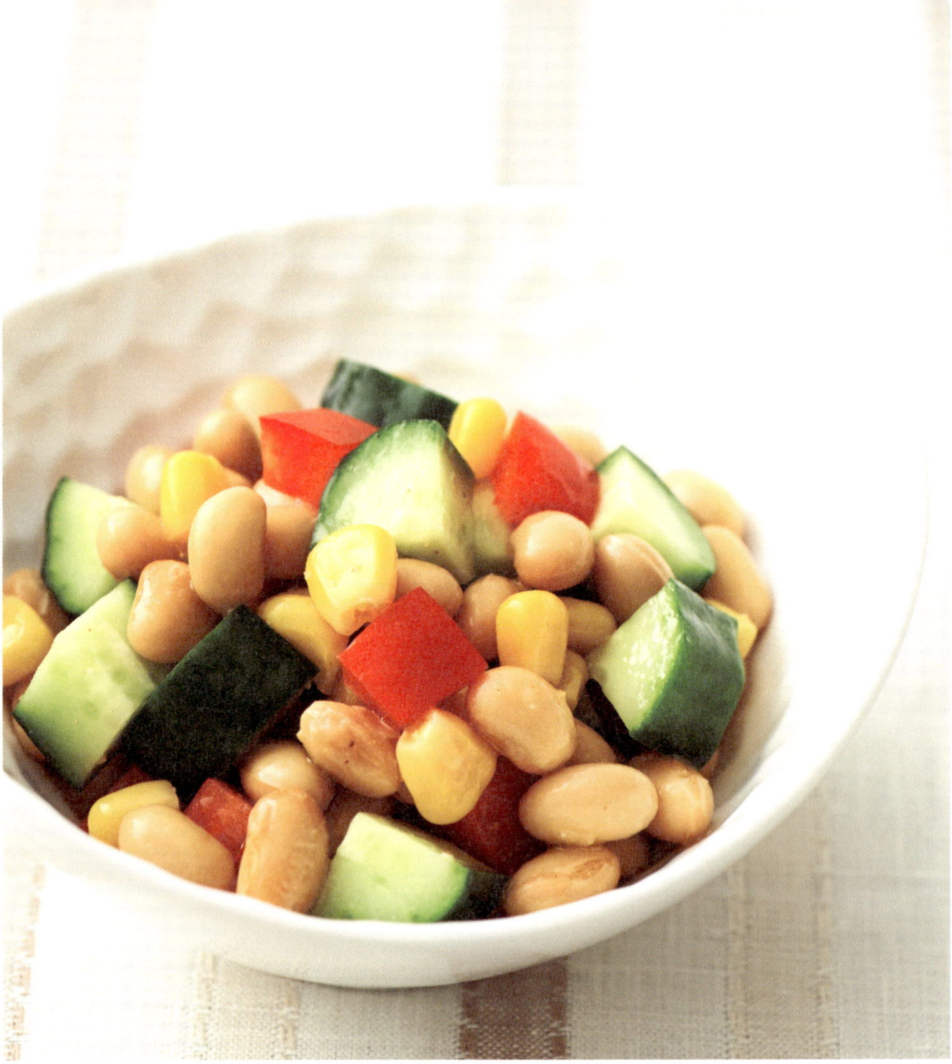

# 大豆と夏野菜のレモンドレッシングあえ

**洋風のサラダにも大豆はぴったり。**
**レモンの酸味でさっぱり味わえます**

### 作り方

1 きゅうりは1cm厚さのいちょう切りにし、パプリカは7〜8mm角に切る。

2 ボールにaを合わせ混ぜ、1と大豆、コーンを加えて全体をあえる。

### 材料（2人分）

- 大豆の水煮……100g
- きゅうり……½本（50g）
- 赤パプリカ……¼個（30g）
- ホールコーン缶詰め（汁けをきる）……40g
- a レモン果汁・オリーブ油……各大さじ1
- a 塩・こしょう……各少量

1人分
エネルギー 153kcal
塩分 0.8g
食物繊維 4.6g

**ワンポイントアドバイス**

レモン果汁の酸味で、塩分控えめでもおいしく食べられます。

# 豆乳グラタン

**ルーは作らず小麦粉をふっていためるだけで**
**ヘルシーな本格ホワイトソースのグラタンに**

## 材料（2人分）

- 鶏胸肉（皮なし）……½枚（100g）
- 塩……ミニスプーン1
- こしょう……少々

玉ねぎ……½個（100g）
里芋……2個（皮つき200g）
ブロッコリー……大⅓個（100g）
油……大さじ1
小麦粉……大さじ1½

a
- 調製豆乳……1¼カップ
- 固形ブイヨン……½個
- ロリエ……小1枚

白ワイン・粉チーズ……各大さじ1
あらびき黒こしょう……少々

## 作り方

1 鶏肉は一口大のそぎ切りにし、塩とこしょうで下味をつける。玉ねぎは薄切り、里芋はたわしなどで洗って皮ごとふんわりとラップに包み、耐熱皿にのせ、電子レンジ（600W）で4分加熱する。そのまま置いてあら熱がとれたら、皮をむいて7㎜幅に切る。

2 ブロッコリーは一口大に切って水にさらしてから、熱湯に塩を入れて1分半ほどゆで、ざるにあげる。

3 フライパンに油を熱し、鶏肉と玉ねぎを入れて、玉ねぎがしんなりするまでいためたら、小麦粉をふってさっといためる。aを入れ、ブイヨンをくずして加え、混ぜながら煮立てる。里芋を加えて、2分ほどトロッとするまで混ぜながら煮て、白ワインをふってひと煮立ちさせる。

4 耐熱皿にブロッコリーをしいてロリエを除いた3をのせ、チーズとこしょうをふり、オーブントースターで5～7分焼く。

1人分
エネルギー 321kcal
塩分 1.3g
食物繊維 5.5g



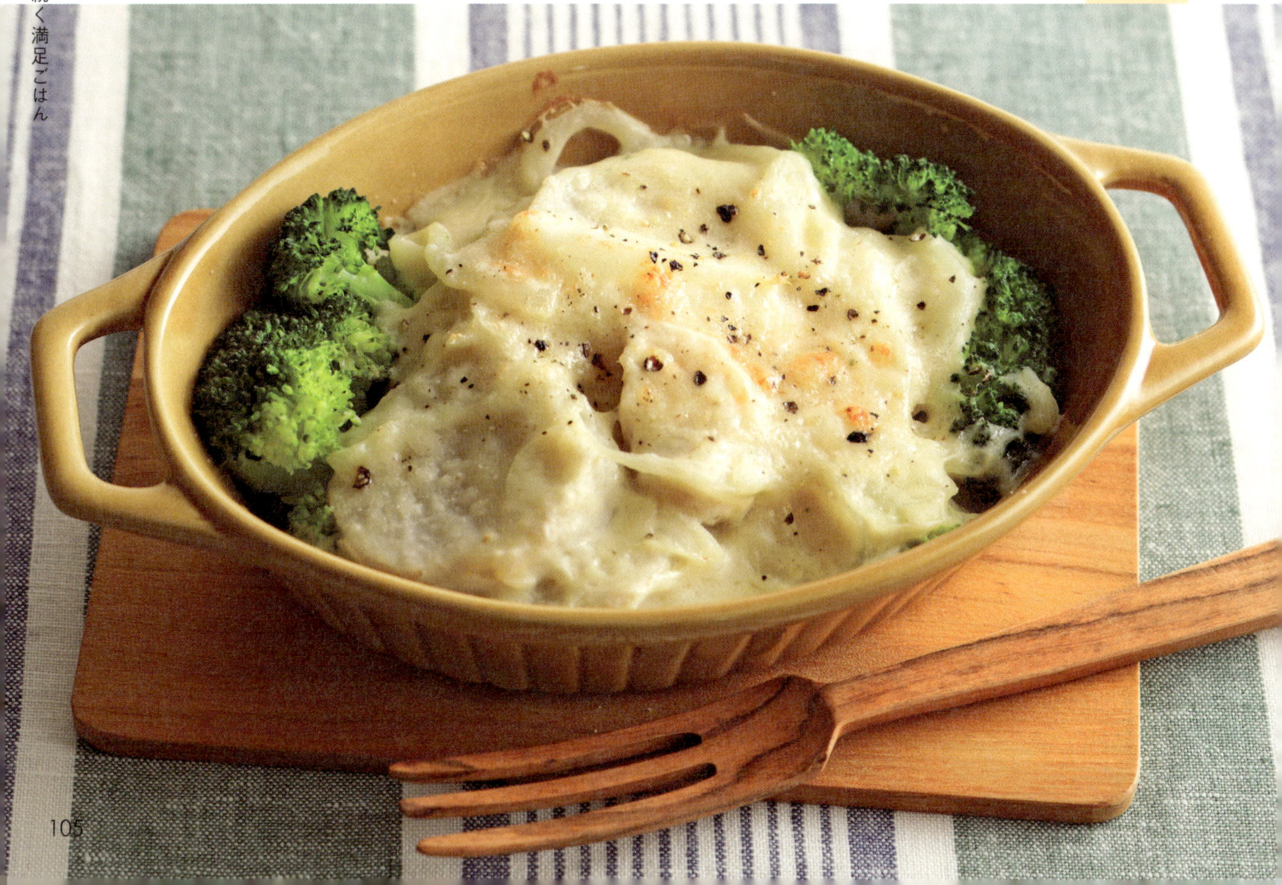

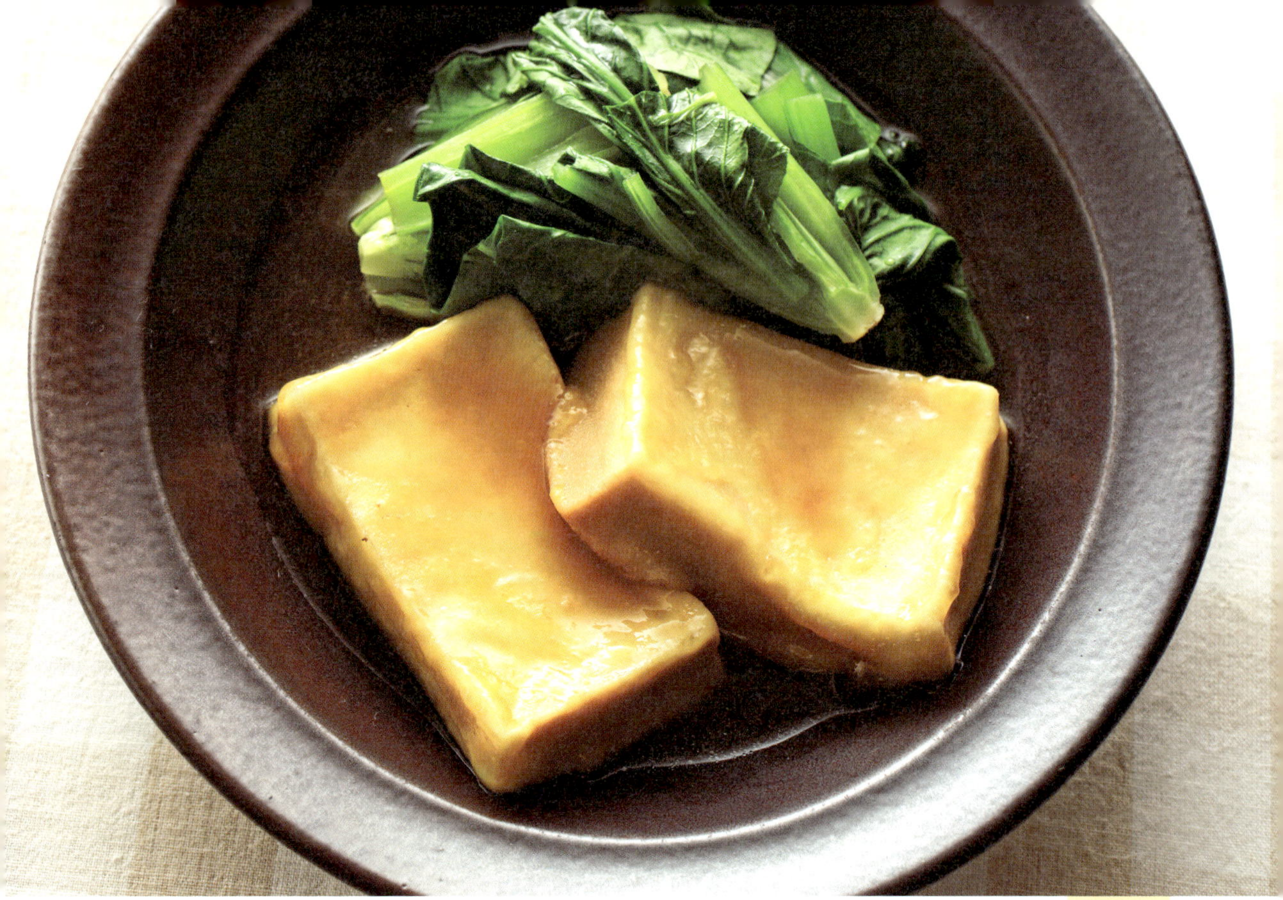

# 高野豆腐の照り煮

**これが高野豆腐？ と驚くつるんとした食感。**
**青菜もいっしょに煮て、バランスよく**

### 材料（2人分）

高野豆腐 ………… 2枚（33g）
かたくり粉 ………… 大さじ1
油 ………………… 小さじ2
小松菜 …………………… 150g
a
- だし …… 1～1¼カップ
- しょうゆ …… 大さじ1弱
- 酒 ……………… 大さじ2
- 砂糖 …………… 大さじ½

### 作り方

1 高野豆腐はぬるま湯につけてもどし、両手にはさんで水けを絞り、半分に切る。かたくり粉を全体にふってなじませる。

2 小松菜は根元を十文字に切って洗い、4㎝幅に切る。

3 フライパンに油を熱し、1を入れて両面カリッとするまで焼く。aを加えて煮立て、ふたをして弱火で8分ほど煮る。だしが少なければ足して中火にし、小松菜の葉、軸を加えて上下を返しながら2分ほど煮て、盛る。

1人分
エネルギー 169kcal
塩分 1.4g
食物繊維 1.8g

# 納豆小鉢2種

いろいろな食材と相性のいい納豆を
常備しておいて、手軽なおかずに

## イカ納豆

1人分

| エネルギー | 塩分 | 食物繊維 |
| --- | --- | --- |
| 70kcal | 0.7g | 1.6g |

材料（2人分）

納豆…………1パック（40g）
イカ刺身用……………50g
きゅうり…………½本（50g）
塩………………………少々
しょうゆ……………小さじ⅔
練りわさび…………小さじ⅛

作り方

1 きゅうりは縦半分斜め薄切りにし、塩を加えて混ぜ、しんなりしたら軽くもんでさっと洗い、水けを絞る。

2 イカは細切りにする。

3 納豆にしょうゆを混ぜてから、イカときゅうりをあえて盛り、わさびを添える。

## 納豆オクラ

1人分

| エネルギー | 塩分 | 食物繊維 |
| --- | --- | --- |
| 98kcal | 0.3g | 4.0g |

材料（2人分）

納豆…………2パック（80g）
添付のたれ………1パック分
酢…………………小さじ1
オクラ……………4本（40g）
プチトマト………4個（40g）
ときがらし…………小さじ⅛

作り方

1 オクラは塩少々をまぶしてこすり、うぶ毛をとって洗い、小口切りにする。トマトはへたをとって4つに切る。

2 納豆にたれと酢を加えて混ぜ、オクラとトマトをさっとあえて盛り、ときがらしを添える。



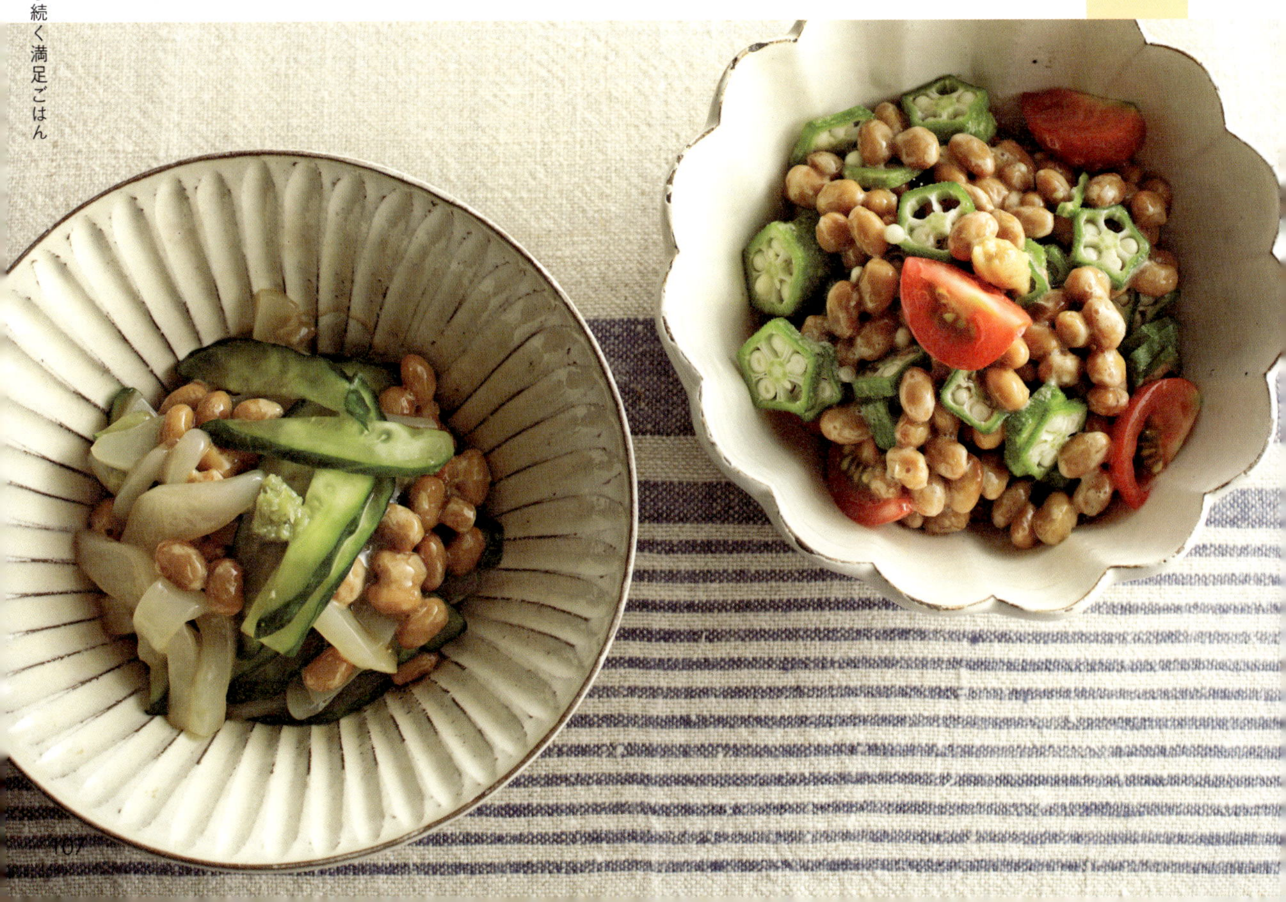

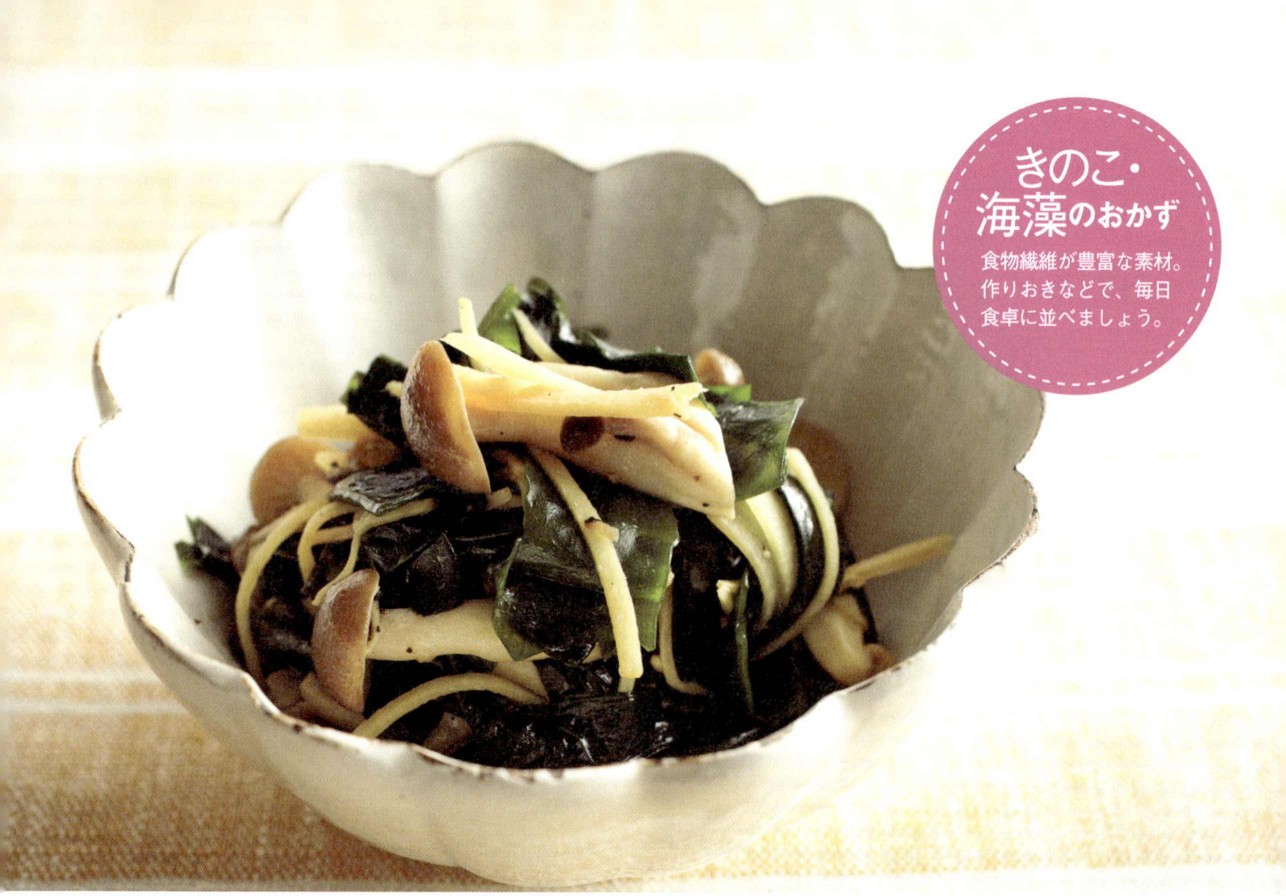

**きのこ・海藻のおかず**

食物繊維が豊富な素材。作りおきなどで、毎日食卓に並べましょう。

# 海藻きのこいため

**ワンパターンになりがちなわかめの料理。目先を変えて、いためてもいけます**

### 材料（4人分）

塩蔵わかめ

‥‥‥‥‥50g（もどして100g）

しめじ‥‥‥小1パック（100g）

しょうが‥‥‥‥‥‥‥20〜30g

ごま油‥‥‥‥‥‥‥‥大さじ1

a
- しょうゆ‥‥‥‥‥大さじ½
- 酒‥‥‥‥‥‥‥‥大さじ1
- あらびき黒こしょう‥‥少量

### 作り方

1 わかめは洗い、たっぷりの水に3分ほどつけてもどし、水けを絞って3cm幅に切る。しめじは石づきをとってほぐす。しょうがはせん切りにする。

2 フライパンにごま油を熱し、しょうが、しめじをいためる。しめじがしんなりしたらわかめを加えてさっといため、aを加えていため合わせる。

1人分

| エネルギー | 塩分 | 食物繊維 |
| --- | --- | --- |
| 39kcal | 0.7g | 1.8g |

**ワンポイントアドバイス**

わかめは、もどしすぎるとシャキッとした食感がなくなるので気をつけましょう。

## きのこの梅肉あえ

低カロリーのきのこを
さっぱりと梅味で

**材料**（作りやすい分量）

- えのきたけ……100g
- しめじ類……100g
- エリンギ……100g
- 梅干し……果肉1個分
- a 酒……大さじ2
- a みりん……小さじ2
- a しょうゆ……小さじ1

**作り方**

1 えのきたけは石づきを除き、3等分の長さに切る。しめじ類は石づきを除いてほぐす。エリンギは短冊に切る。

2 なべに1と梅干しの果肉、aを入れて、汁けがなくなるまで煮る。

1人分

| エネルギー | 塩分 | 食物繊維 |
|---|---|---|
| 11kcal | 0.2g | 1.4g |

**ワンポイントアドバイス**

汁けをしっかり飛ばすこと。冷蔵庫で3～4日保存できるので常備菜に。

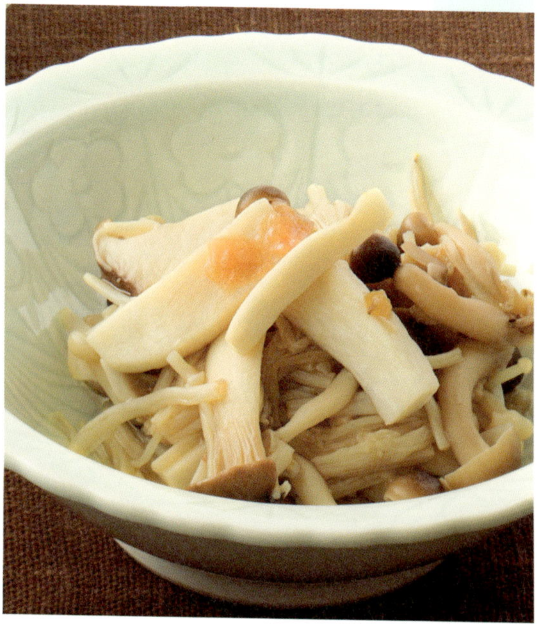

## めかぶとオクラのからし風味

ねばねばコンビの一品。
オクラはレンジ加熱でOK

**材料**（2人分）

- オクラ……4本
- めかぶ（市販品）……2パック
- 添付のたれ……適量
- 練りがらし……少量

**作り方**

1 オクラは竹串で穴を数か所あけ、ラップで包んで電子レンジ（600W）で30秒加熱。さめたら5㎜幅に切る。

2 めかぶに添付のたれを混ぜ、オクラとともに器に盛る。練りがらし少量をのせる。

1人分

| エネルギー | 塩分 | 食物繊維 |
|---|---|---|
| 16kcal | 0.9g | 2.4g |

**ワンポイントアドバイス**

からしのほかに、わさびでも合います。

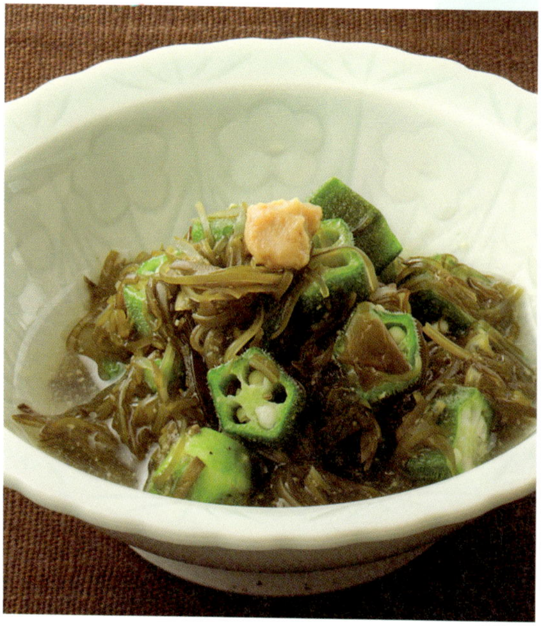

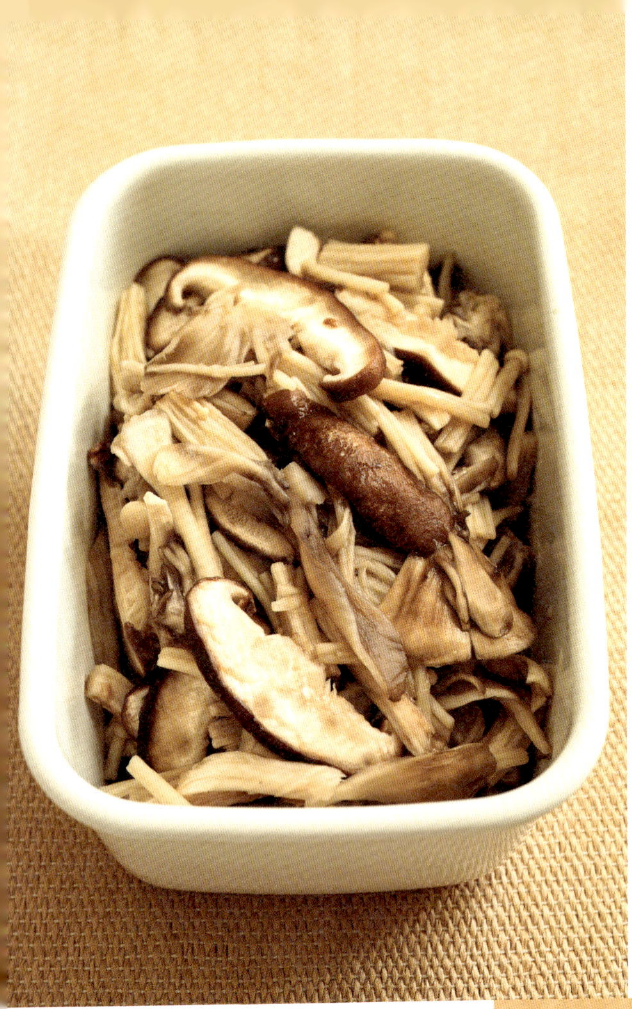

# 塩きのこ

## 作りおきできるきのこ料理はアレンジもきいて便利です

**材料**（作りやすい分量）

えのきたけ（石づきを除く）…1袋
まいたけ……1パック
生しいたけ……100g
塩……小さじ1/3
酒……大さじ1

**作り方**

1 えのきたけは2㎝長さに切る。まいたけはほぐす。しいたけは薄切りにし、軸は細く裂く。

2 耐熱皿に1を広げて塩と酒をふり、ラップをかけて電子レンジ（600W）で4分加熱する。あら熱がとれるまで蒸らし、全体を混ぜる。

**ワンポイントアドバイス**

パスタにも合います。保存容器に入れて冷蔵庫で3～4日保存できます。

1/5量

| | |
|---|---|
| エネルギー | 11kcal |
| 塩分 | 0.3g |
| 食物繊維 | 2.2g |

Arrange

## ブロッコリーの塩きのこあえ

**材料**（2人分）

ブロッコリー……80g
塩きのこ……50g
オリーブ油……小さじ1/2

**作り方**

1 熱湯に塩を加えてブロッコリーをゆで、ざるにあげる。ボールに入れ、塩きのことオリーブ油を加えてあえる。

1人分

| エネルギー | 塩分 | 食物繊維 |
|---|---|---|
| 26kcal | 0.2g | 2.7g |

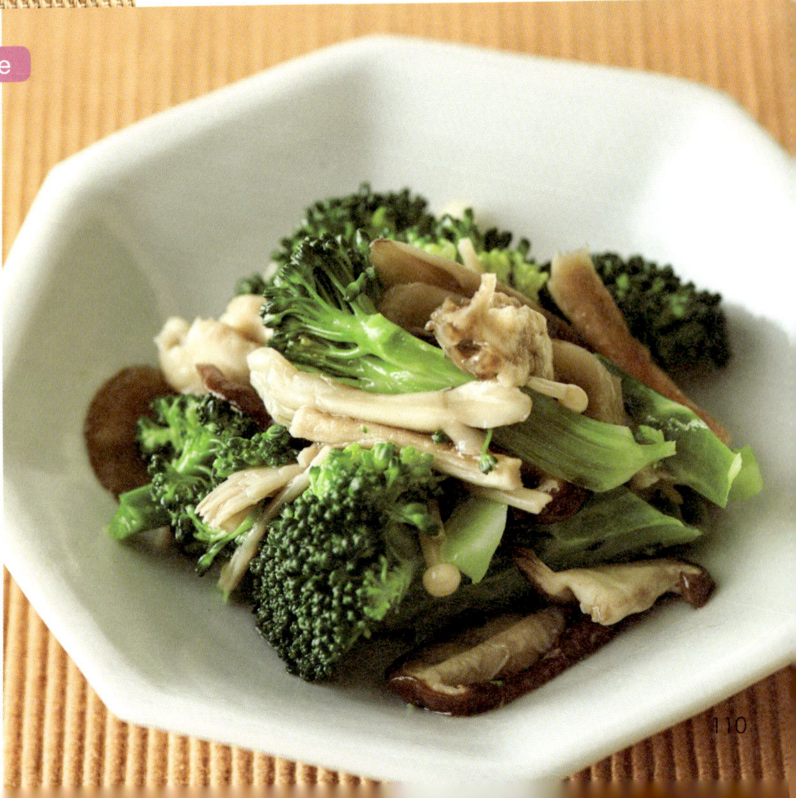

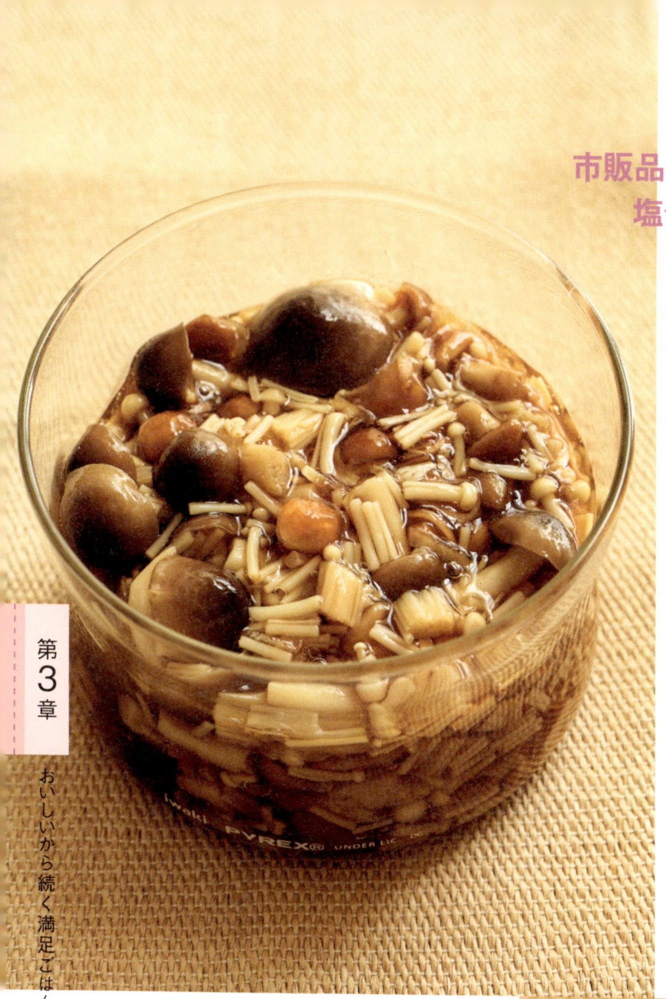

# 自家製なめたけ

市販品もありますが、自家製にすると
塩分控えめで、おいしさもアップ

**材料**（作りやすい分量）

なめこ……………………1袋
えのきたけ………………1袋
しめじ類…………………1パック
しょうゆ・酒・みりん…各大さじ½
しょうがのせん切り……小1かけ分

**作り方**

1 なめこはさっと洗う。えのきたけは石づきを除いて2㎝長さに切る。しめじ類は石づきを除いてほぐす。

2 なべに全材料を入れて火にかけ、ふつふつしてきたら弱めの中火で約5分、かさが半分くらいになるまで煮る。

⅕量

| エネルギー | 塩分 | 食物繊維 |
| --- | --- | --- |
| 22kcal | 0.8g | 2.1g |

**ワンポイントアドバイス**

豆腐にのせるなどアレンジ自在。保存容器に入れて冷蔵庫で3～4日保存できます。

Arrange

## ミニトマトの自家製なめたけあえ

**材料**（2人分）

ミニトマト（へたを除く）
……………………100g
自家製なめたけ…………50g

**作り方**

1 ミニトマトは縦半分に切り、自家製なめたけであえる。

1人分

| エネルギー | 塩分 | 食物繊維 |
| --- | --- | --- |
| 25kcal | 0.4g | 1.7g |

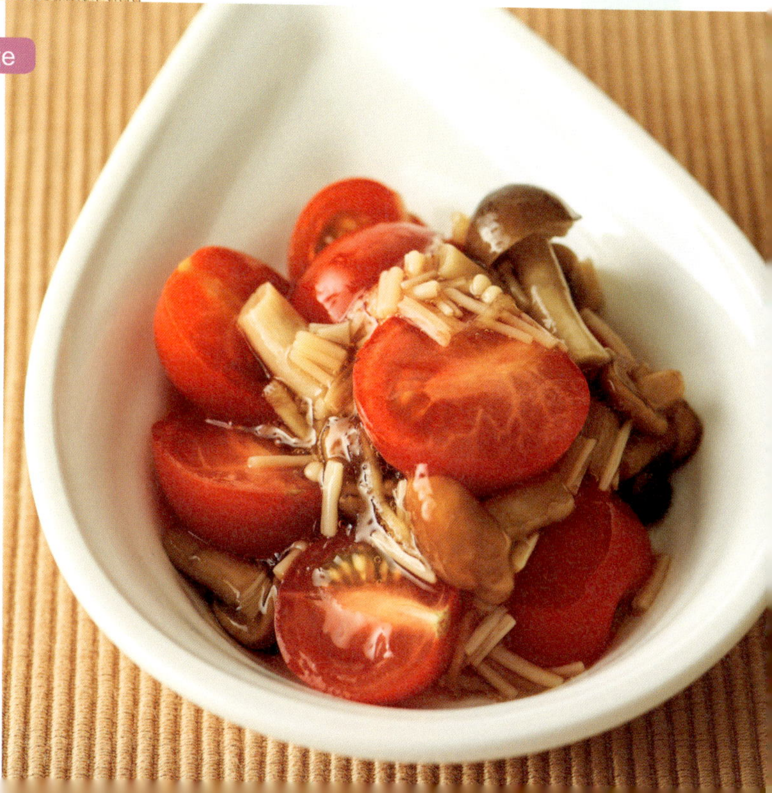

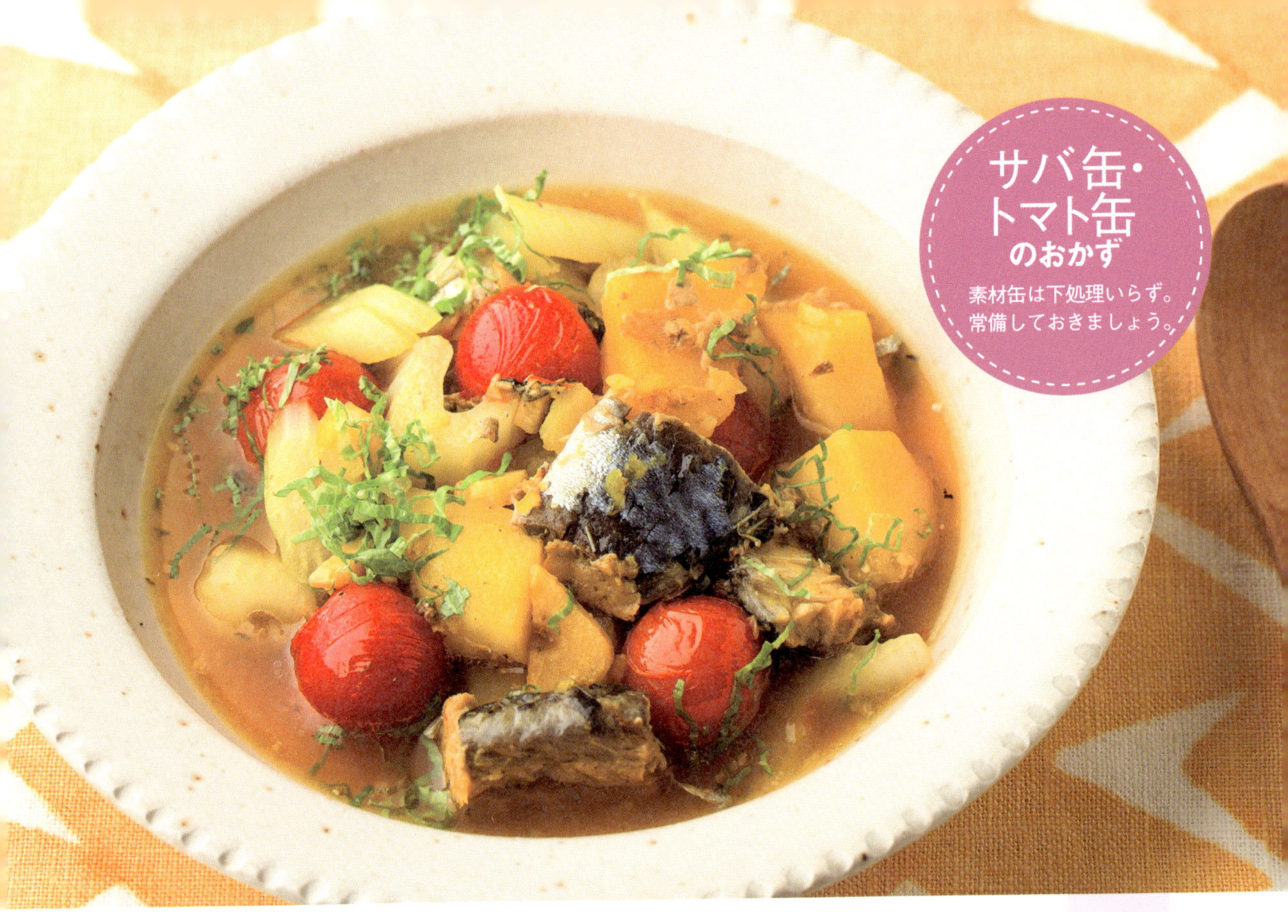
サバ缶・トマト缶
のおかず
素材缶は下処理いらず。
常備しておきましょう。

# サバ缶のブイヤベース風

**パンにもごはんにも合うおかずスープです。
昼食やより遅めの食事にもおすすめ**

### 材料（2人分）

- サバ水煮缶 ……… 180～200g
- じゃが芋 ……… 大1個（170g）
- セロリ …… 70g（葉も少量使う）
- ┌ サフラン ……… ひとつまみ
- └ 水 ……… 大さじ1
- 油 ……… 小さじ½
- にんにく（薄切り） ……… 1かけ
- 水 ……… ¾カップ
- 白ワインまたは酒 …… ¼カップ
- ミニトマト ……… 10個
- しょうゆ ……… 小さじ1
- こしょう ……… 少量

### 作り方

1. サフランは水大さじ1につける。じゃが芋とセロリは一口大に切る。
2. なべに油を熱してにんにくをこんがりといため、1のサフランと水、じゃが芋、分量の水を加え、煮立ったら約5分煮る。
3. サバ缶（汁ごと）、白ワイン、セロリを加え、さらに5分煮る。ミニトマトを加えてひと煮し、しょうゆとこしょうを加えてひと混ぜする。
4. 器に盛り、セロリの葉のせん切りを散らす。

1人分

| エネルギー | 塩分 | n-3系多価不飽和脂肪酸 |
|---|---|---|
| 209kcal | 1.4g | 2.54g |

# サバ缶とまいたけの炊き込みごはん

## サバと相性のいい根菜をたっぷり入れました。水煮缶の汁がいいだしになります

### 材料（約5人分）

サバ水煮缶……大1缶（200g）
米……2合
まいたけ……1パック（100g）
しょうが（みじん切り）……2かけ分（30g）
にんじん……小½本（50g）
ごぼう……⅓本（50g）
a 酒……大さじ2
a しょうゆ……大さじ1½
小ねぎ（小口切り）……1本分（6g）

1人分

| エネルギー | 塩分 | n-3系多価不飽和脂肪酸 |
|---|---|---|
| 96kcal | 1.2g | 1.09g |

### 作り方

1 米は洗ってざるにあげ、ラップをして30分おく。

2 サバ缶は汁と身を分ける。

3 まいたけはほぐす。にんじんはせん切り、ごぼうはたわしで洗って斜め薄切りにし、短めのせん切りにする。さっと洗って水けをきる。

4 炊飯器の内がまに、米、サバ缶の汁、aを入れ、水を足して2合の水加減にし、（水分の合計は約400mℓ）さっと混ぜ、ごぼう、にんじん、まいたけ、しょうが、その上にサバ缶の身をのせたらすぐスイッチを入れて普通に炊く。

5 炊きあがったらさっくり混ぜて盛り、ねぎをふる。

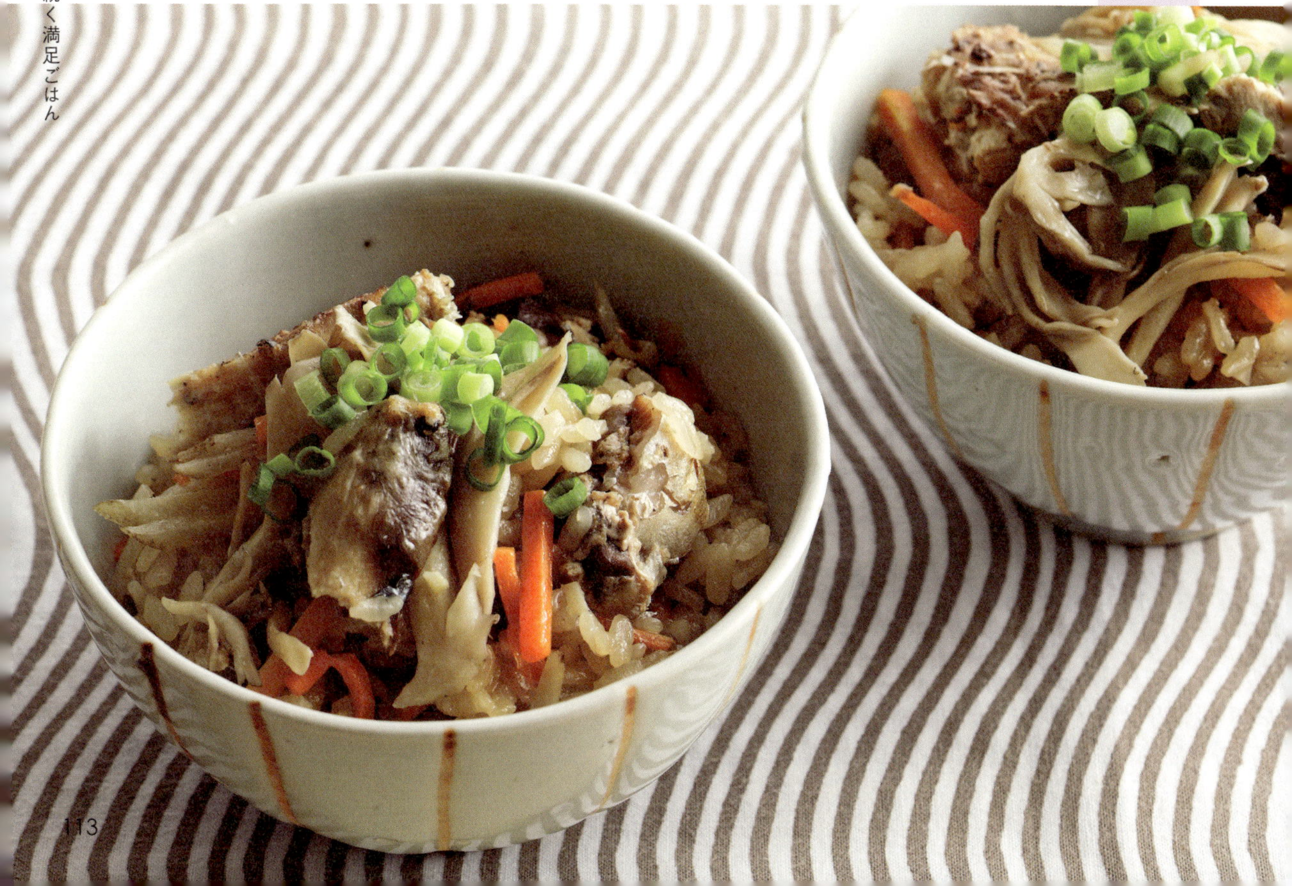

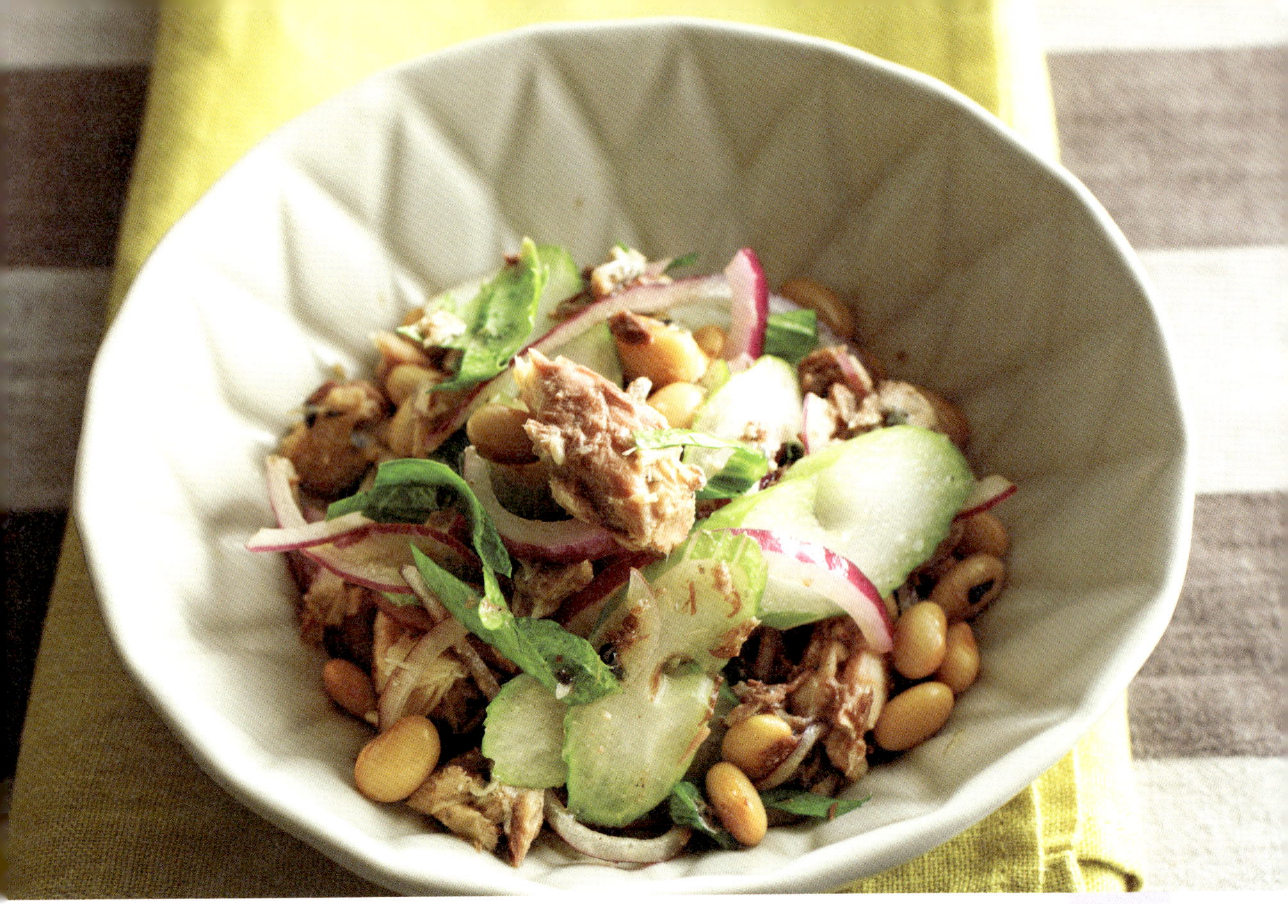

# サバ缶と豆のサラダ

**生の野菜や豆との相性もいいサバ缶でサラダに。**
**魚の油は酸化しやすいので、開封後は早めの調理を**

### 材料（2人分）

サバ水煮缶‥（汁を除いて）80g
大豆ドライパック（無塩タイプ）……60g
紫玉ねぎ（または玉ねぎ）……¼個（50g）
セロリ……½本（50g）
セロリの葉……少々
a
- オリーブ油……大さじ½
- サバ缶の汁……大さじ½
- ポン酢しょうゆ……大さじ½
- こしょう……少量

### 作り方

1 サバ缶は身をほぐす。玉ねぎは横薄切りにする。セロリは筋をとって斜め薄切りにする。葉は5㎜幅に切る。

2 ボールに1と大豆を入れ、aをふってあえて盛る。

1人分
| エネルギー | 塩分 | n-3系多価不飽和脂肪酸 |
|---|---|---|
| 174kcal | 0.8g | 1.34g |

**ワンポイントアドバイス**

玉ねぎの辛みが気になるなら、塩と砂糖各少量を加えた水に数分つけるとやわらぎます。

# トマト缶のラタトゥイユ

## トマトやかぼちゃに含まれるβ-カロテンは熱にも強いので、煮込み料理にもおすすめ

### 材料（2人分）

| | |
|---|---|
| 鶏胸肉（皮なし） | 120g |
| 塩 | ミニスプーン1 |
| こしょう | 少々 |
| トマト水煮缶 | ½缶（200g） |
| 玉ねぎ | ½個（100g） |
| にんにく | 1かけ |
| かぼちゃ | 100g |
| ピーマン | 2個（60g） |
| オリーブ油 | 大さじ1 |
| a 固形ブイヨン | ½個 |
| a 水 | ¼カップ |

### 作り方

1 鶏胸肉は一口大のそぎ切りにし、塩とこしょうをふる。

2 玉ねぎ、ピーマンは2㎝角、かぼちゃは2～3㎝角に切る。にんにくはすりおろす。

3 フライパンにオリーブ油を熱し、玉ねぎ、鶏肉を入れていため、しんなりしたらにんにく、かぼちゃ、ピーマンを順に加えていため、トマト缶、aを加えてふたをして弱火で10分、かぼちゃがやわらかくなるまで煮る。

1人分

| エネルギー | 塩分 | ビタミンA |
|---|---|---|
| 167kcal | 1.0g | 227μg |



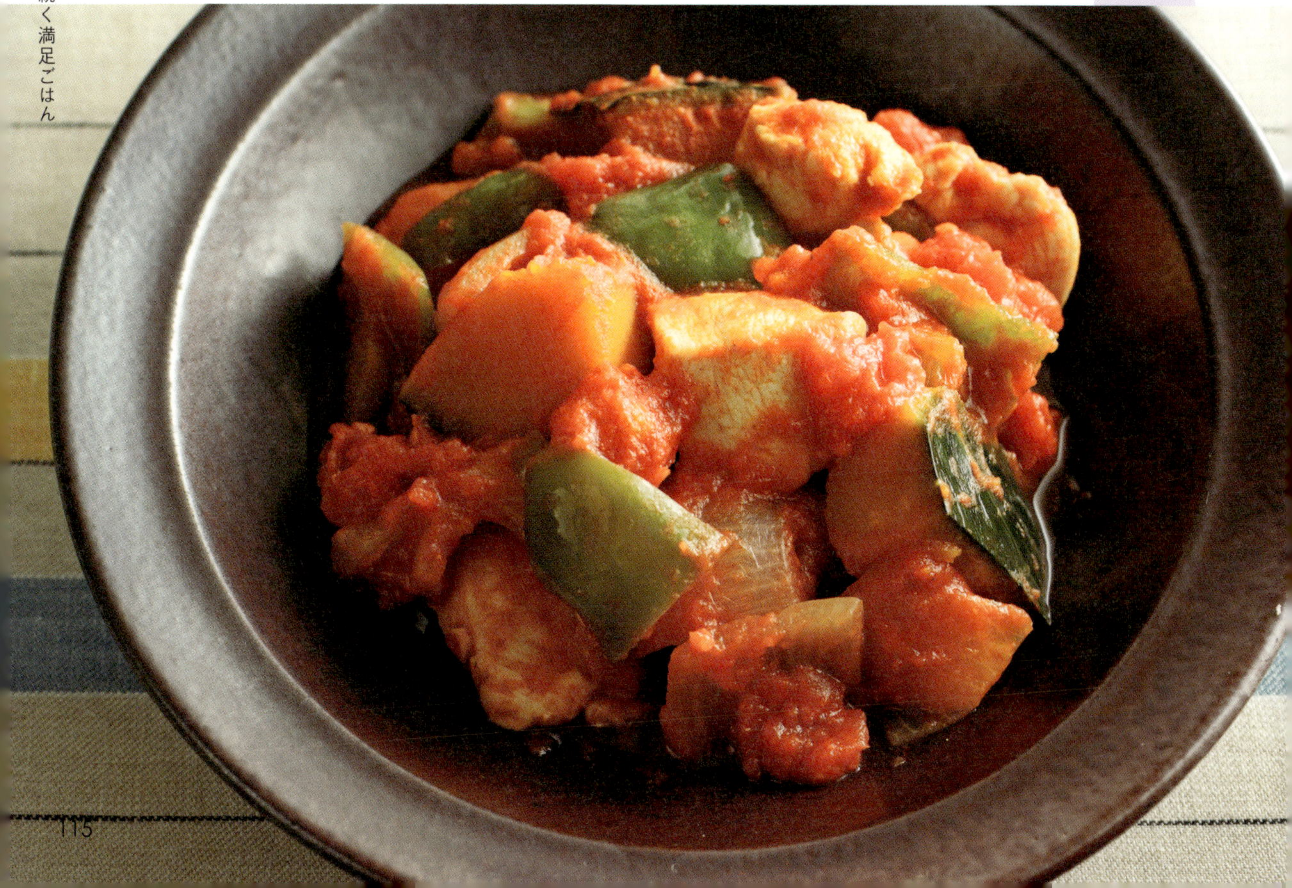

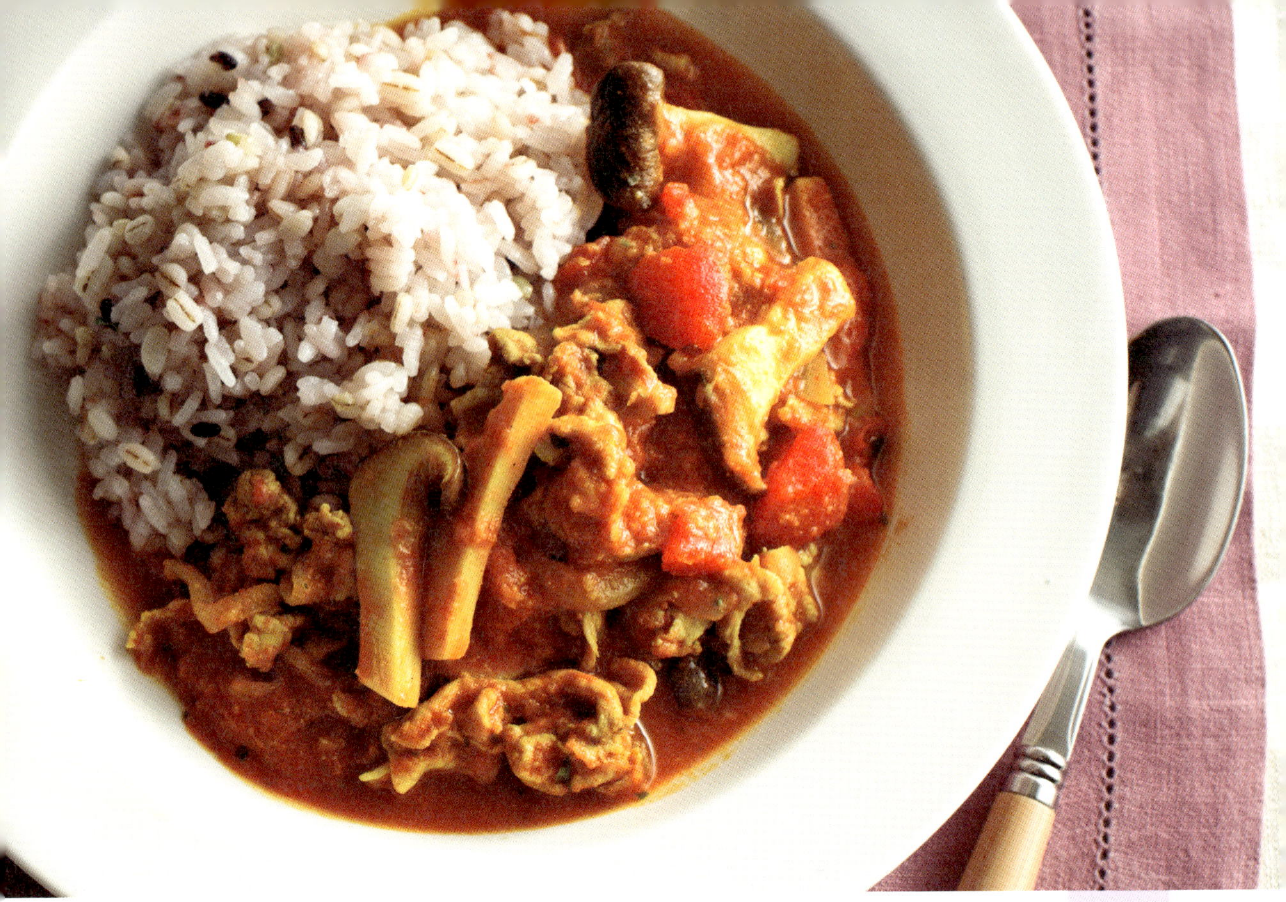

# トマト缶と豚肉のカレー

**飽和脂肪酸の多いルーは使わずにトマト缶とカレー粉を使って。トマトのうま味で、充分こくが出ます**

### 作り方

1 豚肉は3㎝幅に切り、塩と酒をからめる。玉ねぎは横に薄切り、エリンギは長さを半分に切って4～6等分にする。にんにくとしょうがはすりおろす。

2 フライパンに油を熱し、玉ねぎをいため、しんなりしたら豚肉、エリンギを順に加えていためる。にんにく、しょうが、カレー粉を順にふっていため、香りが立ったら、トマト缶とaを加えて混ぜながら、ふたをして10分ほど煮る。好みでカレー粉としょうがを加えて辛みを足して、ごはんと盛る。

### 材料（2人分）

温かい雑穀入りごはん……300g

- 豚もも薄切り肉……120g
- 塩……小さじ⅕
- 酒……大さじ1

玉ねぎ……½個（100g）
エリンギ……1パック（100g）
にんにく……1かけ
しょうが……1かけ
トマト水煮缶……½缶（200g）
油……大さじ1
カレー粉……大さじ1

a
- 水……1カップ
- 固形ブイヨン……1個
- 好みでさらにカレー粉、おろししょうが……各少々

1人分
| エネルギー | 塩分 | ビタミンA |
| --- | --- | --- |
| 492kcal | 1.4g | 51μg |

# イワシのトマトパスタ

**トマトはイワシなどの青魚とも好相性。動脈硬化予防になる栄養がたっぷりとれます**

**材料**（2人分）

スパゲティ……140g
a［水……1.5ℓ
a［塩……大さじ½
［イワシ……2尾（120g）
［酒……大さじ2
玉ねぎ……¼個（50g）
にんにく……1かけ
白ワイン……大さじ2
b［トマト水煮缶……½缶（200g）
b［水……¼カップ
b［塩……小さじ⅓
b［こしょう……少々
オリーブ油……大さじ1
パセリみじん切り……1本分（5g）
しょうゆ……小さじ½

**作り方**

1 aでスパゲティを表示の時間通りにゆでる。

2 イワシはうろこ、頭、わたをとって血合いを洗い、3枚におろす。酒を全体にからめ、水けをふいて半分に切る。玉ねぎ、にんにくはみじん切りにする。

3 フライパンにオリーブ油と玉ねぎ、にんにくを入れていため、しんなりしたら、周りにイワシの身から入れてさっと焼き、上下を返してワインをふり、さっと煮立てる。bを加えて煮立ったら弱火でふたをして6分煮て、しょうゆを加えて味をととのえる。

4 1の汁けを切って盛り、3をかけ、パセリをふる。

1人分
エネルギー 460kcal
塩分 1.9g
ビタミンA 69μg



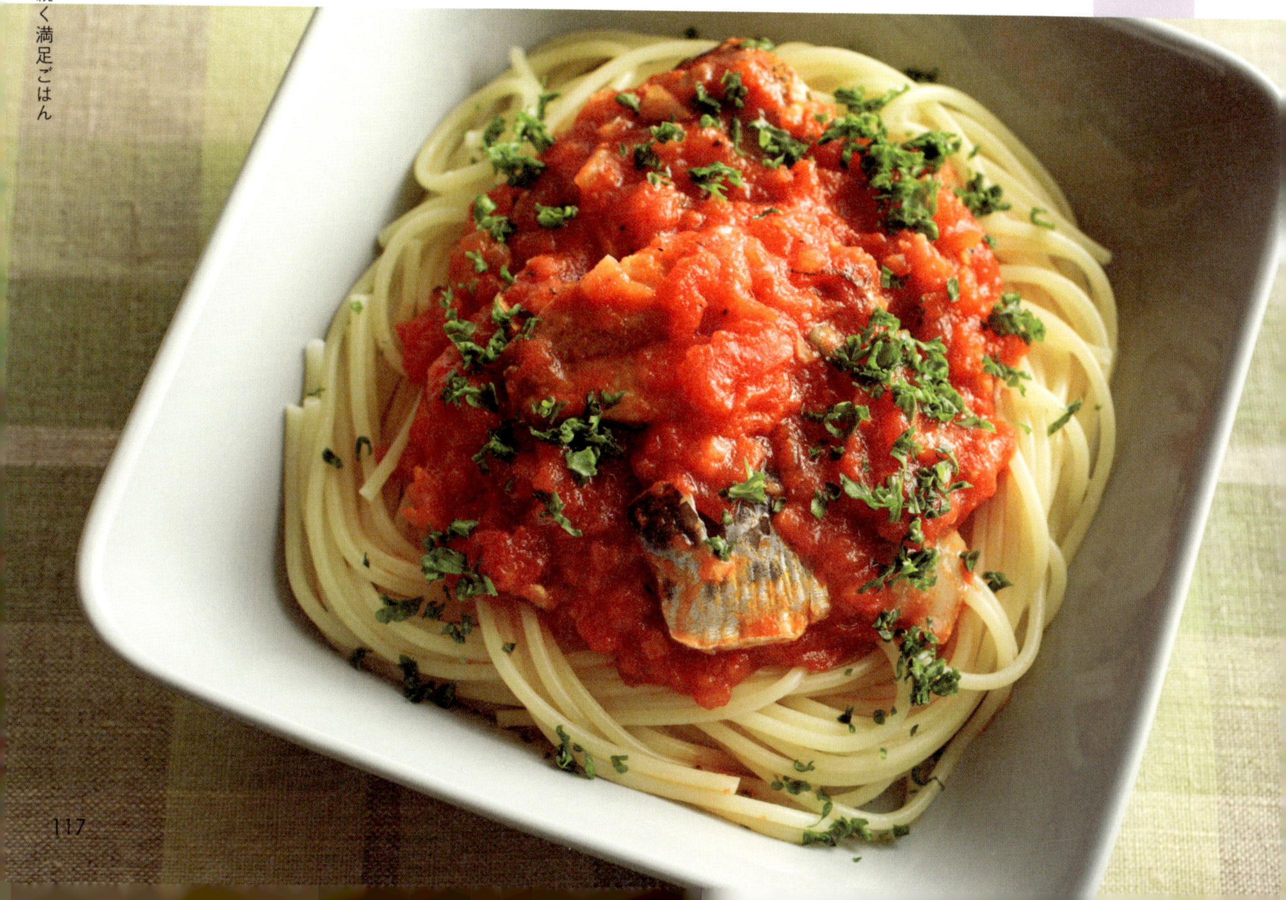

# 主食で食物繊維をアップ

主食に食物繊維の多い素材をプラスしたり、チェンジしたりしてみましょう。1日3回食べるものなので、食物繊維の摂取量がグッとアップします。

## いつもの 白米ごはん

茶わん…………1膳分（150g）

| エネルギー | 塩分 | 食物繊維 |
|---|---|---|
| 252kcal | 0.0g | 0.5g |

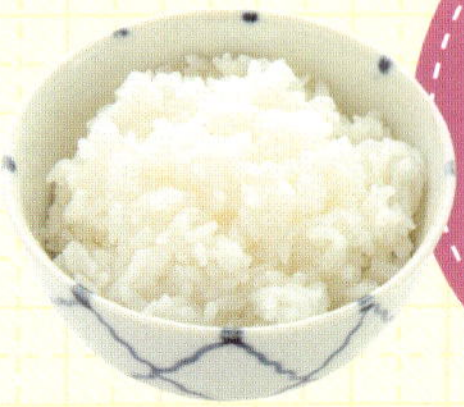

**プラスして！**
ごはんを炊くときに、食物繊維が豊富な素材を加えてみましょう。

## ＋ 押し麦

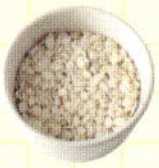

### 押し麦ごはん（150g）

**材料**（作りやすい分量）

精白米…………2½合
押し麦……………½合

＊白米と押し麦が5：1の割合。白米といっしょに炊けるタイプのものを使用。

**作り方**

1 といだ精白米と押し麦を通常の炊き方で炊く。

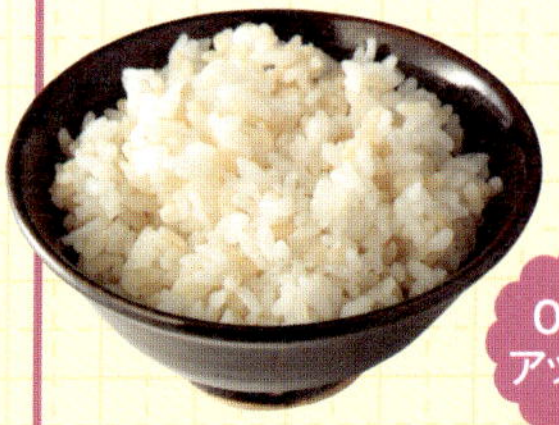

0.7g アップ！

| エネルギー | 塩分 | 食物繊維 |
|---|---|---|
| 242kcal | 0g | 1.2g |

## ＋ 発芽玄米

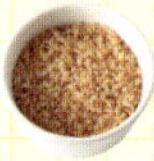

### 発芽玄米ごはん（150g）

**材料**（作りやすい分量）

精白米……………2合
発芽玄米…………1合

＊白米と発芽玄米が2：1の割合。白米といっしょに炊けるタイプのものを使用。

**作り方**

1 といだ精白米と発芽玄を通常の炊き方で炊く。

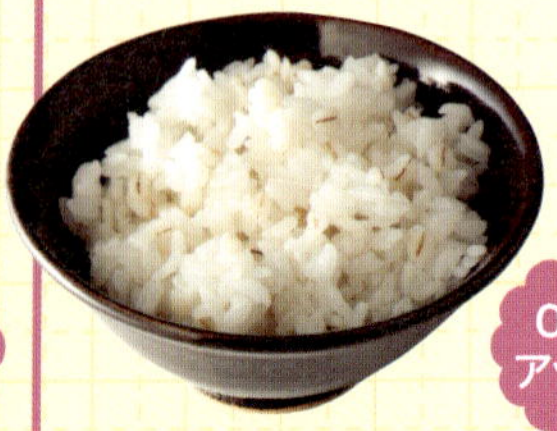

0.5g アップ！

| エネルギー | 塩分 | 食物繊維 |
|---|---|---|
| 255kcal | 0g | 1.0g |

## ＋ 雑穀ミックス

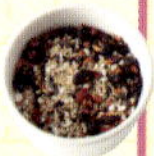

### 雑穀ごはん（150g）

**材料**（作りやすい分量）

精白米…………2½合
雑穀ミックス………½合

＊白米と雑穀ミックスが5：1の割合。白米といっしょに炊けるタイプのものを使用。

**作り方**

1 といだ精白米と雑穀ミックスを通常の炊き方で炊く。

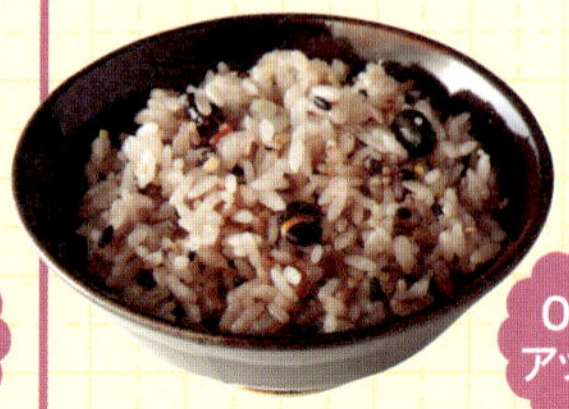

0.4g アップ！

| エネルギー | 塩分 | 食物繊維 |
|---|---|---|
| 254kcal | 0g | 0.9g |

＊白米と雑穀の割合は、食べやすさを考えた配合です。好みに合わせて調節してください。

# チェンジして!

パンやめんをチェンジして、さらに食物繊維をとりやすい食生活に!

胚芽精米は精米の際に、胚芽部分を残した米で、白米に比べてビタミンや食物繊維が多く含まれています。

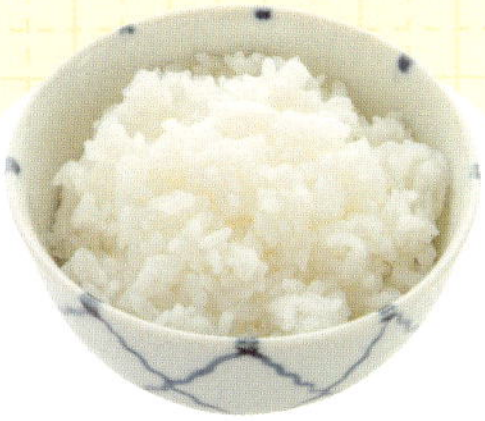

## 精白米ごはん
(150g)

| エネルギー | 塩分 | 食物繊維 |
|---|---|---|
| 252kcal | 0g | 0.5g |

Change!

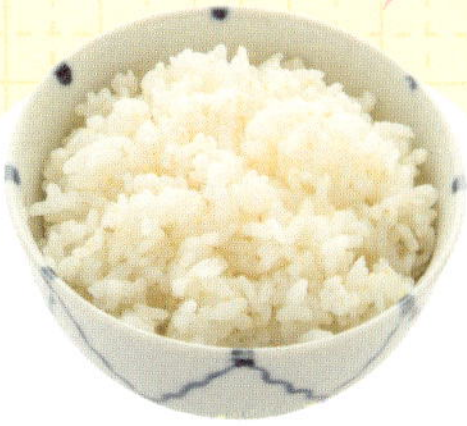

## 胚芽精米ごはん
(150g)

0.7g アップ!

| エネルギー | 塩分 | 食物繊維 |
|---|---|---|
| 251kcal | 0g | 1.2g |

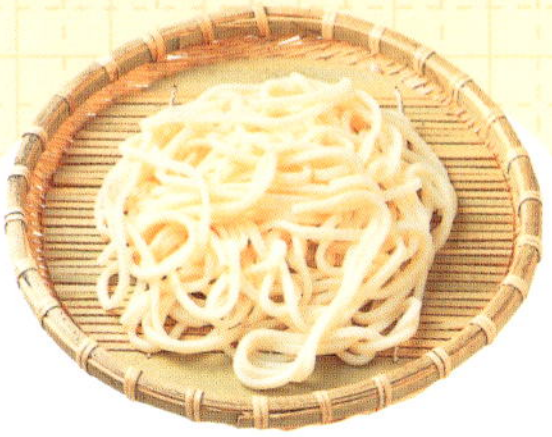

## 干しうどん(ゆで)
(1束分240g)
干しうどんで100g

| エネルギー | 塩分 | 食物繊維 |
|---|---|---|
| 302kcal | 1.2g | 1.7g |

Change!

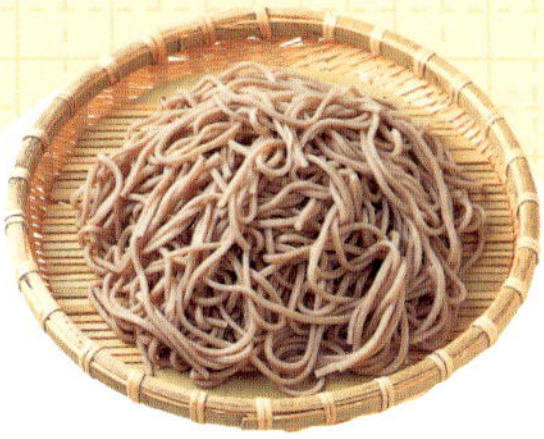

## 干しそば(ゆで)
(1束分260g)
干しそばで100g

2.2g アップ!

| エネルギー | 塩分 | 食物繊維 |
|---|---|---|
| 296kcal | 0.3g | 3.9g |

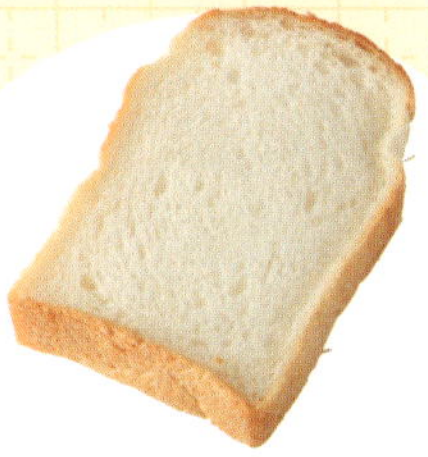

## 食パン
(6枚切り60g)

| エネルギー | 塩分 | 食物繊維 |
|---|---|---|
| 158kcal | 0.8g | 1.4g |

Change!

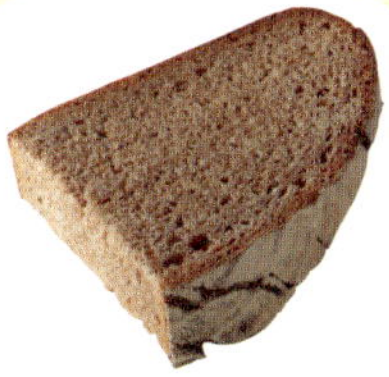

## ライ麦パン
(60g ライ麦50%)

2.0g アップ!

| エネルギー | 塩分 | 食物繊維 |
|---|---|---|
| 158kcal | 0.7g | 3.4g |

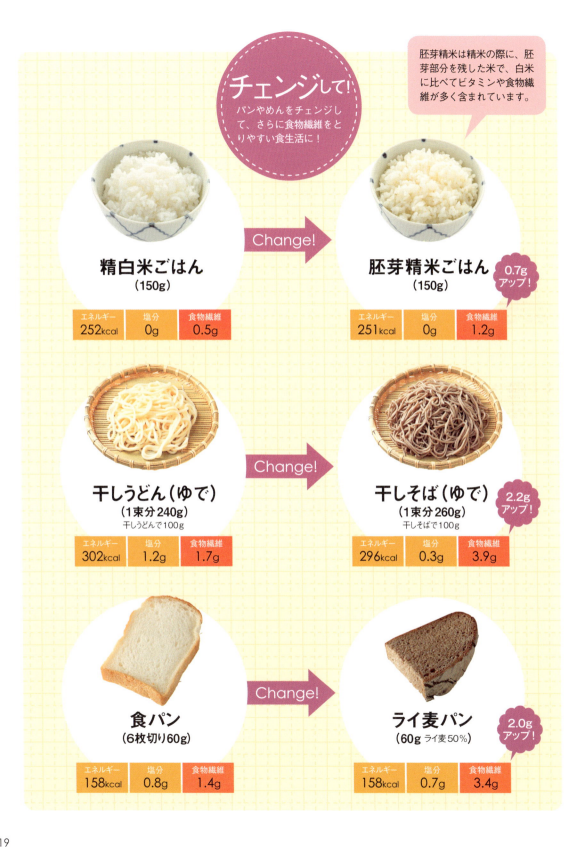

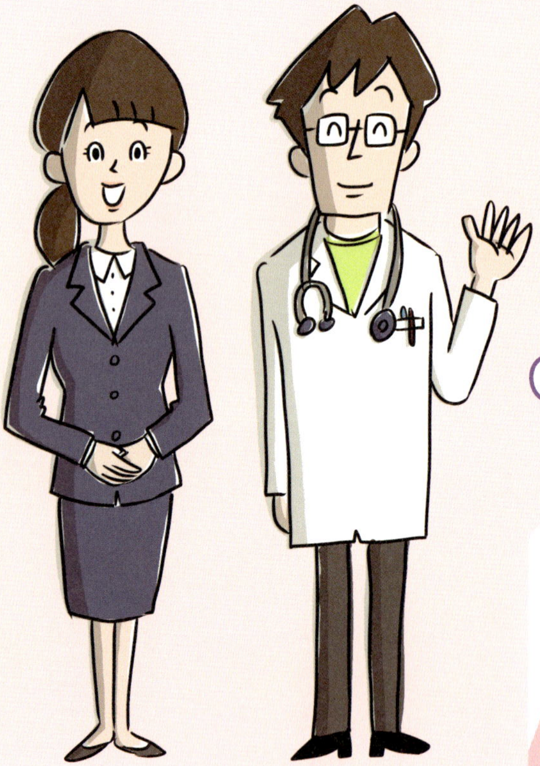

ドクターと栄養士が答える

# コレステロールのQ&A

実際に患者さんからよくある質問をまとめました

## Q コレステロールは、低いほどいいんですよね？

A

LDLコレステロールが高いのは問題ですが、一方で体に必要なものなので、**あまりに低すぎるのも問題です。**動物性脂肪を極端にとらなかったり、低栄養だったりすると、低コレステロール血症になることがあります。明確な基準はありませんが総コレステロールが120mg/dL未満の場合をいうようです。**LDLコレステロールのレベルが低すぎると、脳出血の発症率や死亡率が高まることを指摘する研究もあります。**また、甲状腺機能亢進症でも低コレステロールになることがあるため、注意が必要です。なお、糖尿病などの病気がある場合は、一般の人より低く、LDLコレステロールを120mg/dL未満に管理することがすすめられています。

## Q HDLコレステロールは高ければ高いほどいいですか？

A

**いいえ、そういうわけでもありません。**確かにHDLコレステロールは余分なコレステロールを回収して肝臓に戻してくれるので、高いほうが動脈硬化の予防につながります。ただ、100mg/dL以上など極端に高い場合、まれに遺伝性の代謝異常が原因の可能性があります。また、HDLが非常に高くなると動脈硬化のリスクが高まることを指摘する研究もあります。

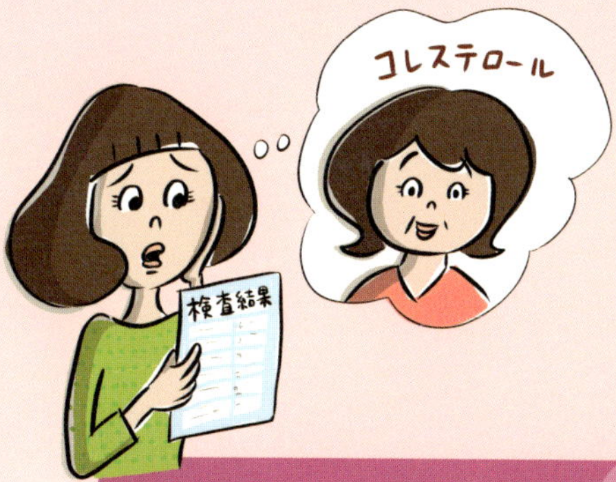


## 親が高コレステロールだと子供もそうなりますか？

**高コレステロールは、遺伝が影響するケースもあります。その一例が、「家族性高コレステロール血症」という遺伝性の疾患です。**この場合、冠動脈疾患を発症する危険性が高いので、気をつけなくてはいけません。食事などの生活習慣を改善するだけでは下がらない場合が多いため、薬物療法をとり入れることになります。片方の親から受け継いでいるタイプは、200人〜500人に１人といわれていて珍しいことではありません。

家族性高コレステロール血症のおもな特徴は３つあります。「LDLコレステロールが未治療時に180mg/dL以上であること」、「ひじやひざなどの皮膚の下にコレステロールのかたまりができたり、アキレス腱《けん》が厚くなったりすること」、「２親等以内に、家族性高コレステロール血症の素因を持つ家族や、若年で冠動脈疾患と診断された家族がいること」です。これらのうち、２項目が該当すると家族性高コレステロール血症と診断されます。

## 太ってはいないのに、コレステロールが高いんです。

**肥満とコレステロールは、直接の関係はありません。コレステロールは主に飽和脂肪酸などの動物性脂質のとりすぎが影響します。**最近は、糖質ダイエットなどで極端に低糖質の食事をしている人が、体重は減ったものの、LDLコレステロールが上がってしまった例も見られます。これは、糖質を減らす分、肉などの動物性脂質の多いおかずが増えてしまったことなどが考えられます。バランスのよい食事をとることが大事です。

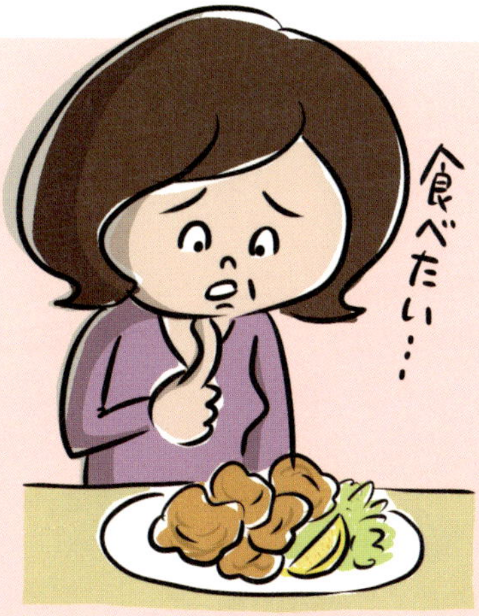

Q

**LDLコレステロールが220mg/dLと高くて薬をすすめられましたが、できるだけ薬には頼りたくないんです。**

A

**食事や生活習慣を改善しても、コレステロールの値が変わらずかなり高い場合は、心筋梗塞などを予防するため薬を使う必要があります。**薬には、コレステロールの体内での合成をおさえるスタチン、吸収をおさえるエゼチミブなど、効き目の弱いものから強いものまでいくつかの種類があり、血圧や血糖値などほかに動脈硬化を進めさせる要素がないかを総合的に見極めて、判断します。

また、高齢者で薬は絶対に飲みたくないという人もいますが、食事制限がむずかしく栄養状態が落ちてしまうケースもあります。こういった場合、食事のバリエーションを広げるためにもやはり薬を併用したほうがいいでしょう。なお、薬によって、**腎臓疾患がある人は避けたほうがいいものがあるので、担当医に相談してください。**

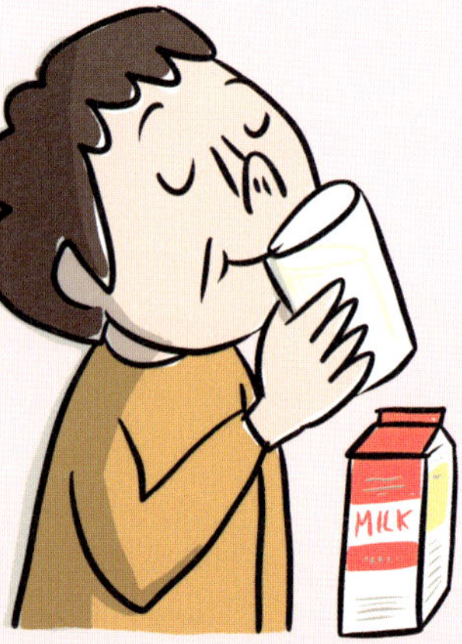


Q

**コレステロールを下げる薬を飲みはじめたら、手足の筋肉がつったり、筋肉が痛んだりするのですが関係ありますか？**

A

ごくまれに**薬の副作用**で、横紋筋融解症という筋肉の細胞がとけて血液中に流れてしまう病気になることがあり、他の薬に変えたり、減量や中止したりする必要がある場合があります。**「手足のしびれ」「力が入らない」「筋肉が痛む」「尿の色が赤褐色になる」等の症状があったらすみやかに医師に相談してください。**また副作用があるか血液検査でわかる場合もあります。副作用が怖くて飲みたがらない人も多いのですが、コレステロールが非常に高い、血圧が高いなど状態が悪い場合は、心筋梗塞や脳梗塞などを予防するためにも薬を飲んだほうがいいです。

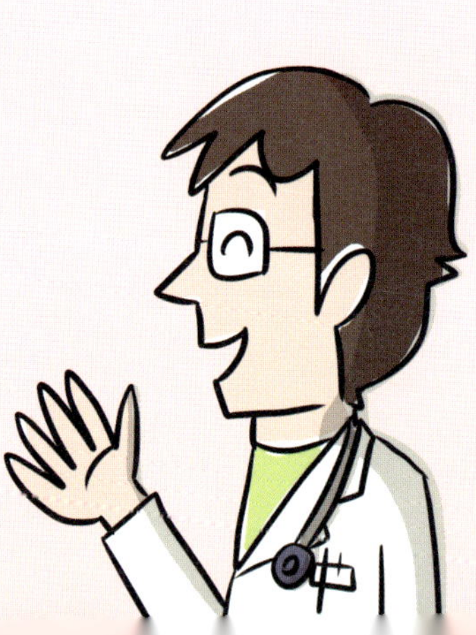

## トクホの効果はありますか？

A

トクホとは、**「特定保健用食品」**のことで、科学的根拠が認められた成分を含むとして、消費者庁の許可を受けた“特定の保健の効果が期待できる”食品のことです。いずれのトクホの商品にもいえることですが、あくまでも“期待できる”というもので、医薬品ではないので多量に摂取することで、予防の効果が高くなったり病気が治ったりするものではありません。**しっかり食事の内容を改善することが最も大事で、その補助として利用するのがいいでしょう。**

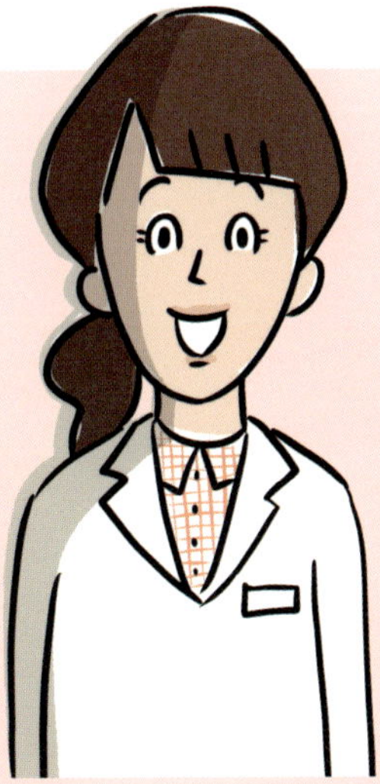

## 薬を飲んでいれば、これまでどおりの食事や生活でいいですよね？

A

**それは間違いです。**薬によってコレステロールが基準内の数値になったとしても、それまでと同じ脂質の多い食事や生活を送っていれば、動脈硬化が進行して薬の量を増やさなければならなくなることもあります。家族性高コレステロール血症の人も含め、「コレステロールを下げる食事、6つのポイント」（26〜31ページ）などを参考に、これまでの食事を見直すようにしてください。

## 食品に含まれるコレステロールは気にしたほうがいいの？

A

**食事からとるコレステロールの影響は個人差が大きく、影響を受けるかどうかの比率は半々といわれますが、やはりとりすぎないことが大事です**（31ページ）。なお、コレステロール以上に問題なのが、動物性の脂質に多く含まれる飽和脂肪酸（17ページ）。とりすぎると体内でコレステロールの合成が増えるため、要注意です。

# 栄養成分値一覧

文部科学省『日本食品標準成分表2015年版（七訂）』（文部科学省）に基づいて算出しています。 同書に記載のない食品は、それに近い食品（代用品）の数値で算出しました。栄養成分値は１人分（１回分）あたりの値です。市販品は、メーカーから公表された成分値のみ合計しています。計量カップ・スプーンで計った調味料等の重量については、「標準計量カップ・スプーンによる重量表（2017年１月改訂）」（女子栄養大学）に準じています。煮物、お浸しなど、汁が残る料理については、可食部（食べる分）について計算しました。数値の合計の多少の相違は計算上の端数処理によるものです。

| | 料理名 | 掲載ページ | エネルギー（kcal） | たんぱく質（g） | 脂質（g） | 飽和脂肪酸（g） | コレステロール（mg） | n-3系多価不飽和脂肪酸（g） | 炭水化物（g） | 食物繊維総量（g） | カリウム（mg） | カルシウム（mg） | 鉄（mg） | ビタミンA（レチノール当量）（μg） | ビタミンE（mg） | ビタミンC（mg） | 葉酸（μg） | 食塩相当量（g） |
|---|---|---|---|---|---|---|---|---|---|---|---|---|---|---|---|---|---|---|
| 朝食 | 全粒粉パン | 46 | 158 | 5.0 | 1.3 | 0.54 | 0 | 0.02 | 31.6 | 3.4 | 114 | 10 | 0.8 | 0 | 0.2 | 0 | 20 | 0.7 |
| 朝食 | キャベツ、鶏ささ身、にんじんソテー | 46 | 112 | 14.7 | 3.6 | 0.52 | 40 | 0.03 | 5.0 | 1.5 | 423 | 31 | 0.4 | 178 | 0.5 | 23 | 51 | 0.7 |
| 朝食 | フルーツヨーグルト | 46 | 122 | 5.3 | 3.7 | 2.20 | 14 | 0.04 | 17.6 | 1.6 | 381 | 164 | 0.2 | 43 | 0.9 | 43 | 36 | 0.2 |
| 朝食 | 紅茶 | 46 | 2 | 0.2 | 0 | 0 | 0 | 0 | 0.2 | 0 | 16 | 2 | 0 | 0 | 0 | 0 | 6 | 0 |
| 朝食 | 合計 | | 394 | 25.2 | 8.6 | 3.26 | 54 | 0.08 | 54.4 | 6.5 | 934 | 207 | 1.4 | 221 | 1.6 | 66 | 113 | 1.6 |
| 昼食 | 大豆とじゃこのチャーハン | 48 | 497 | 20.8 | 14.8 | 2.80 | 251 | 0.74 | 66.3 | 6.4 | 732 | 121 | 3.2 | 305 | 2.5 | 8 | 114 | 1.9 |
| 昼食 | ピーマン昆布 | 48 | 25 | 1.2 | 0.7 | 0.09 | 0 | 0.01 | 4.8 | 2.1 | 183 | 26 | 0.5 | 25 | 0.6 | 57 | 21 | 0.4 |
| 昼食 | ほうじ茶 | 48 | 0 | 0 | 0 | 0 | 0 | 0 | 0.3 | 0 | 72 | 6 | 0 | 0 | 0 | 0 | 39 | 0 |
| 昼食 | 合計 | | 522 | 22.0 | 15.5 | 2.89 | 251 | 0.75 | 71.4 | 8.5 | 987 | 153 | 3.7 | 330 | 3.1 | 65 | 174 | 2.3 |
| 夕食 | 雑穀入り胚芽精米ごはん | 50 | 231 | 4.2 | 1.0 | 0.18 | 0 | 0.01 | 50.0 | 1.4 | 73 | 11 | 0.7 | 0 | 0.1 | 0 | 7 | 0 |
| 夕食 | ブリのソテー トマトソース | 50 | 292 | 19.8 | 18.2 | 4.06 | 58 | 2.76 | 8.2 | 2.7 | 626 | 29 | 1.7 | 95 | 4.0 | 102 | 118 | 1.1 |
| 夕食 | れんこんとしめじの梅あえ | 50 | 36 | 2.0 | 0.3 | 0.03 | 0 | 0.00 | 9.5 | 2.6 | 355 | 9 | 0.4 | 0 | 0.2 | 17 | 19 | 0.4 |
| 夕食 | じゃが芋と小松菜のみそ汁 | 50 | 81 | 3.2 | 0.7 | 0.10 | 0 | 0.07 | 16.2 | 1.9 | 561 | 58 | 1.4 | 65 | 0.3 | 36 | 51 | 1.3 |
| 夕食 | 合計 | | 640 | 29.2 | 20.2 | 4.37 | 58 | 2.84 | 83.9 | 8.6 | 1615 | 107 | 4.2 | 160 | 4.6 | 155 | 195 | 2.8 |
| 肉のおかず | 玉ねぎマリネのステーキ | 52 | 221 | 19.3 | 12.3 | 3.47 | 54 | 0.22 | 8.5 | 3.2 | 813 | 44 | 2.4 | 165 | 1.8 | 22 | 125 | 1.4 |
| 肉のおかず | 牛肉と根菜の酢みそ煮 | 53 | 273 | 19.8 | 10.6 | 3.23 | 51 | 0.10 | 29.2 | 6.9 | 734 | 72 | 2.3 | 2 | 0.8 | 24 | 51 | 1.8 |
| 肉のおかず | 牛しゃぶと春菊の<br>おろし野菜ドレッシング | 54 | 276 | 14.3 | 21.0 | 9.03 | 57 | 0.12 | 4.4 | 1.3 | 424 | 39 | 1.3 | 221 | 1.3 | 7 | 56 | 1.5 |
| 肉のおかず | なすのソテーのステーキのせ | 55 | 171 | 17.9 | 7.8 | 1.73 | 50 | 0.03 | 6.4 | 2.0 | 500 | 24 | 2.5 | 8 | 0.9 | 4 | 38 | 1.4 |
| 肉のおかず | 鶏肉チンジャオロース | 56 | 186 | 19.1 | 7.7 | 1.51 | 55 | 0.51 | 10.6 | 2.8 | 591 | 17 | 0.8 | 50 | 2.4 | 78 | 63 | 2.0 |

| | 料理名 | 掲載ページ | エネルギー(kcal) | たんぱく質(g) | 脂質(g) | 飽和脂肪酸(g) | コレステロール(mg) | n-3系多価不飽和脂肪酸(g) | 炭水化物(g) | 食物繊維総量(g) | カリウム(mg) | カルシウム(mg) | 鉄(mg) | ビタミンA(レチノール当量)(µg) | ビタミンE(mg) | ビタミンC(mg) | 葉酸(µg) | 食塩相当量(g) |
|---|---|---|---|---|---|---|---|---|---|---|---|---|---|---|---|---|---|---|
| 肉のおかず | ゆで鶏のキャベツロール | 57 | 158 | 20.7 | 5.4 | 0.92 | 56 | 0.07 | 7.2 | 2.7 | 571 | 100 | 1.1 | 51 | 0.6 | 49 | 111 | 0.5 |
| | 鶏ささ身と白菜の中国風うま煮 | 58 | 132 | 16.9 | 2.8 | 0.37 | 40 | 0.19 | 10.8 | 3.1 | 762 | 118 | 1.8 | 115 | 1.0 | 36 | 125 | 1.6 |
| | 鶏ひき肉団子とかぶの煮物 | 59 | 159 | 11.6 | 7.3 | 1.98 | 48 | 0.11 | 12.4 | 1.1 | 426 | 28 | 0.7 | 22 | 0.5 | 14 | 45 | 1.5 |
| | 鶏もも肉のタンドリーチキン風 | 60 | 170 | 18.2 | 6.3 | 1.78 | 69 | 0.15 | 10.2 | 4.1 | 793 | 94 | 1.7 | 62 | 2.2 | 67 | 135 | 1.2 |
| | 豚肉とまいたけのプルコギ風いため | 61 | 182 | 18.9 | 7.7 | 1.97 | 50 | 0.04 | 11.0 | 3.9 | 570 | 37 | 1.3 | 75 | 0.9 | 6 | 60 | 1.7 |
| | エリンギの豚肉巻き<br>ゆずこしょう仕立て | 62 | 233 | 18.7 | 14.5 | 3.56 | 54 | 0.51 | 8.8 | 2.9 | 566 | 9 | 0.9 | 17 | 1.4 | 18 | 45 | 0.8 |
| | 野菜とわかめの豚肉巻き焼き | 63 | 194 | 16.4 | 11.1 | 3.13 | 50 | 0.11 | 6.0 | 1.3 | 468 | 28 | 0.8 | 179 | 0.6 | 6 | 17 | 1.4 |
| | 豚ももしゃぶしゃぶのせそば | 64 | 388 | 24.6 | 8.0 | 2.93 | 40 | 0.12 | 55.0 | 5.1 | 799 | 47 | 3.1 | 151 | 1.9 | 10 | 93 | 2.0 |
| | 豚ヒレとかぶのにんにくソテー | 65 | 156 | 16.7 | 6.5 | 1.25 | 36 | 0.33 | 8.7 | 3.0 | 745 | 99 | 1.6 | 71 | 1.6 | 38 | 85 | 1.0 |
| 魚のおかず | 焼きサバのカレー風味 | 66 | 254 | 18.5 | 16.7 | 4.03 | 49 | 1.92 | 6.2 | 2.4 | 566 | 25 | 1.7 | 64 | 3.2 | 105 | 82 | 1.1 |
| | しめサバとひじき、セロリのマリネ風 | 67 | 328 | 14.7 | 26.4 | 5.28 | 49 | 4.58 | 6.6 | 3.3 | 616 | 74 | 1.3 | 31 | 1.2 | 4 | 25 | 1.6 |
| | ブリと野菜の酢豚風 | 68 | 274 | 16.2 | 16.9 | 3.62 | 51 | 2.62 | 12.6 | 1.4 | 435 | 21 | 1.3 | 43 | 2.2 | 16 | 20 | 1.0 |
| | ブリのしょうが焼き | 69 | 264 | 19.4 | 16.3 | 3.79 | 59 | 2.84 | 9.6 | 2.6 | 698 | 48 | 1.7 | 188 | 3.2 | 18 | 91 | 1.5 |
| | サンマの焼きマリネ | 70 | 355 | 19.1 | 26.8 | 4.49 | 65 | 3.86 | 6.5 | 1.3 | 380 | 37 | 1.7 | 27 | 2.2 | 42 | 53 | 1.2 |
| | イワシとパプリカの香味ホイル焼き | 71 | 126 | 11.9 | 6.2 | 1.56 | 37 | 1.17 | 6.3 | 2.0 | 365 | 49 | 1.7 | 40 | 3.2 | 82 | 60 | 0.6 |
| | イワシのつみれ汁 | 72 | 124 | 11.7 | 6.0 | 1.53 | 37 | 1.18 | 5.2 | 1.5 | 265 | 73 | 1.6 | 17 | 1.8 | 12 | 34 | 0.7 |
| | アジと香味野菜のサラダ | 73 | 206 | 13.9 | 15.4 | 2.07 | 34 | 1.47 | 2.9 | 1.3 | 348 | 26 | 1.0 | 26 | 1.2 | 1 | 25 | 0.8 |
| | サワラと菜の花の黒酢いため | 74 | 247 | 19.6 | 13.9 | 2.68 | 49 | 1.82 | 10.5 | 3.4 | 608 | 100 | 1.8 | 111 | 2.5 | 29 | 137 | 1.2 |
| | サケとパプリカとしいたけの<br>焼き南蛮漬け | 75 | 223 | 18.1 | 13.2 | 2.56 | 58 | 0.66 | 7.7 | 2.3 | 562 | 17 | 0.7 | 60 | 5.0 | 101 | 57 | 1.1 |
| | 薬味たっぷりカツオの塩たたき | 76 | 135 | 26.5 | 0.6 | 0.13 | 61 | 0.12 | 5.0 | 1.1 | 535 | 28 | 2.1 | 23 | 0.4 | 5 | 19 | 0.9 |
| | カツオとキャベツのガーリックいため | 77 | 178 | 28.5 | 2.8 | 0.40 | 60 | 0.27 | 10.2 | 2.9 | 772 | 68 | 2.6 | 18 | 1.1 | 48 | 148 | 0.9 |
| | カジキのスープカレー | 78 | 276 | 18.9 | 15.7 | 3.48 | 60 | 1.18 | 14.6 | 2.7 | 799 | 41 | 1.3 | 106 | 5.6 | 53 | 93 | 1.8 |
| | マグロとアボカドのポキ風 | 79 | 213 | 21.8 | 12.4 | 2.09 | 38 | 0.20 | 5.0 | 3.2 | 718 | 19 | 1.4 | 66 | 2.3 | 11 | 54 | 1.0 |
| | タイとアサリのワイン蒸し | 80 | 163 | 16.3 | 7.8 | 1.65 | 57 | 1.10 | 6.3 | 1.3 | 483 | 48 | 2.0 | 43 | 2.2 | 25 | 36 | 1.0 |
| | タイのエスニックサラダ | 81 | 167 | 14.1 | 8.8 | 1.70 | 41 | 1.27 | 7.5 | 2.5 | 536 | 25 | 0.6 | 20 | 2.5 | 65 | 67 | 1.9 |

野菜のおかず

| 料理名 | 掲載ページ | エネルギー(kcal) | たんぱく質(g) | 脂質(g) | 飽和脂肪酸(g) | コレステロール(mg) | n-3系多価不飽和脂肪酸(g) | 炭水化物(g) | 食物繊維総量(g) | カリウム(mg) | カルシウム(mg) | 鉄(mg) | ビタミンA(レチノール当量)(μg) | ビタミンE(mg) | ビタミンC(mg) | 葉酸(μg) | 食塩相当量(g) |
|---|---|---|---|---|---|---|---|---|---|---|---|---|---|---|---|---|---|
| トマトのツナサラダ | 82 | 120 | 7.5 | 8.7 | 1.36 | 13 | 0.56 | 3.1 | 0.6 | 199 | 10 | 0.4 | 24 | 1.5 | 8 | 14 | 1.1 |
| 野菜の重ね蒸し煮 | 83 | 96 | 3.0 | 0.3 | 0.04 | 1 | 0.02 | 22.2 | 3.4 | 643 | 32 | 0.9 | 39 | 1.4 | 95 | 71 | 1.2 |
| かぼちゃのレンジ蒸し オニオンマリネのせ | 84 | 139 | 2.4 | 3.4 | 0.38 | 1 | 0.23 | 25.2 | 4.3 | 530 | 27 | 0.7 | 330 | 5.3 | 47 | 50 | 0.8 |
| かぼちゃのしょうが浸し | 85 | 110 | 4.4 | 1.8 | 0.26 | 0 | 0.15 | 19.2 | 3.8 | 472 | 31 | 1.0 | 254 | 3.8 | 36 | 97 | 0.2 |
| ゴーヤーの酢みそあえ | 86 | 67 | 2.2 | 2.9 | 0.43 | 0 | 0.05 | 9.2 | 2.6 | 206 | 15 | 0.6 | 11 | 0.4 | 29 | 62 | 0.6 |
| ほうれん草と納豆のゆずこしょうあえ | 87 | 65 | 5.6 | 2.8 | 0.39 | 0 | 0.24 | 5.3 | 3.5 | 423 | 58 | 1.3 | 225 | 1.4 | 10 | 86 | 0.5 |
| 小松菜のシラスあえ | 87 | 16 | 2.3 | 0.1 | 0.02 | 12 | 0.04 | 2.1 | 1.6 | 107 | 108 | 1.4 | 176 | 1.0 | 14 | 58 | 0.4 |
| 豆もやしとパプリカの黒ごまナムル | 88 | 88 | 5.1 | 5.8 | 0.83 | 0 | 0.15 | 4.7 | 3.3 | 221 | 97 | 1.2 | 13 | 1.2 | 31 | 105 | 0.6 |
| 赤パプリカのおかかあえ | 89 | 32 | 2.8 | 0.2 | 0.03 | 5 | 0.03 | 5.4 | 1.1 | 179 | 7 | 0.6 | 62 | 3.0 | 19 | 49 | 0.5 |
| にんじんのクミンいため | 90 | 37 | 0.3 | 2.1 | 0.27 | 0 | 0.01 | 4.4 | 1.0 | 112 | 12 | 0.1 | 276 | 0.4 | 2 | 9 | 0.4 |
| レンジ蒸しなすの薬味だれ | 90 | 57 | 1.7 | 2.1 | 0.33 | 1 | 0.01 | 8.3 | 2.0 | 235 | 21 | 0.4 | 7 | 0.3 | 5 | 36 | 1.3 |
| 根菜のめんつゆいため | 91 | 60 | 2.0 | 1.6 | 0.18 | 2 | 0.11 | 10.5 | 3.5 | 222 | 45 | 0.6 | 207 | 0.5 | 3 | 29 | 0.9 |
| 野菜の焼き浸し | 92 | 83 | 4.9 | 0.5 | 0.07 | 2 | 0.01 | 19.4 | 5.7 | 639 | 41 | 1.0 | 63 | 2.9 | 112 | 138 | 1.4 |
| 酢キャベツ | 93 | 16 | 0.8 | 0.1 | 0.01 | 0 | 0.01 | 3.5 | 1.1 | 126 | 27 | 0 | 3 | 0.1 | 26 | 49 | 0.4 |
| 酢キャベツアレンジのトマトスープ | 93 | 159 | 8.5 | 8.9 | 2.00 | 232 | 0.12 | 11.3 | 2.1 | 486 | 63 | 1.6 | 116 | 1.6 | 24 | 76 | 1.3 |
| キャベツの辣白菜風 | 94 | 66 | 1.8 | 2.9 | 0.42 | 0 | 0.02 | 8.9 | 2.0 | 241 | 46 | 0.4 | 4 | 0.1 | 41 | 80 | 0.5 |
| 青菜のオイル蒸し | 95 | 68 | 3.4 | 4.7 | 0.62 | 0 | 0.07 | 4.8 | 3.2 | 302 | 121 | 2.2 | 136 | 2.5 | 98 | 256 | 0.8 |
| 青菜とシラスのチーズトースト | 95 | 266 | 12.3 | 10.5 | 3.33 | 20 | 0.15 | 33.9 | 6.5 | 377 | 212 | 2.6 | 169 | 3.0 | 98 | 279 | 1.8 |
| パプリカとなすのにんにくマリネ | 96 | 76 | 0.8 | 6.1 | 0.82 | 0 | 0.04 | 4.7 | 1.5 | 160 | 10 | 0.3 | 31 | 1.9 | 53 | 35 | 0.5 |
| ブロッコリーのみそ汁 | 97 | 44 | 4.5 | 0.9 | 0.13 | 10 | 0.11 | 5.8 | 3.0 | 256 | 46 | 0.9 | 41 | 1.3 | 62 | 123 | 1.3 |

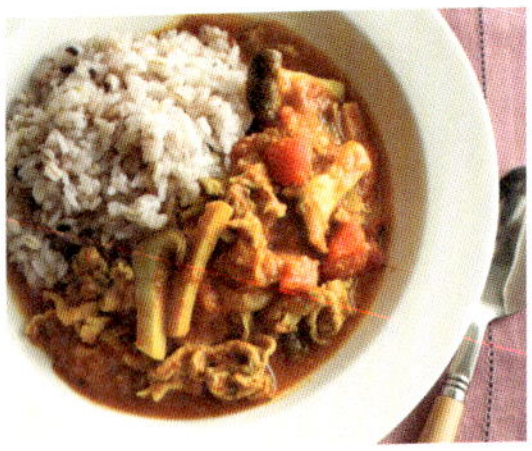
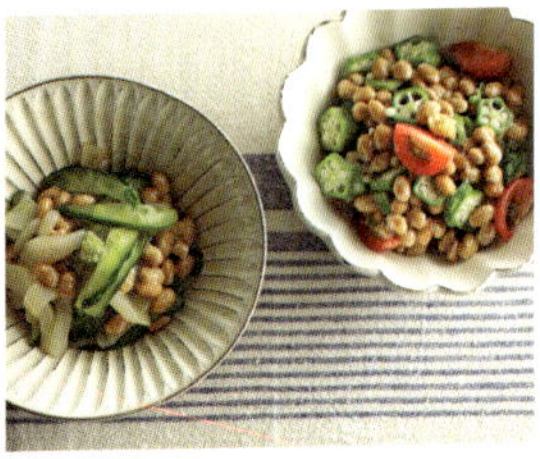
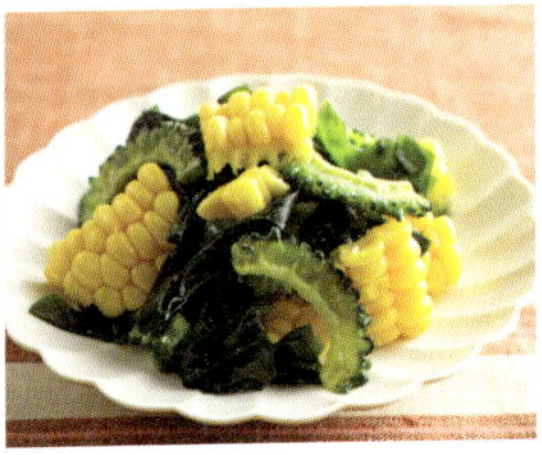
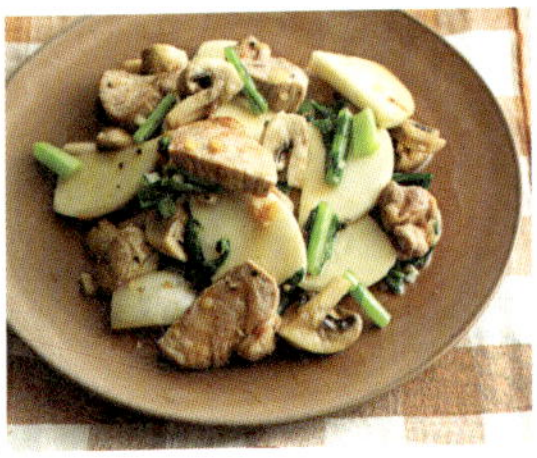

| | 料理名 | 掲載ページ | エネルギー（kcal） | たんぱく質（g） | 脂質（g） | 飽和脂肪酸（g） | コレステロール（mg） | n-3系多価不飽和脂肪酸（g） | 炭水化物（g） | 食物繊維総量（g） | カリウム（mg） | カルシウム（mg） | 鉄（mg） | ビタミンA（レチノール当量）（μg） | ビタミンE（mg） | ビタミンC（mg） | 葉酸（μg） | 食塩相当量（g） |
|---|---|---|---|---|---|---|---|---|---|---|---|---|---|---|---|---|---|---|
| 大豆・大豆製品のおかず | 豆腐と豚肉のフライパン蒸し<br>梅肉だれ | 98 | 164 | 12.1 | 10.2 | 2.50 | 12 | 0.46 | 6.1 | 2.1 | 472 | 172 | 2.0 | 129 | 1.1 | 24 | 84 | 1.2 |
| | 冷ややっこのとろとろがけ | 99 | 148 | 11.7 | 4.9 | 0.78 | 0 | 0.29 | 15.4 | 4.5 | 787 | 239 | 2.1 | 427 | 3.6 | 41 | 162 | 1.1 |
| | 厚揚げと豚肉、<br>ほうれん草のカレーしょうがいため | 100 | 211 | 14.8 | 14.2 | 2.52 | 20 | 0.86 | 6.2 | 3.1 | 760 | 190 | 3.5 | 264 | 2.7 | 29 | 178 | 1.1 |
| | ゆで大豆入りキーマカレーライス | 101 | 614 | 20.1 | 15.1 | 2.95 | 14 | 0.74 | 100.0 | 9.7 | 953 | 97 | 3.6 | 50 | 3.3 | 20 | 94 | 2.2 |
| | ゆで大豆とさつま芋の焼きコロッケ | 102 | 341 | 13.6 | 15.6 | 1.88 | 0 | 1.13 | 37.3 | 7.8 | 946 | 122 | 2.5 | 7 | 3.5 | 31 | 99 | 1.0 |
| | 大豆のピリ辛そぼろ風丼 | 103 | 363 | 11.6 | 6.5 | 1.18 | 47 | 0.33 | 62.1 | 3.8 | 382 | 43 | 1.7 | 37 | 0.4 | 0 | 52 | 1.2 |
| | 大豆と夏野菜の<br>レモンドレッシングあえ | 104 | 153 | 7.4 | 9.5 | 1.26 | 0 | 0.30 | 10.1 | 4.6 | 242 | 60 | 1.2 | 22 | 1.4 | 33 | 27 | 0.8 |
| | 豆乳グラタン | 105 | 321 | 21.6 | 12.9 | 2.15 | 40 | 0.73 | 30.3 | 5.5 | 1218 | 122 | 2.8 | 45 | 5.5 | 71 | 185 | 1.3 |
| | 高野豆腐の照り煮 | 106 | 169 | 10.4 | 9.8 | 1.32 | 0 | 0.73 | 10.0 | 1.8 | 477 | 238 | 3.5 | 195 | 1.5 | 29 | 87 | 1.4 |
| | 納豆小鉢2種（納豆オクラ） | 107 | 98 | 7.5 | 4.3 | 0.60 | 0 | 0.29 | 8.4 | 4.0 | 384 | 58 | 1.6 | 27 | 0.6 | 9 | 78 | 0.3 |
| | 納豆小鉢2種（イカ納豆） | 107 | 70 | 8.2 | 2.4 | 0.32 | 63 | 0.18 | 4.0 | 1.6 | 269 | 29 | 0.8 | 10 | 0.7 | 4 | 32 | 0.7 |
| きのこ・海藻のおかず | 海藻きのこいため | 108 | 39 | 1.3 | 3.3 | 0.48 | 0 | 0.04 | 2.8 | 1.8 | 122 | 13 | 0.3 | 5 | 0 | 0 | 11 | 0.7 |
| | きのこの梅肉あえ | 109 | 11 | 1.2 | 0.2 | 0.02 | 0 | 0.02 | 3.6 | 1.4 | 152 | 1 | 0.3 | 0 | 0 | 1 | 23 | 0.2 |
| | めかぶとオクラのからし風味 | 109 | 16 | 1.2 | 0.4 | 0.10 | 0 | 0.01 | 3.4 | 2.4 | 88 | 49 | 0.2 | 19 | 0.3 | 3 | 36 | 0.9 |
| | 塩きのこ | 110 | 11 | 1.4 | 0.2 | 0.02 | 0 | 0.02 | 3.3 | 2.2 | 157 | 0 | 0.3 | 0 | 0 | 0 | 31 | 0.3 |
| | ブロッコリーの塩きのこあえ | 110 | 26 | 2.3 | 1.3 | 0.17 | 0 | 0.04 | 3.6 | 2.7 | 158 | 15 | 0.4 | 28 | 0.8 | 24 | 69 | 0.2 |
| | 自家製なめたけ | 111 | 22 | 1.8 | 0.2 | 0.02 | 0 | 0.02 | 6.5 | 2.1 | 205 | 3 | 0.5 | 0 | 0 | 0 | 31 | 0.8 |
| | ミニトマトの自家製なめたけあえ | 111 | 25 | 1.4 | 0.1 | 0.02 | 0 | 0 | 6.8 | 1.7 | 247 | 8 | 0.5 | 40 | 0.5 | 16 | 33 | 0.4 |
| サバ缶・トマト缶のおかず | サバ缶のブイヤベース風 | 112 | 209 | 15.6 | 12.4 | 2.33 | 76 | 2.54 | 22.4 | 2.7 | 925 | 261 | 2.3 | 41 | 3.6 | 49 | 62 | 1.4 |
| | サバ缶とまいたけの炊き込みごはん | 113 | 96 | 9.5 | 4.4 | 0.99 | 34 | 1.09 | 4.6 | 1.7 | 250 | 115 | 0.9 | 71 | 1.4 | 2 | 28 | 1.2 |
| | サバ缶と豆のサラダ | 114 | 174 | 13.9 | 9.3 | 1.76 | 34 | 1.34 | 8.0 | 3.5 | 513 | 144 | 1.7 | 2 | 1.8 | 5 | 48 | 0.8 |
| | トマト缶のラタトゥイユ | 115 | 167 | 16.9 | 1.7 | 0.36 | 44 | 0.05 | 22.0 | 4.7 | 838 | 35 | 1.1 | 227 | 4.1 | 60 | 68 | 1.0 |
| | トマト缶と豚肉のカレー | 116 | 492 | 20.1 | 14.1 | 3.21 | 41 | 0.48 | 71.5 | 6.9 | 886 | 54 | 2.6 | 51 | 3.0 | 15 | 78 | 1.4 |
| | イワシのトマトパスタ | 117 | 460 | 21.7 | 13.1 | 2.69 | 40 | 1.34 | 60.5 | 3.9 | 637 | 82 | 3.0 | 69 | 3.5 | 15 | 48 | 1.9 |

## 著者プロフィール

### ■田中明（たなか　あきら）

女子栄養大学名誉教授。医学博士。東京医科歯科大学卒業。女子栄養大学栄養クリニック所長、東京医科歯科大学医学部臨床教授を経て現職。専門は糖尿病、脂質異常症。栄養クリニックでは生活習慣病の予防教育を行なった。

### ■春日千加子（かすが　ちかこ）

博士（栄養学）・管理栄養士。女子栄養大学卒業後、大学や専門学校の非常勤講師のかたわら、女子栄養大学栄養クリニックや糖尿病専門クリニックにて、栄養相談などに幅広く携わる。


STAFF

《新規撮影分》
料理・献立作成●今泉久美
撮影●南雲保夫
スタイリング●宮沢ゆか

料理作成（五十音順）●阿部徳恵／牛尾理恵／小川聖子／重信初江／田口成子／豊口裕子／藤野嘉子／牧野直子／松崎恵理
撮影（五十音順）●今清水隆宏／川上隆二／国井美奈子／鈴木泰介／鈴木正美／鈴木雅也／田中宏幸／寺岡みゆき／中村淳／原ヒデトシ／堀口隆志／松島均／松園多聞／三村健二
本文デザイン●佐々木恵実（ダグハウス）
カバーデザイン●鈴木住枝（Concent,Inc）
イラスト●野田節美
栄養価計算●大越郷子　松崎恵理　女子栄養大学出版部
校閲●くすのき舎
編集協力●石井信子、糸井千晶（ダグハウス）

＊本書は月刊『栄養と料理』2017年11月号／2016年3月号の特集記事などを参考に、新たに取材、撮影した記事を合わせて構成・書籍化したものです。

食事療法はじめの一歩シリーズ

ほうっておくのはNG！
更年期からのコレステロールを下げる毎日ごはん

2018年12月15日　初版第１刷発行
2024年12月20日　初版第４刷発行

著　者■田中明、春日千加子
発行者■香川明夫
発行所■女子栄養大学出版部
〒170-8481
東京都豊島区駒込３-24-３
電話　03-3918-5411（営業）
03-3918-5301（編集）

ＵＲＬ■https://eiyo21.com/
印刷・製本■TOPPANクロレ株式会社





ISBN 978-4-7895-1884-0



Printed in Japan